基金项目：北京工业大学人文社科基金项目（X5011012201203）；北京工业大学基础研究基金项目（X4011012201301）；北京工业大学京华人才计划项目；国家自然科学基金创新群体项目（71221061）

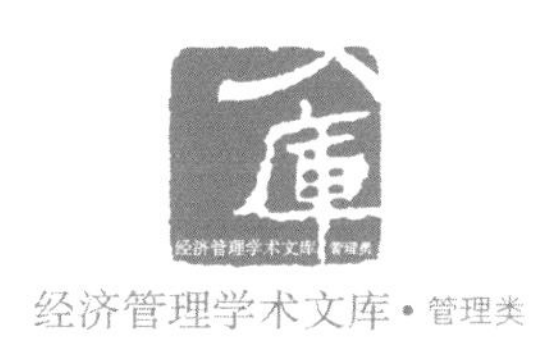

经济管理学术文库·管理类

病人参与医疗的理论与实证研究

Research on Patient Involvement in Their Care

唐中君／著

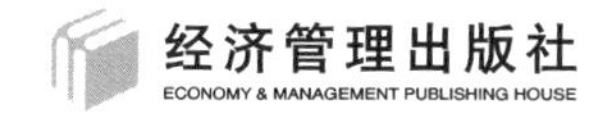

图书在版编目（CIP）数据

病人参与医疗的理论与实证研究/唐中君著. —北京：经济管理出版社，2014.9
ISBN 978-7-5096-3337-3

Ⅰ.①病… Ⅱ.①唐… Ⅲ.①医疗保健制度—研究—中国 Ⅳ.①R199.2

中国版本图书馆 CIP 数据核字(2014)第 201394 号

组稿编辑：曹　靖
责任编辑：曹　靖　刘广钦
责任印制：黄章平
责任校对：陈　颖

出版发行：经济管理出版社
（北京市海淀区北蜂窝 8 号中雅大厦 A 座 11 层　100038）
网　　址：www.E-mp.com.cn
电　　话：(010) 51915602
印　　刷：北京京华虎彩印刷有限公司
经　　销：新华书店
开　　本：720mm×1000mm/16
印　　张：16.75
字　　数：310 千字
版　　次：2014 年 9 月第 1 版　　2014 年 9 月第 1 次印刷
书　　号：ISBN 978-7-5096-3337-3
定　　价：48.00 元

前　言

随着医疗卫生体制改革的全面推进和公众健康意识及保健需求的逐步提高，病人对医疗服务质量的要求也日益提高。传统以医疗专业化、医务人员为导向的医疗模式难以适应病人的要求，医疗模式逐渐向“以病人为中心”的新型模式转变。在国家层面，卫生部颁布的诸多文件，比如《国务院关于深化医药卫生体制改革的意见》、《全国医疗卫生系统“三好一满意”活动2012年工作方案》等，都将“以病人为中心”作为重要的指导思想。与此同时，医患关系正以“共同参与”的方式出现。该方式强调医生与病人处于平等互助的地位。医生提供医疗服务的同时能够充分尊重病人，病人也不再盲目依赖医务人员被动地接受诊治，而是积极主动地参与到自身医疗服务过程。参与包括宏观参与和微观参与。前者是公众参与医疗服务系统的规划和开发；后者是病人作为单一个体，参与其自身医疗过程。本书的参与专指后者。

以美国为代表的西方发达国家在病人参与方面进行了大量研究，然而我国在这方面的研究非常有限，还处于起步阶段。本书将对我国病人参与的作用、现状和影响因素，医生促进病人参与的现状和影响因素，以及我国病人参与能力的测量量表和现状等方面进行深入研究。全书共分八章。

第一章为医院管理模式的转变及病人参与。该章旨在阐述病人参与和医院管理模式转变之间的辩证关系，并概述有关病人参与、健康素养和病人参与能力的研究。

第二章为病人参与医疗对治疗结果的作用研究。

本章首先提出描述病人参与、病人信任和治疗结果之间关系的理论模型；其次构建了这些变量的量表并设计了调查问卷；再次发放问卷并获得541份有效问卷；最后通过数据分析验证了提出的理论模型。验证结果表明病人参与对治疗结果有显著的正影响作用；并且病人参与对治疗结果有较强的解释能力；信任对治疗结果有显著正影响作用；信任对病人参与和治疗结果之间的关系具有正向调节作用。

第三章为我国病人参与意愿和实际参与程度的现状调查研究。

为获得病人参与意愿、实际感知参与决策程度和病人对信息需求的现状，本章首先设计了病人参与意愿、实际感知参与程度和信息需求的调查问卷；其次对门诊病人和住院病人分别进行了问卷调查，回收得到了看病前病人有效问卷205份，看病后病人有效问卷345份；最后运用SPSS进行数据分析后，得到了我国病人参与意愿、实际参与程度、病人对信息需求的现状。分析结果表明，我国病人参与意愿较为强烈，有82.5%的病人愿意参与；病人感知参与程度为66.99%，属于中等偏上水平。病人对信息的需求强烈，并且病人关注的信息主要是关于疾病治疗、在家疗养、疾病是否传染家人、孩子和治疗方式的选择和利弊等方面的信息；病人获得信息的主要方式为医生和家人朋友告知以及通过互联网和电视报纸等媒体获得。

第四章为病人参与决策的影响因素研究。

本章首先根据西方国家对病人参与影响因素的研究成果以及小规模访谈结果，提出了中国情境下病人参与的影响因素，构建了有关病人参与影响因素的研究模型。在此基础上，进行了实证研究，其中包括问卷设计、预测试、正式调查和数据分析处理。实证结果表明，病人就医过程中的满意度、医生对病人的尊敬、病人感知的医生友好对病人感知参与有显著正影响作用。病人对医生的信任、家人朋友参与决策对病人感知参与有负影响作用。

第五章为我国医生促进病人参与的现状研究。

为得到我国医生促进病人参与的现状，本章首先设计了调查问卷并进行了预测试，然后以医生和病人为调查对象，进行了大规模问卷调查；其次运用SPSS统计软件，描述性统计分析了医生及病人对医生促进病人参与的实际感知状况和病人的期望水平，并通过独立样本t检验和方差分析，进行了变量的差异性检验；最后进行了对比分析。

研究发现，医生感知自身促进病人参与的程度要高于病人感知的程度，且病人对医生促进病人参与的期望程度也高于病人实际感知的促进程度。此外，医生感知医生促进病人参与在医生工作年限和科室上表现出显著性差异，病人感知医生促进病人参与在病人年龄、收入水平和职业上表现出显著性差异，病人对医生促进病人参与的期望在病人学历和收入水平上表现出显著性差异。

第六章为医生促进病人参与的影响因素研究。

本章通过总结西方以往有关医生促进病人参与影响因素的相关文献，提出了有关医生促进病人参与影响因素的假设和研究模型，并通过问卷设计、预测试、正式调查和数据分析处理对该模型在中国情境下进行了实证研究。实证结果表明，人际沟通能力、感知结果、感知医患关系、感知病人沟通行为、感知病人疾病严重性对医生促进病人参与行为有正向影响；感知时间压力对医生促进病人参与的行为有负向影响。与其他因素相比，感知时间压力的影响相对较小。此外，就工作年限的调节效应而言，医生工作年限的长短在感知结果、感知医患关系及感知病人病情严重性对医生促进病人参与的影响中具有显著的正向调节作用；而在人际沟通能力、感知时间压力以及感知病人沟通行为对医生促进病人参与的影响中不具有调节作用。

以上述6个影响因素为分类标准对医生样本进行聚类分析后得到了3种不同类型的医生。3类医生不仅在沟通能力、结果感知以及对病人状况感知等方面存在不同，而且在促进病人参与的行为表现方面也有差异。因此，在医疗管理实践中，应该做到有的放矢，有针对性地采取措施改善医生促进病人的参与行为。

第七章为病人参与能力的构成与量表开发。

本章首先通过文献分析和定性研究相结合的方法构建了有关病人参与能力构成的理论模型。该模型认为，病人参与能力由4个能力要素构成。分别是信息获取能力、自主决策能力、沟通能力和情绪管理能力。在此基础上，我们基于各能力要素的定义，结合小规模访谈结果，并借鉴相关外文文献，提出了度量各要素的初始量表。经过预测试后，我们最终确立了由信息获取、自主决策、沟通和情绪管理4个维度共31个题项构成的中国病人参与能力正式测量量表。

第八章为我国病人参与能力的现状调查研究。

基于第七章得到的病人参与能力量表，我们在全国选取了5个城市进行了大样本调查，获得了324份有效问卷。基于调查数据，我们运用SPSS统计软件进行了信效度分析，进一步验证了量表的有效性，表明第七章开发的病人参与能力量表具有一定的信效度。

基于调查数据，运用SPSS统计软件，我们对病人参与能力进行了描述性统计分析和差异性分析。分析结果表明，目前我国病人参与能力处在中等水平上，而且依年龄和学历存在显著性差异，依性别、收入水平、居住地和工作类型没有显著性差异。其中，病人参与能力与年龄间呈倒“U”形关系，与学历呈正相关关系。

差异性分析结果表明，就自主决策能力和情绪管理能力而言，男性显著高于女性；就沟通能力而言，女性显著高于男性。沟通能力和自主决策能力依年龄有显著性差异；情绪管理能力依学历、依月收入有显著性差异；信息获取能力依工作类型有显著性差异。

本书的第二章由笔者和其指导的研究生沈慧共同完成。第三、四章由笔者和其指导的研究生丁媛共同完成。第五、六章由笔者和其指导的研究生黄韫慧共同完成。第七、八章由笔者和其指导的研究生刘琪共同完成。

本书参阅了大量中外文文献。由于文献过多，仅将本书引用过的参考文献列出。在此对国内外有关学者表示衷心的感谢。

此外，由于所学有限，书中难免有不妥之处。敬请读者批评指正。

唐中君

2013 年 5 月 20 日　于北京工业大学经济与管理学院

目　　录

第一章　医院管理模式的转变及病人参与

第一节　病人参与意愿促进医院管理模式的转变

随着病人及其家属知识水平和生活质量的提高，以及人类自我健康意识的不断提高，病人不再满足于被动地接受医疗的局面，而是更愿意积极主动地参与医疗。例如，英国有40%的心脏病人愿意参与[1]；美国有62%的病人愿意参与，只有9%的病人愿意被动地接受医疗[2]。加拿大有高达77.8%的病人愿意参与[3]。参与包括宏观参与和微观参与[4]。前者是公众参与医疗服务系统的规划和开发；后者是病人作为单一个体，对其自身医疗过程的参与。本书的参与专指后者。

为满足病人的上述愿望，现代医院管理需要由“以医院为中心的管理”和“以医生为中心的管理”向“以病人为中心的管理”转变；需要由“以疾病为中心的管理”向“以服务为中心的管理”转变。“以病人为中心的管理”要求以病人的需求、价值和偏好指导医疗决策并给予医疗，病人的需求、价值和偏好是整个医疗过程的中心。“以服务为中心的管理”要求给予病人更多的决策控制机会，要求关键服务的提供应该以实现病人的目标为出发点，要求服务内容不局限于肌体的诊疗，还包括心理层面的安抚、关心和诊疗。

为实现医院管理模式的转变，许多国家都制定了相关政策。在我国，卫生部颁布的诸多政策文件，比如《国务院关于深化医药卫生体制改革的意见》、《全国医疗卫生系统“三好一满意”活动2012年工作方案》等都将“以病人为中心”作为重要的指导思想。在美国，2006年卫生保健组织资格认证联合委员会（The Joint Commission on Accreditation of Heath Care Organization，JCAHO）发起“大声说出来”计划，旨在呼吁病人积极参与医疗活动。

为了满足病人的上述愿望，医疗模式也相应地从家长作风式模式向共享模式转变[5]。在家长作风式模式下，病人被动地接受医疗，一切听从医生的，由医生做主；共享模式认为病人参与很大程度上决定了医疗过程和结果。在共享模式下，病人不但主动了解自身健康状况，而且积极主动地参与医疗过程，由病人和医生共同决策。病人积极主动地参与医疗过程（以下简称病人参与）是共享医疗模式的核心特点，体现了“以病人为中心”的思想。病人参与可以将病人的偏好融入医疗过程，因此能取得更好的医疗效果[6]。

虽然绝大多数病人愿意参与，并且参与也能带来更好的医疗效果，但是现实中病人参与比例并不高。例如，德国愿意参与的病人高达88%，但实际参与病人只有44%[7]。大量研究表明[8-10]，病人参与的核心是健康素养（Health Literacy），低健康素养是导致低参与比例的首要原因。健康素养着重从整体研究各类健康行为需要的能力提出的，不是针对病人参与提出的。因此，一些文献针对病人参与需要的能力，提出了参与能力的概念[11-12]。健康素养是各类健康行为需要的能力。参与能力是健康素养在病人参与其自身医疗这一特定健康行为的具体体现。参与能力比健康素养更适用于描述病人参与需要的能力。

调查结果表明，欧美发达国家公民的阅读理解能力和计算能力等病人参与需要的能力低是普遍现象[13-14]。我国卫生部2009年有关中国居民健康素养状况的调查结果显示，与病人参与有关的能力指标不高（具备基本技能素养的人口比例只有20.39%）。因此，参与能力低是普遍现象，需要显著提高病人参与能力。

提高病人参与能力需要开发具有一定理论基础和预期效果的提升策略和方法，为此需要研究参与能力的度量工具，获得参与能力的现状，并研究参与能力的影响因素以及参与能力对参与的影响机理、在此基础上提出提升的策略和方法。然而现有文献对参与能力的研究很少，未查阅到有关这些方面的研究。关于健康素养的研究主要有4个方面：健康素养现状调查、与低健康素养病人的沟通改善、低健康素养病人的就医成本和效果、低健康素养和健康状况的因果关系。虽然健康素养是病人参与的核心，但是从病人参与角度研究健康素养的文献非常有限，尽我们所知，只有两篇文献。一篇[15]研究了不同健康素养水平的人对参与理解的不同，另一篇[16]针对哮喘病人研究了健康素养与参与意愿之间的关系。对健康素养的影响因素、低健康素养的原因以及健康素养影响参与行为的机理等方面的研究非常少，研究健康素养提高方法的文献也很少。虽然有一系列文献提出了提高病人参与的众多方法，但是这些方法能否提高健康素养、提高的效果如何，还需进一步研究[17]。我国有关健康素养和病人参与能力的研究也很少，尽我们所知，只有一篇[18]。该文献针对血吸虫病的控制，研究了健康素养的提高方法和策略。此外，参与能力是健康素养的重要组成部分，但健康素养的相关研

究结果不能简单地迁移到参与能力的研究中。

医疗业具有知识密集型的显著特点，并且相对于病人，医护人员掌握更多的知识。医疗业的另一个显著特点是决策问题复杂，半结构化和非结构化决策问题多。这些特点使得病人难以作出决策，对于医护人员作出的决策，也难以真正理解。正因如此，医疗纠纷非常普遍。降低医疗纠纷的有效途径之一是提高病人参与能力。参与能力的提高，将有助于病人知识的提高，有助于病人表达偏好，有助于病人参与决策，从而有助于提高医疗满意度，降低医疗纠纷。

第二节　有关病人参与的研究概述

一、病人参与的定义和参与行为的构成

文献［19－20］将病人参与定义为一种机制。该机制通过增加病人信息，以及提高病人对医疗过程的决策权和控制权的方法，从而降低病人和医生之间在信息和权力方面的不对称。文献［21］提出了病人参与具备4个方面特点：医患双方都参与医疗决策过程、双方共享信息、双方通过表达偏好的方式进行参与、决策由双方共同制定。基于这些特点，文献［22］认为，病人参与比知情同意具有更广泛的含义，病人参与要求医患双方角色互补，双方都应该主动。文献［23］将病人参与定义为发生在医生和病人之间的谈判事件（Negotiated Event）。可见，关于病人参与，理论界还没有一致性的定义。但是由上述定义可知，病人参与具备两个显著的特点。首先，病人参与要求病人和医生共同参与，并不是病人的单独行为。病人单独进行的与健康有关的行为，例如健康的生活方式与行为，属于自我健康管理范畴，不属于病人参与。其次，病人参与要求病人主动参与，而不是被动参与。

调查结果表明，70岁以上的老年病人认为参与是“医患关系的改善”，是“以病人为中心的方法”，是“获得相关信息”[24]。同时发现，不同教育水平的人对参与有不同的理解。受教育程度高的人认为，参与是医疗过程中与医生共享决策；受教育程度低的人认为，参与是认同医生的建议，并对最终决策负责任[15]。另有调查结果表明，不同医生对病人参与的态度也不同，有的持积极赞成态度，有的把参与当作改善病人遵医嘱的工具。由此可见，现实中病人和医生对参与的理解有很多种，对参与的概念和价值仍然没有清晰的界定[25]。

有的研究认为病人参与行为包括信息交互和决策两方面[5]，也有的研究认为

病人参与包括信息交互、对备选治疗方案的深思熟虑和决策控制3方面的行为[21]，还有的研究认为，病人参与包括确定问题、讨论可供选择的医疗方案、讨论备选方案的利弊、理解病人的价值和偏好、讨论病人的临床条件并作出建议6方面的行为，[15]或者包括理解病因和健康影响因素、自我诊断并处理小疾病、与医生合作选取最合适的治疗方案、管理治疗行为和恰当服药、监控病情和治疗效果、警惕医疗安全并及时报告、学会管理慢性病的症状、采取健康行为防止疾病复发8方面的行为[4]。由这些研究可知，有关参与行为的构成的理解很不一致。不一致的原因可能有两方面。首先是分类标准不一样，例如Elynn[5]研究的决策可能包括Smith[4]所讨论的可供选择的医疗方案、讨论备选方案的利弊、理解病人的价值和偏好、讨论病人的临床条件并作出建议。其次是参与行为的外延不一样，例如，Coulter[4]将自我诊断并处理小疾病，以及采取健康行为防止疾病复发等属于病人自我管理的行为，也归结到参与行为。外延不一致的原因可能来自病人参与的不同定义。

二、病人参与的价值和作用

现代医院管理已经由“以医院为中心的管理”和“以医生为中心的管理”向“以病人为中心的管理”转变[31-32]，由“以疾病为中心的管理”向“以服务为中心的管理”转变[33]。共享医疗模式是实现“以病人为中心的管理”和“以服务为中心的管理”的医疗模式。病人参与是共享医疗模式的核心。“以病人为中心的管理”要求以病人的需求、价值和偏好指导医疗决策并给予医疗，病人的需求、价值和偏好是整个医疗过程的中心[34]。“以服务为中心的管理”要求。给予病人更多的决策控制机会，要求关键服务的提供要支持病人目标[34]。病人参与可以更好地实现病人个性需求、价值和期望的引导，因此病人参与具有重要的理论价值。

文献［33］认为，病人参与不但可以增强病人对医疗服务质量的价值感知，降低对医疗服务质量的感知风险，减少病人获取医疗服务的成本，而且可以给病人带来关系价值、学习价值和心理利益价值，还可以提高病人满意度，并导致良好的就医行为意向。但是该文献并没有实证研究。Wetzels[6]的实证结果表明，病人参与不但能带来更好的肌体上的治疗结果，而且能带来更好的心理层面的治疗结果。更进一步，Joosten[35]认为，病人参与不但能提高病人的肌体和心理层面的治疗效果，还能提高病人满意度，增加病人知识。Timmermans[36]也认为，病人参与有利于医患交互，有利于信息沟通，从而有助于生命质量的提高。

由上可知，病人参与具有重要的理论价值和现实作用，因此，在实际中值得提高病人参与的程度。

Charles[22]提出的参与模型认为，参与行为包括医患双方共享信息、共同讨论备选方案、共同作出决定选取方案。该模型是最早提出的参与模型，是针对急性病提出来的。此后，通过增加一些行为，该模型被推广到慢性病和初级保健[26-28]方面。推广后的模型和原模型的共同特点是只考虑了具体行为，没有考虑病人和医生的心理状态。

Ruiz - Moral[29]认为，上述参与模型着重强调共同讨论方案，对参与的理解比较片面，应该更广义、更柔性地理解病人参与。理解病人参与需要确定每个病人的独特需要和偏好，需要深入思考每个病人的价值。但是，该文献并没有明确地提出参与模型。Entwistle[30]则更广义地理解病人参与，提出了一个包括7个领域和6类参与行为的参与模型。7个领域包括病人角度的3个领域、医生角度的3个领域和医患共同的1个领域。病人角度的3个领域包括病人对医患之间关系的感知和态度、参与决策的努力程度和贡献、对自己担当角色和努力程度以及贡献的感知和态度；医生角度的3个领域包括医生对医患之间关系的感知和态度、参与决策的努力程度和贡献、对自己担当角色和努力程度以及贡献的感知和态度；医患共同的1个领域是与决策有关的沟通。6类参与行为是问题识别和分类、可能方案的提出、评估、选择、实施和实施结果评价。由此可见，该模型涵盖面广，不但涉及具体行为，还涉及病人和医生的心理状态。但是该模型只是提出了7个领域，没有深入研究涉及病人和医生心理状态的内容。

第三节　有关健康素养及其提升方法的研究概述

以下从4个方面分析健康素养及其提升方法的相关研究。

一、健康素养的定义和度量工具

理论界已经使用健康素养30多年[31]。早期美国医疗协会[37]将健康素养定义为阅读和理解诸如处方等与健康有关的文字材料的能力。该定义过于狭窄，之后健康素养的内涵被不断扩大。Draly等[38]和Cutill[39]将健康素养定义为搜寻、理解和使用与健康有关信息的能力。类似的，Institute of Medicine[40]将健康素养定义为获得、加工和理解与健康有关的基本信息和服务的能力，这些基本信息和服务是作出恰当医疗决策所必需的。这些定义的一个共同特点是认为健康素养是信息处理能力。Say等[41]将健康素养定义为日常生活中作出与身体健康有关的正确决策的能力，其中的日常生活是广义的日常生活，包括家庭的、社区的、工作场所的、医疗系统内的生活，还包括经济和政治领域的生活。该定义认为健康素养是决策能力，但决策涉及的领域很广。

依据上述定义，健康素养为阅读理解能力、信息处理能力或决策能力中的一种，健康素养只包含单一能力。也有众多文献将健康素养定义为多种能力，其中引用最多的是下述3个定义。Nutbeam[42]认为健康素养包括3方面能力：功能性能力，指阅读和写作与健康有关的材料所必需的基本技能；交互能力，指能促进病人主动参与医疗的，比功能性能力更高级别的认知和社交技能；关键能力，指主动参与旨在克服结构性障碍的健康行动时分析和使用信息的能力。世界卫生组织[43]提出了一个更宽泛的定义，认为健康素养包括认知和社交技能，这些技能确定了个体获取、理解和使用信息的能力和动机，从而能够促进和维持健康。该定义将健康素养扩展到包括社会的，也包括心理的，还包括环境的众多影响健康选择和卫生行动的能力。2008年1月，我国卫生部发布了《中国公民健康素养——基本知识与技能（试行)》的公告。该公告从基本知识和理念、健康生活方式与行为、基本技能3方面阐述了健康素养的66条内容。由该公告可知健康素养包括66条能力。上述3个定义都认为健康素养包括多方面能力，包含的能力很宽泛也很复杂。

度量健康素养的工具主要有TOFHLA[44]、S－TOFHLA[45]和REALM[45]。这些工具有两方面局限性。首先，这些工具都是通过阅读理解填空测试病人的阅读理解能力，使用的语言是英语，能否直接翻译成中文使用还需研究。其次，这些工具度量的是阅读理解能力，没有度量健康素养包含的其他能力。依据公告《中国公民健康素养——基本知识与技能（试行)》，我国一些研究者也开发了健康素养的度量工具[46,47]。这些工具是从该公告的66条能力直接简化得到的，因此度量的能力非常宽泛。

由上可知，健康素养的定义有很多种，有的定义为一种能力，有的定义为多种能力。一种能力的定义过于狭窄，多种能力的定义过于宽泛、过于模糊，还缺乏一致性的定义。英文的健康素养度量工具主要度量阅读理解能力，没有度量健康素养包含的其他能力。我国的健康素养度量工具度量的能力非常宽泛。

二、健康素养的现状和影响因素

1992年美国全国性的调查发现[48]，1.91亿人中有0.4亿~0.44亿人缺乏功能性健康素养能力，只有0.535亿人具有较好的功能性健康素养能力。2003年对英国工作的成年人的全国性调查发现[13]，16%的人只有有限的读写能力，47%的人只有有限的计算能力，低健康素养是很普遍的现象。对于美国[49]、英国[13]和澳大利亚[14]等绝大多数的发达国家，高于50%的公民欠缺或只有初步的读写能力。上述研究主要调查阅读理解能力和计算能力等功能性健康素养能力，没有调查健康素养包含的其他能力，并且调查结果显示功能性健康素养能力低是普遍现象。

我国卫生部2009年12月18日公布了首次中国居民健康素养调查结果[50]。结果显示，我国居民健康素养的总体水平为6.48%，即每100人中不到7人具备健康素养能力。调查的健康素养能力包括《中国公民健康素养——基本知识与技能（试行）》的66条能力。从健康素养的3方面内容看，具备基本知识和理念、健康生活方式与行为、基本技能素养的人口比例分别是14.97%、6.93%、20.39%。可见，和发达国家类似，我国健康素养能力低也是普遍现象。

文献[31,51]分析了低健康素养的原因后认为，社会地位的高低、受教育的程度水平和质量以及工作机会等都影响健康素养。虽然低健康素养是普遍现象，但是现代社会对健康素养影响因素和低健康素养形成原因的研究很有限[52]。

三、健康素养的提升方法及效果

Coulter等[4]认为，提高健康素养是病人参与的核心，所有促进病人参与的策略和方法都应该以提高或改善病人健康素养为目标。然而，我国专门研究提高健康素养的方法很少。据我们所知，只有一篇[18]。该文献针对血吸虫病的控制，研究了健康素养的提高方法和策略。该文献认为，随着社会的变化，应该改变健康教育的方法。需要舍弃从上到下的运动式的方法，采取由下到上的方法。由下到上的方法强调公众参与和授权。

虽然有关健康素养提高方法的专门研究很少，但是一系列文献研究了病人参与的提高方法[17]。Kirstie[17]共提出了176种方法，其中139种针对病人，供病人使用；37种针对医护人员，供医护人员使用。供病人使用的方法主要有提供问题列表、辅导、提供教育材料、设定目标、集体教育、提供病例、病情和生活质量的问卷调查、病人价值鉴别活动八大类。该文献没有提及的一类方法是供医患共同使用的方法，例如决策支持技术[17]。

从提升健康素养的角度看，上述有关提高病人参与方法的研究存在3方面局限。

首先，这些方法都是针对提高病人参与提出的，并不是针对提高健康素养提出的。

其次，有关提高病人参与方法的研究还停留在概念讨论阶段，对效果的检验还处于初期阶段[7]。Kidd[53]等将提高病人参与的方法分为两类，并检验了第一类方法的效果。第一类是简单的以病人为中心的方法，例如提供问题列表的方法；第二类是复杂的方法。对第一类方法的检验效果表明，这些方法并不能改变病人在医疗过程中的行为，效果不明显。该文献没有检验第二类方法的效果。Cegala 等[54]研究了提供培训小手册的效果，小手册旨在提高病人的沟通技巧。研究结果表明，培训小手册的提供可以使病人更好地搜寻信息，具有有效性。Loh 等[55]研究了医生培训、提供决策板和文字资料等第一类方法的效果。结果表明，这些方法在不增加医疗时间的同时，不但能改善参与，而且能提高病人满意度。Kinnersley[56]认为，单一的供病人使用的方法并不能带来长期效果。Coulter[4]也认为，提高病人参与方法的长期效果还未知，并且认为绝大多数的效果检验集中于北美，需要在其他洲检验其适用性。还未查到针对我国病人的效果检验文献。由上可知，效果检验的初期阶段表现在以下 3 个方面：主要研究了提高病人参与的简单方法的效果，缺少复杂方法的效果检验研究；主要检验了简单方法的短期效果，但检验结果不一致，并且缺乏长期效果的检验研究；效果检验研究主要集中于北美洲，其他洲少。

最后，缺少有关提高病人参与方法对参与行为的影响机理研究。文献主要研究了这些方法是否直接改变病人的参与行为，没有研究这些方法是否改变病人对参与的态度、意向和健康素养。因而这些方法如何影响病人参与行为的机理还不明确。因为机理不明确，所以这些方法的效果也难以预测；因为机理不明确，所以什么类型的病人选择什么样的方法不清楚，什么医疗阶段选择什么方法不知道。

四、健康素养对病人参与行为的影响机理

由前述分析可知，大量文献研究了病人参与的影响因素，结果发现健康素养是最主要的因素。然而，研究健康素养影响参与行为机理的文献非常少。据我们所知，只有一篇文献[16]间接地研究了健康素养对参与行为的影响机理。该文献针对哮喘病人，研究了健康素养与病人参与意愿之间的关系。结果表明，低健康素养的病人不愿参与，健康素养与病人参与意愿之间呈负相关关系。然而该研究没有研究参与意愿与参与行为之间的关系，没有直接研究健康素养对参与行为的影响机理。我们还未发现明确研究健康素养影响参与行为机理的文献。对于健康素养是不是直接影响参与行为，有没有中介变量，有没有调节变量，如果有的话影响程度如何等方面的研究都未发现。

第四节　有关病人参与能力及其提升方法的研究概述

以下首先从病人参与角度分析健康素养的适用性，分析结果将表明健康素养

并不适用于病人参与，需要重点研究比健康素养更适用于病人参与的参与能力。其次分析健康素养和参与能力之间的关系，结果表明参与能力是健康素养的组成部分。因为对参与能力的相关研究非常有限，并且参与能力是健康素养的组成部分，所以最后分析健康素养的相关研究结果对参与能力的适用性。

由病人参与的相关研究分析可知，影响病人参与的最重要因素是健康素养，为此，我们进一步从病人参与角度分析健康素养，分析健康素养包含的能力是否与病人参与需要的能力相吻合。将健康素养定义为阅读理解能力或信息处理能力[38,39]，只能满足病人参与行为中的信息处理过程。显然，病人参与行为还包括医患交互，需要病人具备医患交互能力。因此，从病人参与角度，定义为信息处理能力或决策能力的健康素养包含的能力过于狭窄，不适用于病人参与。

Say 等[41]将健康素养定义为决策能力。病人参与需要决策能力。然而，依据该文献，健康素养包含的决策能力包括家庭的、社区的、工作场所的、医疗系统内的生活，还包括经济的和政治领域的与健康有关的决策能力，比病人参与医疗过程需要的决策能力宽泛得多。Nutbeam[42]定义的健康素养包括功能性能力、交互能力和关键能力。关键能力是指主动参与旨在克服结构性障碍的健康行动时分析和使用信息的能力。其中的健康行动包含面很广，病人参与只是健康行动的极少部分。因此，依据该定义，健康素养包含的能力比病人参与需要的能力更广。依据世界卫生组织[43]和我国卫生部的定义，健康素养包括的能力比病人参与需要的能力更宽泛。例如，依据我国卫生部的定义，健康素养包括健康生活方式与行为领域的 34 条能力。健康生活方式与行为能力不是病人参与医疗过程需要的能力，而是自我健康管理的能力。因此，从病人参与角度看，上述定义中的健康素养包含的能力过于宽泛，不适用于病人参与。

由上述分析可知，虽然有多种健康素养的定义，但是从病人参与所需能力角度看，这些定义并不适用于病人参与，需要进一步分析能很好地体现病人参与所需能力的概念和文献。

多篇文献明确提出需要研究“参与能力”[11,12,24]。例如，Hibbard[11]认为，为了使医疗交付系统更好地以“病人为中心”，质量测量必须包括参与能力（…capabilities for participation must be part of quality management.）。又如 Bastiaens[24]认为需要研究病人是否有能力参与，以及是否准备好了参与（…the question arises whether patients are able to be involved , and whether they are prepared to participate.）。但是，这些文献没有给出参与能力的定义，没有深入研究参与能力。虽然参与能力在病人参与领域没有得到深入研究，但在其他领域已经得到了深入研究，例如，公众参与民主政治[5]和学生参与课堂[58]等领域。然而这些领域与病人参与具有显著不同的特点，因此不能将这些领域的研究成果简单地迁移到病人参与领域。此外，我们的初步调查也发现病人和医生普遍认为健康素养抽象，难以理解，不及参与能力易于理解。因此，本书将重点研究病人参与其自身医疗过程时需要的参与能力及其提升方法。

基于对文献的理解，本书将参与能力初步定义为病人作为单一个体参与其自身医疗时所需的能力，是病人参与其自身医疗这一特定健康行为时所需要的能力。由此初步定义可知，参与能力是健康素养在病人参与其自身医疗这一特定健康行为的具体体现。参与能力是健康素养所包含能力的一部分。参与能力和健康素养的关系，类似供应链与物流的关系。从流动的角度上看，供应链包括多种流动，物流是其中的一种，供应链包含物流。但是从供应链管理和物流管理的研究内容角度上看，两者各有侧重。从健康行为的角度看，病人参与其自身医疗是众多健康行为的一种，健康素养包含参与能力。但是从研究内容角度上看，健康素养和参与能力将各有侧重。健康素养着重从整体研究各类健康行为需要的能力，而参与能力聚焦于病人参与其自身医疗这一特定健康行为时需要的能力。

需要与本书的参与能力区分的另一个概念是“自我效能感”（Perceived Self - efficacy or Sense of Self - efficacy）[59]。自我效能感是指人们对自己实现特定领域行为目标所需能力的信心或信念。本项目的参与能力是病人参与其医疗过程时客观需要的能力，不是对能力的信念；而自我效能感则是病人对自己实现参与行为所需能力的信念，是对能力的信念。因此两者存在显著的区别。参与能力是客观能力，自我效能感是主观能力。

基于健康素养和参与能力的上述关系，并且因为有关病人参与能力的研究很少，所以需要分析健康素养的相关研究结果能否适用于参与能力。

健康素养的英文度量工具（TOFHLA、S - TOFHLA、REALM）度量的是阅读理解能力，没有度量其他能力。很显然，阅读理解能力只是参与能力的一个方面，参与能力还包括医患交互等方面的能力。这些英文度量工具只能度量参与能力的一部分，不能度量全部。依据《中国公民健康素养——基本知识与技能（试行）》开发的健康素养度量工具能度量66条能力，度量的能力非常宽泛，但该工具中的绝大部分度量病人的自我管理能力，而不是病人的参与能力。总之，还需要开发参与能力的度量工具。

有关健康素养的调查表明，针对欧美发达国家的调查，主要调查阅读理解能力和计算能力等功能性健康素养能力，没有调查健康素养包含的其他能力，并且调查显示功能性健康素养能力低是普遍现象。功能性健康素养能力也是病人参与医疗过程需要的能力，是参与能力的组成部分。因此，欧美发达国家的病人参与能力低也是普遍现象。

运用基于《中国公民健康素养——基本知识与技能（试行）》开发的健康素

养度量工具，我国卫生部2009年调查了中国居民健康素养状况。结果显示，我国居民健康素养能力低是普遍现象。虽然该工具中的绝大部分度量的是病人的自我管理能力，而不是病人参与能力。但从其中与参与能力有关的指标结果看（具备基本技能素养的人口比例只有20.39%），我国病人参与能力低也是普遍现象。

有关低健康素养原因的研究结果表明，社会地位的高低、受教育的程度水平和质量以及工作机会等都影响健康素养。因为健康素养包括的能力广于参与能力，所以不能简单地认为低健康素养的原因是低参与能力的原因，并且有关健康素养影响因素及低健康素养原因的研究较少。因此需要研究低参与能力的原因，研究参与能力的影响因素。

类似的，因为健康素养包括的能力广于参与能力，有关健康素养提高方法和策略的成果也不能简单地认为就是参与能力的提高方法和策略。需要研究参与能力的提高方法和策略。一系列文献提出了大量的病人参与提高方法。然而，从提升健康素养的角度看，提高病人参与方法的研究存在3方面的局限，还需要进一步研究病人参与的提高方法能否提高健康素养及提高的效果如何。

因为健康素养包括的能力广于参与能力，有关健康素养影响参与行为机理的研究结果也不能简单地迁移到参与能力影响参与行为的机理之中，并且研究健康素养影响参与行为机理的文献非常少。因此，有必要研究参与能力对参与行为的影响机理。

参考文献

[1] Burton D., Blundell N., Jones M., Fraser A., and Elwyn G. Shared decision-making in cardiology: Do patients want it and do doctors provide? [J]. Patient Education and Counseling, 2010, 80: 173-179.

[2] Murray E., Pollack L., White M., and Lo B. Clinical decision-making: Patients' preferences and experiences [J]. Patient Education and Counseling, 2007, 65: 189-196.

[3] Deber R. B., Kraetschmer N., Urowitz S., and Sharpe N. Do people want to be autonomous patients? Preferred roles in treatment decision-making in several patient populations [J]. Health Expectations, 2007, 10: 248-258.

[4] Coulter A., Parsons S., and Askham J. Where are the patients in decision-making about their own care? [C]. Proceeding of WHO European Ministerial Conference on Health System, Tallinn, Estonia, 2008, 6: 25-27.

[5] Flynn K. E., Smith M. A., and Vanness D. A typology of Preferences for participation in healthcare decision making [J]. Social Science & Medicine, 2006,

63: 1158 – 1169.

[6] Wetzels R., Harmsen M., Van Weel C., Grol R. and Wensing, M. Interventions for improving older patients' involvement in primary care episodes (Review) [J]. The Cochrane Collabororation, 2008, 4: 1 – 29.

[7] Loh A., Simon D., Bieber C., Eich W., and Harter M. Patient and citizen participation in German health care – Current state and future perspectives [J]. ZaeFQ, 2007, 101: 229 – 235.

[8] Biecer C., Muller K. G., Blumenstiel K., Schneider A., Richter A., Wilke S. Long – term effects of a shared decision – making intervention on physician – patient interaction and outcome in fibromyalgia: A qualitative and quantitive one year follow – up of a randomized controlled trial [J]. Patient Education and Counseling, 2006, 63: 357 – 366.

[9] Hochlehnert A., Richter A., Bludau H. B., Bieber C., Blumenstiel K., and Mueller K. A computer – based information – tool for chronic pain patients. Computerized information to support the process of share decision – making [J]. Patient Education and Counseling, 2006, 61: 92 – 98.

[10] Clement S., Ibrahim S., Crichton N., Wolf M., and Rowlands G. Complex interventions to improve the health of people with limited literacy: A systematic review [J]. Patient Education and Counseling, 2009, 75: 340 – 351.

[11] Hibbard J. H. Moving toward a more patient – centered health care delivery system [J]. Health Affairs, 2004, 10 (7): 133 – 135.

[12] Taylor K. Paternalism, participation and partnership: The evolution of patient centeredness in the consultation [J]. Patient Education and Counseling, 2009, 74: 150 – 155.

[13] Department for Education and Science. The skills for life survey: a national needs and impact survey of literacy, numeracy and ICT skills [R/OL]. London: Department for Education and Skills; 2003, http: //www. dfes. gov. uk/research/data/ uploadfiles/RR490. pdf.

[14] Australian Bureau of Statistics. Adult literacy and life skills survey, summary results, Australia [R]. Canberra: Australian Government Publishing Service; 2006.

[15] Smith S. K., Dixon A., Trevena L., Nutbeam D., and McCaffery K. J. Exploring patient involvement in healthcare decision making across different education and functional health literacy groups [J]. Social Science & Medicine, 2009, 69: 1805 – 1812.

[16] Parker R. M. , Ratz an S. C. , and Lurie N. Health literacy: a policy challenge for advancing high – quality health care. Health Affairs 2003; 22: 147 – 153.

[17] Kirstie Haywood K. , Marshall S. , and Fitzpatrick R. Patient participation in the consultation process: A structured review of intervention strategies [J]. Patient Education and Counseling, 2006, 63: 12 – 23.

[18] Wang R. Critical health literacy: A case study from China in schistosomiasis control [J]. Health Promotion International, 2000, 15 (3): 269 – 274.

[19] Eddy D. M. Anatomy of a decision [J]. Journal of the American Medical Association, 1990, 263: 441 – 443.

[20] Emanuel E. J. , and Emanuel L. L. Four models of the physician – patient relationship. Journal of the American Medical Association, 1992, 267: 2221 – 2226.

[21] Charles C. , Gafni A. , and Whelan T. Decision – making in the physician ± patient encounter: Revisiting the shared treatment decision – making model [J]. Social Science & Medicine, 1999, 49: 651 – 661.

[22] Charles C. , Gafni A. , and Whelan T. Shared decision – making in the medical encounter: What does it mean? (Or it takes at least two to tango) [J]. Social Science & Medicine, 1997, 44 (5): 681 – 692.

[23] ELWYN G. , Edwards A. , Mowle S. , Wensing M. , Wilkinson C. , Kinnersley P. , and Grol R. Measuring the involvement of patients in shared decision – making: A systematic review of instruments [J]. Patient Education and Counseling, 2001, 43: 5 – 22.

[24] Bastiaens H. , Royen P. V. , Pavlic D. R. , Victor Raposo V. , and Baker R. Older people's preferences for involvement in their own care: A qualitative study in primary health care in 11 European countries [J]. Patient Education and Counseling, 2007, 68: 33 – 42.

[25] Jones I. R. , Berney L. , Kelly M. , Doyal L. , Griffiths C. , Feder G. , Hillier S. , Rowlands G. , and Curtis S. Is patient involvement possible when decisions involve scarce resources? A qualitative study of decision – making in primary care [J]. Social Science & Medicine, 2004, 59: 93 – 102.

[26] Murray E. , Charles C. , Gafni A. Shared decision – making in primary care: tailoring the Charles et al. model to fit the context of general practice [J]. Patient Education and Counseling, 2006, 62: 205 – 211.

[27] Montori V. , Gafni A. , Charles C. A shared treatment decision making approach between patients with chronic conditions and their clinicians: the case of diabetes

[J]. Health Expectation, 2006, 9: 25 – 36.

[28] Wirtz V., Cribb A, Barber N., Patient – doctor decision – making about treatment within the consultation: a critical analysis of models [J]. Social Science & Medicine, 2006, 62: 116 – 124.

[29] Ruiz – Moral, R. The role of physician – patient communication in promoting patient – participatory decision making [J]. Health Expectations, 2009, 13: 33 – 44.

[30] Entwistle V. A., and Watt I. S. Patient involvement in treatment decision – making: The case for a broader conceptual framework [J]. Patient Education and Counseling, 2006, 63: 268 – 278.

[31] 肖燕，张亮，武明虎．试论医院顾客价值循环体系中的风轮效应 [J]. 中国医院管理，2008，28 (4): 47 – 48.

[32] 程红群，于莹，孙谈珍．谈“以病人为中心”与“顾客原理”的实现 [J]. 中国医院管理，2003，23 (1): 54.

[33] 刘文波，王国斌，张亮，陈荣秋．基于顾客参与的医疗服务管理 [J]. 中国医院管理，2009，29 (3): 35 – 37.

[34] Miller N. A. Patient centered long – term care [J]. Health Care Financing Review, 1997, 19 (2): 1 – 10.

[35] Joosten E. A. G., DeFuentes – Merillas L., de Weert G. H., Sensky T. van der Staak C. P. F., and de Jong C. A. J. Systematic review of the effects of shared decision – making on patient satisfaction, treatment adherence and health status [J]. Psychotherapy and Psychosomatics, 2008, 77: 219 – 226.

[36] Timmermans L. M., van der Maazen R. W. M., van Spaendonck, K. P. M., Leer J. W. H., and Kraaimaat F. W. Enhancing patient participation by training radiation oncologists [J]. Patient Education and Counseling, 2006, 63: 55 – 63.

[37] Ad Hoc Committee on Health Literacy for the American Council on Scientific Affairs, American Medical Association. Health literacy: Report of the Council on scientific affairs [J]. Journal of the American Medical Association, 1999, 281: 552 – 557.

[38] Dray S., and Papen U. Literacy and health: towards a methodology for investigating patients' participation in healthcare [J]. Journal Applied Linguist, 2004, 1: 311 – 332.

[39] Cutilli C. C. Health literacy: What you need to know [J]. Orthopaedic Nursing, 2005, 24: 227 – 231.

[40] Institute of Medicine. Health literacy: A prescription to end confusion [M].

Washington, DC: National Academies Press, 2004.

[41] Say R. E., and Thomson R. The importance of patient preferences in treatment decisions challenges for doctors [J]. BMJ, 2003, 327: 542-545.

[42] Nutbeam D. Health literacy as a public health goal: A challenge for contemporary health education and communication strategies into the 21st century [J]. Health Promotion International, 2000, 15 (3): 259-267.

[43] Nutbeam D. Health promotion glossary [J]. Health Promotion International, 1998, 13: 349-364.

[44] Baker D., Williams M., Parker R., and Gazmararian J. A. Development of a brief test to measure functional health literacy [J]. Patient Education and Counseling, 1999, 38: 33-42.

[45] Davis T. C., Long S., Jackson R., Mayeaux E. J., George R. B., and Murphy P. W., et al. Rapid estimate of adult literacy in medicine: A shortened screening instrument [J]. Family Medicine, 1993, 25: 391-395.

[46] 肖玉华，李英华，陈国永，等．健康素养综合指数的研制 [J]. 中国健康教育，2009，25 (2)：103-105.

[47] 郑迎东，石建辉，曹若湘．中国居民健康素养调查问卷的验证性因子分析及其应用初探 [J]. 北京大学学报（医学版），2010，42 (3)：314-317.

[48] Kirsch I. S., Jungeblat A., Jenkins L., and Kolstad A. Adult literacy in America: A first look at the results of the national adult literacy survey [M]. Washington, DC: National Center for Educational Statistics US Department of Education, 1993.

[49] Kutner M., Greenberg E., and Baer J. National Assessment of Adult Literacy (NAAL): A first look at the literacy of America's adults in the 21st century [R/OL]. http://nces.ed.gov/naal.

[50] 中国健康教育中心．首次中国居民健康素养调查报告（2008）[R]. 北京：卫生部新闻宣传中心，2009，4-5.

[51] McCray A. T. Promoting health literacy [J]. Journal of the American Medical Informatics Association, 2005, 12 (2): 152-163.

[52] Evans R., Edwards A., Angela Coulter A., and Elwyn G. Prominent strategy but rare in practice: shared decision-making and patient decision support technologies in the UK [J]. ZaeFQ, 2007, 101: 247-253.

[53] Kidd J., Marteau T. M., Stephen Robinson S., Ukoumunne O. C., and Tydemane C. Promoting patient participation in consultations: a randomised con-

trolled trial to evaluate the effectiveness of three patient – focused interventions [J]. Patient Education and Counseling, 2004, 52: 107 – 112.

[54] Cegala D. J., McClure L., Marinelli T. M., and Post D. M. The effects of communication skills training on patients' participation during medical interviews [J]. Patient Education and Counseling, 2000, 41: 209 – 222.

[55] Loh A., Simon D., Wills C. E., Kriston L., Niebling W., and Ha¨rter, M. The effects of a shared decision – making intervention in primary care of depression: A cluster – randomized controlled trial [J]. Patient Education and Counseling, 2007, 67: 324 – 332.

[56] Kinnersley P., Edwards A., Hood K., and Ryan R. et al. Interventions before consultations to help patients address their information needs by encouraging question asking: systematic review [J]. BMJ, 2008, 337: a485.

[57] 汤露露. 增强我国公民政治参与能力 [J]. 决策与信息, 2008, 41 (5): 156.

[58] 王雪平. 文言文教学中学生参与能力的培养 [J]. 宿州教育学院学报, 2008, 11 (3): 42 – 43.

[59] 张鼎昆, 方俐洛, 凌文辁. 自我效能感的理论及研究现状 [J]. 心理科学进展, 1999, 7 (1): 39 – 43.

第二章　病人参与医疗对治疗结果的作用研究

本章将首先提出描述病人参与、病人信任和治疗结果之间关系的理论模型，其次构建这些变量的量表并设计问卷，再次发放问卷获得数据，最后通过数据分析验证提出的理论模型。

第一节　病人参与对治疗结果的影响模型的构建

病人参与需要通过调动患者自身的积极性，使其参与到自己的健康决策和自我护理中，让病人自始至终参与到和本人有关的健康决策及力所能及的自理中，以期达到减轻病人的心理压力，增进护患沟通与交流，提高治疗和护理效果的目的。护理工作中，让病人参与护理决策及力所能及的自理，能使病人感到自己受到了尊重，增强了病人康复的信心。裴显俊[1]等通过观察慢性病人的各种临床表现及心理状况后发现，对于愿意参与计划制订及承担部分自我照顾责任的病人，如果让病人住院后自始至终参与和本人有关的健康决策，其焦虑、抑郁程度将会减轻，而且会逐渐由依赖变为独立。类似的，美国心理学家研究发现，如果对病人照料过度，病人的康复期不但不会缩短，反而会延长。其中的可能原因在于，病人心理常常存在依赖，时间长了则安于依赖医生和护士，失去与疾病做斗争的主动性和康复的动机，使躯体及思想处于休息状态，从而减弱了自身内在抗病能力和免疫功能[2]。尽管帮助病人参与护理要比直接施护困难得多，但是病人参与个人的护理决策和治疗决策是一种理想的医患关系模式。

Arnetz[3]的研究发现，病人参与其自身健康护理决策不但与病人的满意度正相关，并且能显著提高治疗结果，尤其是提高慢性病患者的治疗结果。Greenfield[4]的研究结果表明，当患者与医生的讨论加强时，治疗结果有所提高并且病人的沮丧程度有所降低。病人积极地参与治疗方案的讨论和护理不但能减轻病人患病后的心理压力，还能增进医生与病人的沟通交流，从而有利于选择最适合病人的方案，有利于获得更好的治疗结果。此外，病人参与治疗和护理决策，可以使病人觉得自己受到尊重，不再是一个弱者的形象，增强了病人康复的信心，从而有利于提高治疗结果。因此，我们提出如下假设：

H1：病人参与对治疗结果有正影响作用。

国外学术界普遍认为病人信任医生是医患关系的基础，因此本章将研究信任的作用。信任广泛存在于人类活动的各个方面。信任是涉及很多方面的一个复杂的心理现象。对信任的研究，在科学领域还没有一个普遍能被接受的定义和维度。不同领域的学者在各自的学术研究范式下对信任的界定也各不相同。Bunker和 Lewicki[5]提出了3种信任的类型：基于计算、理解和认知的信任。基于计算的信任是指在完成团队目标的基础上，信任方与被信任方均获得各自所需的一定利益，并由此产生的信任。基于理解的信任是指双方互相了解及在此情况下能预知对方的行为而产生的信任。基于认知的信任是指在对对方的想法、偏好以及对对方行为习惯的认可等这样的基础上而产生的信任。McAllister[6]将信任分为基于情感的信任与基于认知的信任。Mayer 等[7]区分了“信任”和“感知可信任度”。信任指“信任者从事风险行为的意愿”，是一种既定的行为，不能事前预测。感知可信任度则是最终影响“自愿冒险意愿”的一种构想，“在风险环境中对从他人那里接收到的、关于不确定环境的状态及伴随而来的结果的信息的信赖”。对其他成员能力的认知即对可信任度认知方面是感知的基础，即基于认知的信任；情感的互动和对他人需求的关心则影响了对可信任度情感方面的感知，这便是基于情感的信任。

James S. Coleman 在其经典著作《社会理论基础》中指出，信任促使一些不可能发生的行为得以发生（如不完全信息下的决策）；如果被信任者值得信任，那么信任者会因为给予信任而获得更大的利益。反之，如果被信任者不值得信任，信任者则会因此而受到损害。信任是信任者对被信任者的一个自愿传递资源的行为，而被信任者不需要对此给予实质性的承诺，从产生信任到发生信任行为之间有一个时间上的延迟。

伦理学派认为信任是基于伦理或道德准则之上的个人责任，是社会和谐的基础。该学派着重分析了信任双方的人格特征。组织学派认为信任是一种信念，即相信被信任方是可靠的，而且该方将可预见地、公平地履行其在协议中规定的义务。信任是信任者建立在一种对被信方行为乐观的基础上的接受其行为所带来的后果的意愿，这种基础不是源于能够对被信方进行的监督或控制。

结合医学领域和非医学领域关于信任的相关文献，本书将病人信任定义为，在缺乏监督和控制对方行为能力的条件下，信任方接受相对于被信任方的弱势地位的事实，期望被信任方能够采取有利于信任方的行为。简而言之，病人信任便是患者积极接受弱势地位的事实，但期望不受到损害。病人对医生的信任程度决定了病人对此次诊疗的满意程度和对其他相关医疗服务的接受程度。因此本章的病人信任专指病人对医生的信任。

在医疗服务领域，患者对于医疗服务提供者的信任体现了较为独特的性质，其独特性表现在下述 3 个方面。

首先，正如 Arrow[8] 指出，从医疗服务的需求到医疗服务的提供，医疗服务中充满了不确定性，并且医疗服务市场偏离于完全竞争市场。几乎所有与信息不对称有关的问题均出现在医疗服务领域，如供给诱导需求、道德风险及逆向选择等问题。

其次，医疗服务的消费是基于预期而不是基于结果，符合标准的过程未必产生预期的结果。患者消费医疗服务，并不是以结果作为支付的依据。在能够对医疗服务结果形成较为明确的判断之前，支付行为已经产生。即使预期与结果之间的差异超过患者能够接受的范围，追索也是难以实现的，原因在于难以判断何种原因导致了差异的产生。

最后，医疗服务提供者的双重代理身份决定了患者的弱势地位，并且弱势的一方难以对强势的一方存在信任。

上述特征可能造成信任对于构建患者与医疗服务提供者的关系具有显著影响。病人信任强调对未来行为和关系发展的预期。信任作为是否持续发展关系的依据，与不确定性紧密相关。信任可能会随风险的提升而同方向变动，因此信任也被视为解决不确定性的途径。Parayitams 和 Dooley[9] 通过调查 109 家医院的高管人员，研究了不同类型信任的作用，指出信任是冲突和决策结果的调节变量。

信任的形成需要多方面的联系，如空间上的聚集、社会规范的共同性、经常反复地交流、共同的经历、未来的联系等。医患间的信任是一类特殊的信任类型。医患关系可以是个体病人与医者单独的个人与个人之间的关系，也可以是某一社会群体与医学群体（医疗机构）之间的关系。Baier[10] 认为医患关系中存在的特殊的迫切性、密切性、不可避免性、不可预见性和强烈的患者弱势，使得医患双方必须以诚相待。这种信任的关系，与怀疑相比，更具有现实意义、更富理性，从现象学角度来看更为和谐。具体来说，医患关系中患者的弱势一方面表现在与医方的不对等地位，另一方面则体现为对医方的期待与依赖。

医患之间拥有信任，才能保证治疗合理而有效地展开，从而得到最优的治疗结果。只有当病人对医生有高信任度，才能与医生有强互动，病人会更愿意加入病人参与。Hall 等[11]的研究成果表明，虽然满意是衡量医患关系的重要属性，但是信任是决定态度、行为和结果的基础。信任同时影响着病人的行为和治疗的进程。因此，

H2：信任对病人参与和治疗结果之间的关系有正向调节作用。

综合上述两条假设，可以构建描述病人参与、病人信任和治疗结果之间关系的理论模型为：病人参与对治疗结果有正影响作用，信任对该影响有正向调节作用。

第二节　问卷的设计与预测试

基于第一节构建的模型，针对模型中包括的变量，本节将在前人研究的基础上，结合本研究的实际需要，确定各变量的初始测量量表，完成原始问卷的设计。然后小规模地发放问卷，在调查过程中，听取被调查者的反馈意见，完善问卷的提问方式和语气。对回收问卷进行数据统计分析，检验问卷的信度和效度。根据统计分析结果修改量表，形成正式问卷。

一、问卷的设计

问卷的设计由两个反复的阶段完成。因为社会心理学领域具有基于一定理论框架开发测量潜变量量表的传统，并且文献报道了信任、病人参与和治疗结果的许多量表，所以第一阶段是从相关文献中选取这些变量的合适量表，作为开发量表的基础。具体而言，本书采用 Wright[12]所编制的量表测量病人信任；沿用 Paez[13]开发的量表测量病人参与。治疗结果是病人对自己在看病过程中的满意度，最终治疗结果的感知度。病人在考虑治疗结果时，不只是考虑疾病的康复，对医院的满意程度也是病人治疗结果的一个重要方面。因此本书采用 Mazor[14]的 7 个题项量表测量治疗结果。

由于上述量表都是英文量表，所以第二阶段是将这些量表翻译成中文。由 3 名人员分别翻译原量表的题项，对比以上 3 份译稿，形成问卷初稿；在保持原量表完整性和基本结构的基础上，请一名医学专业的研究生对初稿进行修订，将难以理解的词转变成句子，使语言基本符合日常表述规则。然后邀请一名专家审定译文的准确性、题项的可读性和中文表达的流畅性，并逐条提出修改意见，根据专家的意见修订问卷。最后，将该问卷给文化程度稍低的普通市民评定语言是否晦涩难懂，经过修改，最终形成试测版问卷。表 2－1 给出了试测版中各变量的测量题项。针对以上测量量表，本章采用 Likert 五点量表进行测量。

 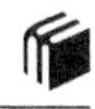

表 2－1　信任、病人参与、治疗结果的测量题项

变量	题项内容
信任	TR1. 我相信我的医生会为我谋求最大的利益
	TR2. 我对我的医生的知识和技能有信心
	TR3. 我相信我的医生会告诉我关于我的真实健康状况
	TR4. 我相信我的医生会为我对他说的事情保密
	TR5. 我相信我的医生在治疗我时会把我的医疗需要放在第一位
病人参与	PI1. 我的医生询问我是否同意他/她的决定
	PI2. 我的医生向我询问我自己认为的病症起因
	PI3. 我的医生鼓励我说出我对自己的病症关心的问题
	PI4. 我的医生鼓励我说出我自己对于治疗的意见
	PI5. 我要求医生更详细地向我解释我的治疗方法或步骤
	PI6. 我要求医生对我的病症提出建议
	PI7. 我深入了解有关我的病症的更多细节
	PI8. 我问医生关于我的病症的许多问题
	PI9. 我向我的医生提出一些治疗建议
	PI10. 针对我的症状，我坚持一些特定的化验或治疗
	PI11. 对于我的医生推荐的化验或治疗，我表示怀疑
	PI12. 我对医生制定的化验和治疗的类型给出了我自己的意见
治疗结果	SA1. 总体来说，我对这次治疗/看诊表示满意
	SA2. 我的医生把我当成一个正常人来关心
	SA3. 我的医生非常尊重我
	SA4. 我的医生用我喜欢的方式称呼我
	SA5. 我的医生在跟我说话时，承认我的存在并作出反应
	SA6. 在对我进行检查和询问我问题时，我的医生尊重我的隐私
	SA7. 我的医生友善而且热心

二、问卷的预测试

我们结合本研究的实际情况，并借鉴国外相关研究成果，初步设计了问卷。考虑到国内外情景和文化的不同，有必要对量表进行可靠性和有效性检验，以便优化量表，保证大样本调查的成功。因此我们通过获取小样本数据进行预测试，对问卷进行信度和效度检验。

预测试对象为长沙某大型医院门诊病人。此次小样本试验发放问卷 100 份，回收有效问卷 84 份。表 2－2 是被调查对象的人口统计特征。

表 2－2　小样本测试病人的人口统计特征

病人特征	性别		学历				年龄			
	男	女	高中	专科	本科	硕士	20～30 岁	31～40 岁	41～50 岁	50 岁以上
受试人数	45	39	20	34	26	4	31	40	11	2
百分比(%)	53.6	46.4	23.8	40.5	31.0	4.8	36.9	47.6	13.1	2.4

从表 2－2 可以看出，病人样本的男女比例相差不大，分别为 53.6%、46.4%；以本科及以下学历为主，占总人数的 95.3%，符合社会人群学历分布情况。大部分受试者年龄层次在 20～50 岁，他们对病人参与都有大致了解，能够以客观的态度回答问卷中的问题，所以此次小样本能反映总体调查样本。

在本章后文的数据处理中，我们将病人的男女性别分别赋值为 0、1。病人的年龄分为 3 个阶段，20～29 岁、30～39 岁、40 岁及以上，分别以 1、2、3 赋值。病人的学历分为 4 个层次，高中、专科、本科、硕士，分别赋值为 1、2、3、4。

预测试的数据分析包括信度分析和效度分析。效度是指量表能够测量其所测变量的程度。效度分析主要包括内容效度和结构效度的分析。内容效度也叫作表面效度或逻辑效度，是对量表的内容表现特定测量任务的优劣程度的一个主观而系统的评价，用于评价测量内容或测量题项与测量目标之间的适合性和逻辑相符性。结构效度用于检验量表是否可以真正度量所要度量的变量，主要分为收敛效度（Convergent Validity）和判别效度（Discriminate Validity）。前者表示同类题项在同一变量上的收敛程度，后者表示指标与其他指标的差异程度。

我们采用因素分析法验证结构效度。根据目的的不同，因素分析分为探索性因子分析和验证性因子分析。探索性因子分析是在事先不知道影响因素的基础上，完全依据资料数据，利用统计软件以一定的原则进行因子分析，最后得出因子的过程。验证性因子分析充分利用先验信息，在已知因子的情况下检验所搜集的数据资料是否按事先预定的结构方式产生作用。因此探索性因子分析主要是为了找出影响观测变量的因子个数，以及各个因子和各个观测变量之间的相关程度。验证性因子分析的主要目的是判定事前定义好的因子模型拟合实际数据的能力。

在进行因子分析前，需要进行 Bartlett 球体检验（Bartzett's sphericity test）及 KMO 样本测度（Kaiser－Meyer－Olkin Measure of Sampling adequacy），以便检验各测量题项是否具有相关性。只有当相关性较高时，才适合做因子分析。KMO 测度要求如下：当 KMO 达到 0.9 以上时，非常适合做因子分析；0.8～0.9 时，

很适合做因子分析；0.7～0.8时，适合做因子分析；0.6～0.7时，不太适合做因子分析；0.5～0.6时，只能勉强做因子分析；当KMO小于0.5时，不适合做因子分析。当Bartlett统计值的显著性概率小于或等于0.01时，相关矩阵不是单元阵，可做因子分析。

在因子分析完成后，为进一步了解问卷的可靠性与有效性，需要做信度分析。信度分析是考查问卷测量的可靠性。常用方法有折半信度、Cronbach's α系数和重测信度。我们采用一致性系数分析信度。内部一致性系数最适合同质性检验，检验每一个因子中各个项目是否测量相同或相似的特性。内部一致性常用克隆巴赫一致性系数测量。Cronbach's α值一般介于0～1。越接近1，说明信度越高。一般认为，0.7及以上是可接受的信度值。如果信度过低，低于0.6，应该重新修订量表或重新编制较为适宜。

为判定是否合适做“病人信任”变量的因子分析，先进行KMO和Bartlett球体样本测度，结果表明，KMO=0.839，适合做因子分析；Bartlett球体检验的x2统计值的显著概率为0.000，小于0.01。这些说明数据具有相关性，适宜做因子分析。

运用主成分分析法对病人信任的观测变量进行探索性因子分析，配合最大变异法进行正交转轴，得到单因子的结构，该因子对变异量的解释程度为63.349%，各题项的因子载荷如表2-3所示。

表2-3　病人信任的因子分析结果

	因子载荷
TR4. 我相信我的医生会为我对他说的事情保密	0.834
TR5. 我相信我的医生在治疗我时会把我的医疗需要放在第一位	0.802
TR2. 我对我的医生的知识和技能有信心	0.798
TR3. 我相信我的医生会告诉我关于我的真实健康状况	0.787
TR1. 我相信我的医生会为我谋求最大的利益	0.618
总变异解释量	63.349%

由表2-3可见，各观测变量（题项）对因子（病人信任）的载荷比较好，因子对变异量的解释程度比较高，证明病人信任分量表的结构效度较高，问卷的设计比较合理。

为判定是否合适做“病人参与”变量的因子分析，先进行KMO和Bartlett球体样本测度。结果表明，KMO=0.807，适合做因子分析；Bartlett球体检验的x2

统计值的显著概率为0.000，小于0.01，说明数据具有相关性，适宜做因子分析。

运用主成分分析法对病人参与的观测变量进行探索性因子分析，并配合最大变异法进行正交转轴，得到3个因子，其解释变异量累计为33.493%、50.673%、59.734%。表2-4是各因子的载荷矩阵。

表2-4　病人参与的因子分析结果

	因子载荷		
	1	2	3
PI2. 我的医生向我询问我自己认为的病症起因	0.805		
PI3. 我的医生鼓励我说出我对自己的病症关心的问题	0.728		
PI1. 我的医生询问我是否同意他/她的决定	0.723		
PI4. 我的医生鼓励我说出我自己对于治疗的意见	0.624		
PI6. 我要求医生对我的病症提出建议		0.752	
PI5. 我要求医生更详细地向我解释我的治疗方法或步骤		0.730	
PI7. 我深入了解有关我的病症的更多细节		0.694	
PI8. 我问医生关于我的病症的许多问题		0.503	
PI11. 对于我的医生推荐的化验或治疗，我表示怀疑			0.793
PI9. 我向我的医生提出一些治疗建议			0.752
PI10. 针对我的症状，我坚持一些特定的化验或治疗			0.713
PI12. 我对医生制定的化验和治疗的类型给出了我自己的意见			0.653
总变异解释量	33.493%	50.673%	59.734%

由表2-4可知，各观测变量对因子的载荷比较好，各因子对变异量的解释程度比较高，证明病人参与分量表的结构效度较高，问卷的设计比较合理。

为判定是否合适做“治疗结果”变量的因子分析，先进行KMO和Bartellett球体样本测度。结果表明，KMO=0.856，适合做因子分析；Bartellett球体检验的x2统计值的显著概率为0.000，小于0.01，说明数据具有相关性，适宜做因子分析。

运用主成分分析法对治疗结果的观测变量进行探索性因子分析，并配合最大变异法进行正交转轴，得到单因子的结构，该因子对变异量的解释程度为52.830%，各因子载荷如表2-5所示。

由表2-5可知，各观测变量对因子的载荷比较好，各因子对变异量的解释程度比较高，证明治疗结果分量表的结构效度较高，问卷的设计比较合理。

表 2－5　治疗结果的因子分析结果

	因子载荷
SA2. 我的医生把我当成一个常人来关心	0.796
SA3. 我的医生非常尊重我	0.796
SA7. 我的医生友善而且热心	0.773
SA1. 总体来说，我对这次治疗/看诊表示满意	0.703
SA6. 在对我进行检查和询问我问题时，我的医生尊重我的隐私	0.702
SA4. 我的医生用我喜欢的方式称呼我	0.637
SA5. 我的医生在跟我说话时，承认我的存在并作出反应	0.664
总变异解释量	52.830%

病人参与、信任和治疗结果的 Cronbach's α 系数分别为 0.814、0.701、0.847。可见，该量表的信度总体来讲都是比较高的，量表的稳定性和一致性程度较高。

总之，上述小样本数据的预测试结果表明，每个变量的测量题项在该变量上的载荷都比较高，问卷的每个变量的 α 系数都在 0.7 以上，整体 α 系数大于 0.9，问卷可靠性高。

第三节　正式调查与数据处理

基于预测试后得到的正式调查问卷，我们进行了第二次问卷调查并进行了数据处理，以便检验第一节提出的假设。

一、数据收集与描述性统计

为确保大样本调查的成功，本研究采用现场在医院对病人发放问卷的方式及时回收问卷。调研医院包括广州、深圳、包头、长沙、常德、沅江等地的 4 所三甲医院、2 所二甲医院、1 所私立医院和 1 所职工内部医院。正式调查时间为 2010 年 4～8 月。本次调查共发放问卷 700 问，回收有效问卷 541 份，问卷的有效回收率为 77%。无效问卷的判断原则为，一是问卷填答的完整性，如有漏填或多填的视为无效；二是检查受试者是否认真填答问卷，如千篇一律的答案视为无效。本次调查样本的人口统计特征如表 2－6 所示。

表 2－6　调查对象的人口统计特征

特征	分段	计数	所占百分比（%）
性别	男	286	52.87
	女	255	47.13
年龄	20～29 岁	249	46.03
	30～39 岁	242	44.72
	40 岁及以上	50	9.25
学历	高中及以下	50	9.25
	专科	152	28.10
	本科	295	54.53
	硕士	44	8.12

在 541 个样本中，男性病人 286 名，所占比例为 52.87%，女性病人 255 人，所占比例为 47.13%，样本的性别分布合理。本次调查中病人的年龄被划分为 4 个阶段，年龄在 20～29 岁的有 249 人，占 46.03%；年龄在 30～39 岁的有 242 人，占 44.72%；年龄在 40 岁及以上的有 50 人，占 9.25%。样本的学历分为高中及以下、专科、本科、硕士及以上学历，其中高中及以下学历有 50 人，占 9.25%；专科学历有 152 人，占 28.10%；本科学历有 295 人，占 54.53%；硕士及以上学历有 44 人，占 8.12%。

二、信度和效度分析

收敛效度是指测量同一概念的不同问题（测量题项）的一致性。卢纹岱等[15]认为若纠正项目的总相关系数 CITC 小于 0.3 或者删除该条目后 Cronbach's α 系数增加，那么该条目应予以删除。本研究使用 SPSS17.0 对样本进行数据分析，结果如表 2－7 所示。

表 2－7　收敛效度评估

变量	变量 Cronbach's α 值	测量项目编号	CITC 值	项目被删除后的 Cronbach's α 值	评价
信任	0.696	TR1	0.533	0.615	合理
		TR2	0.589	0.629	合理
		TR3	0.572	0.667	合理
		TR4	0.643	0.706	合理
		TR5	0.502	0.653	合理

续表

变量	变量 Cronbach's α 值	测量项目编号	CITC 值	项目被删除后的 Cronbach's α 值	评价
病人参与	0.768	PI1	0.634	0.729	合理
		PI2	0.673	0.773	合理
		PI3	0.724	0.739	合理
		PI4	0.710	0.845	合理
		PI5	0.749	0.714	合理
		PI6	0.627	0.702	合理
		PI7	0.671	0.709	合理
		PI8	0.683	0.778	合理
		PI9	0.599	0.687	合理
		PI10	0.736	0.821	合理
		PI11	0.652	0.779	合理
		PI12	0.663	0.721	合理
治疗结果	0.802	SA1	0.725	0.794	合理
		SA2	0.774	0.809	合理
		SA3	0.719	0.785	合理
		SA4	0.658	0.766	合理
		SA5	0.639	0.739	合理
		SA6	0.741	0.824	合理
		SA7	0.740	0.847	合理

检验问卷的区分效度分为两步：

第一步，采用 SPSS17.0 中的 KMO 和 Bartelett 球体检验。若 KMO <0.5、Bartelett 球体检验显著性数字 $P>0.05$ 则不适合做因子分析。分别对问卷中病人参与、信任、治疗结果 3 个变量进行分析。经检验，这 3 个变量的 KMO 值依次为 0.870、0.796、0.842，Bartelett 球体检验表明 3 个变量的 $P<0.05$，可以进行因子分析。

第二步，使用 SPSS17.0 进行探索性因子分析。主要采用主成分分析法和最大方差法，并按照特征值大于 1 的标准进行探索性因子分析。

对问卷中信任分量表进行因子分析，结果如表 2－8 所示。由该表可知，所有题项的因子载荷都大于 0.5，且一个因子对方差的累计解释量为 61.894%。因此，因子分析结果良好。

对问卷中病人信任分量表进行因子分析，结果如表 2－9 所示。由该表可知，

表 2-8　信任分量表各因子负荷矩阵和方差解释量

题项	因子载荷	方差解释量	累计方差解释量
	1		
TR1	0.815	61.894%	61.894%
TR2	0.843		
TR3	0.786		
TR4	0.762		
TR5	0.657		

所有题项的因子载荷都大于 0.5，且 3 个因子对方差的累计解释量为 60.864%。因此，因子分析结果良好。

表 2-9　病人参与分量表各因子负荷矩阵和方差解释量

题项	因子载荷			方差解释量	累计方差解释量
	1	2	3		
PI1	0.826			32.949%	32.949%
PI2	0.714				
PI3	0.743				
PI4	0.657				
PI5		0.736		18.043%	50.992%
PI6		0.769			
PI7		0.688			
PI8		0.538			
PI9			0.785	9.875%	60.864%
PI10			0.772		
PI11			0.729		
PI12			0.665		

对问卷中治疗结果分量表进行因子分析，结果如表 2-10 所示。由该表可知，所有题项的因子载荷都大于 0.5，且一个因子对方差的累计解释量为 54.730%。因此，因子分析结果良好。

病人参与、信任和治疗结果的 Cronbach's α 系数分别为 0.768、0.696、0.802。我们采用 Nununally[16] 的标准，即 Cronbach's α 系数 >0.6 即可。问卷整体信度为 0.845，各个分量表中除了信任的分量表信度稍低外（但非常接近 0.7），其他因子的信度都达到了 0.7 以上，说明测量量表中的各个变量具有良好的稳定性

表 2－10　治疗结果分量表各因子负荷矩阵和方差解释量

题项	因子载荷	方差解释量	累计方差解释量
	1		
SA1	0.769	54.730%	54.730%
SA2	0.796		
SA3	0.784		
SA4	0.741		
SA5	0.702		
SA6	0.773		

和一致性。信度分析结果较为理想，数据可靠性比较高。

三、假设检验

本书利用 SPSS17.0 进行假设检验，进行总体样本的假设检验。

病人参与对治疗结果的回归分析结果表明，F 统计值为 50.609，在 $p=0.01$ 的概率水平上回归效果显著，回归模型可以接受。回归系数 $\beta=0.550$，在 0.01 的概率水平上显著。就回归模型的解释能力而言，判定系数 R^2 为 0.338，说明病人参与对病人治疗结果的解释能力达 33.8%。

信任的调节作用检验结果表明，信任对治疗结果产生正向调节作用（$\beta=0.356$，$p<0.05$），信任对病人参与和治疗结果之间的关系也产生正向调节作用（病人参与和信任乘积的 $\beta=0.152$，$p<0.05$）。根据陈晓萍，徐淑英等[17]提出的调节作用的判断依据，可以认为信任对病人参与和治疗结果间产生正向调节效应。

第四节　本章小结

本章在提出描述病人参与、病人信任和治疗结果之间关系的理论模型后，构建了这些变量的量表并设计了调查问卷，接着发放问卷并获得 541 份有效问卷，通过数据分析验证了提出的理论模型。验证结果表明病人参与对治疗结果有正相关作用；并且病人参与对治疗结果有较强的解释能力；信任对治疗结果有正向作用；信任对病人参与和治疗结果之间的关系具有正向调节作用。

参考文献

[1] 裴显俊，刘春梅，等．病人参与型护理模式对慢性病人生存质量影响的研究[J]．现代康复，2001，5（4）：36－37.

[2] 屈清荣，张忠玲．乳腺癌术后139例功能锻炼指导．现代康复，2000，4（12）：191－192.

[3] Arnetz J. E.，Bergström K.，Franzén Y.，and Nilsson H. Active patientinvolvement in the establishment of physical therapy goals：effects ontreatment outcome and quality of care [J]. Advances inPhysiother，2004，6：50－69.

[4] Greenfield S.，Kaplan S. H.，Ware Jr J. E.，Yano E. M.，Frank H. J. Patients' participation in medical care：effects on blood sugar control and qualityof life in diabetes [J]. Journal of General Internal Medicine，1988，3：448－457.

[5] Lewicki R. J.，and Bunker B. B. Developing and maintainingtrust in working relationships，in：Kramer R. M.，Tyler T. R.（Eds.）Trust in organizations：Frontiers of theory and research，Sage Publications，Thousand Oaks，1996：114－139.

[6] McAllister D. J. Affect－and Cognitive－based trust as foundationsfor interpersonal cooperation in organizations [J]. Academyof Management Journal，1995，38（1）：24－59.

[7] Mayer R. C.，Davis J. H.，Schoorman F. D. An integrative model of organizational trust [J]. Academy of Management Review，1995，20（3）：709－734.

[8] Arrow J. Uncertainty and the welfare economics of medical care [J]. American Economy Review，1963，53：941－967.

[9] Parayitam. S.，and Dooley R. S. The relationship between conflict and decision outcomes：moderating effects of cognitive－and affect－based trust in strategic decision－making teams [J]. International Journal of Conflict Management，2007，18：42－73.

[10] Baier. A. Trust and antitrust [J]. Ethics，1986，96：231－260.

[11] Hall M.，Camacho F.，Dugan E.，et al. Trust in the medical profession：conceptual and measurement issues [J]. Health Services Research，2002，37（5）：1419－1439.

[12] Wright B. W. Trust and power in adults：An investigation using Rogers' science of unitary human beings [J]. Nursing Science Quarterly，2004，17（2）：139－146.

[13] Paez. K. A. Cultural competence and the patient－clinician relationship [M].

Johns Hopkins University, 2008.

[14] Mazor S. S. , Hampers L. C. , Chande V. T. , and Krug S. Teaching Spanish to-pediatric emergency physicians: Effects on patient satisfaction [J]. Archives of-Pediatrics & Adolescent Medicine, 2002, 156 (1): 638 -640.

[15] 卢纹岱，朱红兵．统计软件应用的常见误区与解决途径 [J]. 首都体育学院学报，2005，17 (1): 122 -124.

[16] Nunnally. J. C. Psychometric Theory [M]. New York : McGraw - Hill, NY, 1967.

[17] 陈晓萍，徐淑英，樊景立．组织与管理研究的实证方法 [M]. 北京：北京大学出版社，2008.

第三章　我国病人参与意愿和实际参与程度的现状调查研究

本章将首先设计有关病人参与意愿、实际感知参与程度和信息需求的调查问卷，然后进行大规模数据收集并进行数据分析，得到我国病人参与意愿和实际参与程度的现状。

第一节　国内外研究现状和本章研究内容

一、国外研究现状

Trudy 等[1]在研究荷兰病人参与决策现状时提出，病人参与决策现状研究主要研究病人参与决策水平、病人参与决策需求和病人参与决策偏好、决策偏好和效用、提高风险认识和效用的决策等。病人参与意愿是指病人在治疗过程中，想要参与治疗方案方法选择的偏好[2]。病人在治疗过程中，是否愿意参与治疗，如若愿意参与治疗，参与程度意愿如何等，对于不同的病人都可能有所不同[3]。Charles 和 DeMaio[2]认为病人参与治疗决策的过程中，病人参与总是发生在 3 种不同等级中，它们是协商形式、合作形式和将控制权给予医生。依据病人参与时病人权力水平的高低，Thompson[4]将病人参与划分为 4 个等级：沟通式决策、共享制决策、代理式决策、全家长式决策。这 4 个等级的病人权力水平依次从高到低。Gafni 等[5]、Charles 等[6]和 Mooney 等[7]则更加细分了参与等级，将病人参与治疗决策的需求分为 5 个选择等级：全家长制（最低参与需求）、医生为病人代理、共享治疗决策、沟通式（病人与医生沟通作出决策，然后通知医生）、病人单独制定决策。在此划分基础上的一些实证研究[9-12]发现，男性病人、老年病人和一些学历层次低的病人更愿意选择全家长制和医生为病人代理两种形式。

这两种形式都是被动消极地参与治疗决策。Wallberg[12]在瑞典的研究发现，大约73%的病人认为他们在决策过程中与医生有共同决策参与，并且满意于这种参与。Deber等[13]运用PSDM（Problem - Solving Decision - Making）量表对病人参与意愿的调查发现，77.8%的病人愿意选择共享制决策方式。由上可知，对于病人参与决策程度和意愿在国外已有许多研究。

病人是否愿意参与治疗决策，是否积极参与治疗决策，与其所获得信息的种类和多少有关[14]。Zhang和Su等[15]发现，病人相对消极地参与决策方式与提供给病人信息不足有很大的关系。Wallberg[12]发现病人与医生沟通得越多，医生在沟通过程中给予病人病情信息越多，病人在参与决策过程中越愿意选择与医生合作的决策方式；如果病人在与医生的沟通过程中获得大量信息，病人将更加愿意积极参与治疗决策。更进一步，他将病人可能所需要的信息分为9类：关于治疗阶段以及它与病人本身疾病治疗相关程度的信息；关于治愈病人疾病的可能性的信息；关于疾病治疗方法对病人平常生活活动（如运动、爱好等）影响的信息；关于如何处理病人身体疾病对病人家人和重要朋友的生理和心理影响的信息；有关如何在家疗养方面的信息（如营养、家庭看护等）；关于如何处理疾病对病人平常身体和性行为的影响的信息；关于治疗的不同方法和它们分别的害处和有利的方面的信息；关于病人的家人和孩子是否有可能感染这种疾病的信息；关于治疗的一些副作用方面的信息。

二、国内研究现状

近年来随着我国医疗改革的推进，关于病人参与方面的研究越来越引起人们的重视。通过对在中国期刊全文数据库中的全面检索发现，我国对于病人参与现状的调查较少。研究发现医疗服务过程中，“医疗费用”和“治疗措施是否有效”是病人及家属关注的重点，但是病人及其家属获取健康信息的途径非常有限。马丽莉和何仲[16]运用问卷调查法对癌症病人的参与治疗、护理决策等进行了现状研究，认为医生和护士应该提供更多的机会给愿意参与治疗、护理决策的癌症病人。

由上可知，虽然国内有对病人参与现状的研究，但是几乎都集中在对于癌症病人的研究上，并且对于病人的参与意愿程度、参与内容及其原因的研究却很少，因此很有必要研究病人的参与意愿程度和参与内容。

三、本章研究内容和研究思路

本章将研究病人参与决策选择偏好、实际感知参与决策程度、病人参与决策信息需求。

对于参与决策选择偏好，我们将在门诊病人等待看病过程中进行调研。这样的病人可以视为其还未看过医生，其偏好没有受医生的影响。对于实际感知参与决策程度，我们将选取住院病人在看病之后，调研他们的实际感知参与决策的程度。这两部分研究分别进行，然后进行比较研究。比较病人在看病前和看病后的参与决策偏好和感知参与决策程度是否有差异，进而分析在目前中国环境下，病人对于参与决策选择的需求和医院实际供给病人的允许其参与医疗决策程度是否有偏差。

对于病人参与决策信息需求，主要研究病人获得信息的来源、对各类医学信息的需求强度、想获得哪方面的医学类的信息。对于病人获得信息的来源，通过访谈普通大众和住院病人得到病人获取信息的方式和手段。对于人们对医学信息的需求强度，通过调查病人对信息需求是否强烈、是否迫切需要各类医学信息进行研究。对于病人希望获得何种方面的信息，则参照 Wallberg[12]研究中提出的九大类信息进行研究。

第二节　问卷设计

国外已经有大量文献调查了病人参与意愿和实际参与程度的现状。因此，我们首先归纳与整理国外研究使用的相关量表，选取适合本研究的测量量表。

Lerman 等[18]提出了 Perceived Involvement in Care Scale（PICS）量表，用于研究病人在治疗过程中所感知的参与角色。根据对此量表和本研究内容的对比，在咨询多名专家的意见后，我们决定选用 PICS 量表研究病人感知参与决策程度。

Ende 等[19]为研究病人参与意愿，开发了 Control Preference Scale 量表。在将此量表和本研究内容对比后，并咨询多名专家意见后，决定选用 Control Preference Scale 量表作为本文研究病人参与意愿的量表。

Burton 等[20]提出了量表 Autonomy Preference Index（API），其中包含两个分量表，分别为信息需求和参与决策量表。在研究分析该量表的优劣势，并咨询多名专家的意见后，我们决定选用 API 中为信息需求而设计的 8 题项量表作为本研究度量病人信息需求程度的量表。Birgitta 等[12]在研究病人信息需求时提出了一种对各类医学信息的分类方法。该方法将病人在寻求各类信息时所寻求的信息分为 9 种。在分析本文的研究内容并咨询多名专家的意见后，决定采用该分类方法研究病人信息需求内容。

量表项目的翻译和定稿过程如下，由 3 名人员分别翻译原量表的题项，对比

以上3份译稿，形成问卷初稿；在保持原量表完整性和基本结构的基础上，请一名医学专业研究生对初稿进行修订，将难以理解的词转变为句子，使语言基本符合日常表述规则。然后邀请一名专家审定译文的准确性、题项的可读性和中文表达的流畅性，并逐条提出修改意见，根据专家的意见修订问卷。最后，将该问卷给文化程度稍低的普通市民评定。语言是否晦涩难懂，经过修改，最终形成试测版问卷。

本研究设计了供看病后病人和看病前病人使用的两份问卷。看病后病人使用的问卷用于调查住院病人在实际治疗过程中所感知的参与决策程度，获得信息来源和获得信息内容。看病前病人使用的问卷用于调查门诊病人的参与意愿、信息需求强度、需求内容、信息获得方式。门诊病人在进行调查时还未曾看过医生，因此我们将看病前病人定义为门诊病人。

本章使用的量表是在借鉴国外相关研究的基础上进行开发的。下文我们详细阐述具体文献和量表。

病人实际感知参与程度是指病人在接受治疗的过程中，感知自身在治疗决策的制定过程中所扮演的角色和参与决策的程度。病人在接受治疗过程中，感知自己是积极参与各项治疗决策的制定，或是消极参与，或是两者兼之[18]。在本研究中我们将采用 Perceived Involvement in Care Scale 量表进行研究。了解在治疗过程中，病人实际所感知自己在决策制定过程中扮演的角色。具体题项见表3－1。

表3－1　病人感知参与程度

	是	否
1. 医生问过我是否同意他的决定		
2. 医生向我详细解释了我的病情和治疗方法		
3. 医生问过我，我认为引起我疾病的原因有哪些		
4. 医生鼓励过我，让我说说我关心病情的哪些方面		
5. 医生鼓励过我，让我对自己疾病的治疗提些建议		
6. 我要求过医生，让他详细地解释我的治疗方案和流程		
7. 我要求过医生，让他提出治疗建议		
8. 我详细描述了自己的疾病症状		
9. 关于我的疾病症状，我问了医生许多问题		
10. 我向医生提供了一些治疗建议		
11. 为了更好地治疗，我坚持某些检查和治疗方案		
12. 就医生建议的检查或者治疗方案，我提出过我的质疑		
13. 对于医生制定的检查和治疗方案，我提出过自己赞同或者反对的意见		

分析数据时，分别对表3－1题项中将选择是和选择否的数量进行统计。将二者分别与总体相比。当选“是”题项在总题项中的百分比越大时，表示病人参与决策的程度越大。

病人参与意愿是指病人愿意选择何种方式进行医疗决策的制定[19]。本研究中我们使用Control Preference Scale量表研究病人参与医疗决策意愿，研究病人在进行医疗决策制定时更愿意在制定过程中扮演何种角色，是积极决策者或是消极决策者，还是共享决策者。量表具体题项见表3－2。

表3－2　病人参与意愿

A. 对于如何治疗，我喜欢自己做决定
B. 在慎重考虑了医生的意见之后，我喜欢自己对治疗方案做最后的决定
C. 关于什么治疗方案对我最合适的问题，我喜欢医生和我共同作出决定
D. 对于使用什么治疗方案的问题，我喜欢医生在慎重考虑我的意见后，由医生独自做最后的决定
E. 关于所有与治疗有关的问题，我喜欢由医生做主

将5个选择项设置成一个选择题。此题将在问卷中出现两次，并且出现在问卷的不同位置。如果病人两次都选择同一选项；或者是一个选择A一个选择B；或者两个都是选择C；或者一个选择D一个选择E。这4种选择方式都认为是有效的问卷，否则为无效问卷。当病人选择A或者B选项时，则认为病人在治疗过程中是积极决策者；选择C时，则认为病人是共享决策者；选择D或者E时，则认为病人是消极决策者。

病人的信息需求强度是指病人对于各类医学和与疾病相关的信息需求的偏好程度。病人可以对某种信息有不同的偏好程度，例如积极强烈的需求，无所谓的态度，即有则好，没有也无所谓；或者是漠视态度，即病人对于这种信息没有任何兴趣。我们选择Burton[20]等开发的API中的8题项量表度量信息需求强度，具体题项见表3－3。

表3－3　病人信息需求强度

1. 病情越严重，我越应该得到更多关于我疾病的信息
2. 我应该充分了解，自身的疾病会导致身体发生什么变化
3. 即使是坏消息，我也应该知道
4. 医生应该向我解释进行某项检查的目的
5. 只有在我询问时，医生才应该告诉我相关信息

续表

6. 我认为，让我了解我所服用药物的所有副作用是很重要的
7. 我认为，获得关于疾病的信息与获得治疗同等重要
8. 当有多种不同的治疗方案时，医生应该向我介绍每一种治疗方案

通过小规模访谈和专家意见，我们得到病人获得信息的下述4种方式：通过医生告知；通过家人朋友告知；通过电视报纸得知；通过互联网方式获得信息。基于这4种方式，本研究设计一个问题让病人选取自己期望或实际使用的方式度量病人在看病前和住院过程中获取与本身疾病相关或者如何保持健康的医学类信息的手段。

在搜寻信息时，是否有针对性地搜寻其中某一类信息，是否对某些信息有更高的偏好。Wallberg[12]将病人需求信息种类分为9个大类。本研究使用该分类，采用问卷形式让病人选择其中认为对自己最重要的5类信息，用于度量病人对信息需求种类的偏好。

第三节　数据收集

考虑到全国各地的文化、经济、地域差异，病人的观点态度可能会随地域的不同有所不同。在考虑到问卷收集的便利性，并且又不失地区代表性的前提下，我们选定5个城市作为调研区域。5个城市分别为广州、天津、长沙、克拉玛依、衡阳。在5个城市分别针对住院病人和门诊病人收集问卷。正式的调查时间为2011年6~8月。为确保大样本调查的成功，我们采取现场方式对门诊病人和住院病人分发问卷，让其填写，保证及时回收问卷。

本次总共分发问卷800份。其中，针对看病前病人问卷，在每个城市分别分发60份；看病后病人问卷，在每个城市分发100份。共回收有效问卷550份。其中看病前病人有效问卷205份，看病后病人有效问卷345份。问卷的有效回收率为68.75%。无效问卷的两个判断原则为：一是问卷填答的完整性，如有漏填或多填的视为无效；二是检查被试者是否认真填答问卷，如相同答案连续超过7个或者千篇一律的答案视为无效。本研究看病前病人问卷题项为18个，看病后病人问卷题项为38个。根据Nunnally[21]问卷数量的确定原则，有效问卷总数量应大于200且大于或者等于问卷总题项的10倍。根据该确定原则，本研究有效问卷数量符合要求。

根据回收的550份有效问卷，对样本的人口统计变量进行统计。统计结果如表3－4和表3－5所示。

表3－4　看病前病人样本的人口统计变量统计结果

	特征	分段	计数	所占百分比（%）
门诊病人特征	性别	男	110	53.65
		女	95	46.35
	年龄	18～25岁	92	44.89
		26～50岁	64	31.21
		51～65岁	25	12.20
		66岁及以上	24	11.70
	学历	小学及以下	2	1.00
		初中	16	7.80
		高中	39	19.00
		本科或大专	112	54.64
		硕士及以上	36	17.56
	地区	广州	40	19.51
		长沙	45	21.95
		克拉玛依	30	14.64
		衡阳	45	21.95
		天津	45	21.95
	工作类型	农民	16	7.80
		民工	4	1.95
		白领	58	28.29
		个体工商户	31	15.12
		失业或待业人员	12	5.85
		退休人员	24	11.70
		自由职业者	10	4.88
		学生	50	24.39
	月收入	1000元以下	58	28.30
		1000～3999元	104	50.73
		4000～6999元	27	13.17
		7000～9999元	16	7.80

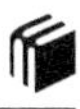

表3-5　看病后病人样本的人口统计变量统计结果

	特征	分段	计数	所占百分比（%）
住院病人特征	性别	男	193	55.95
		女	152	44.05
	年龄	18~25岁	93	26.96
		26~50岁	177	51.30
		51~65岁	65	18.84
		66岁及以上	10	2.90
	学历	小学及以下	12	3.47
		初中	61	17.69
		高中	98	28.40
		本科或大专	150	43.48
		硕士及以上	24	6.96
	病龄	1个月	109	31.60
		半年	80	23.18
		1年	72	20.86
		3年	40	11.60
		5年	13	3.76
		5年以上	31	9.00
	地区	广州	83	24.06
		长沙	78	22.60
		克拉玛依	74	21.45
		衡阳	45	13.05
		天津	65	18.84
	工作类型	农民	34	9.86
		民工	42	12.18
		白领	84	24.35
		个体工商户	44	12.86
		失业或待业人员	16	4.63
		退休人员	30	8.70
		自由职业者	28	8.10
		学生	67	19.42

续表

	特征	分段	计数	所占百分比（%）
住院病人特征	月收入	1000 元以下	97	28.12
		1000～3999 元	177	51.30
		4000～6999 元	54	15.65
		7000～9999 元	10	2.90
		10000～19999 元	4	1.16
		20000 元及以上	3	0.87

第四节　统计分析

一、描述性统计分析

1. 病人参与意愿

通过 SPSS 对数据进行描述性统计分析，分析结果如表 3－6 所示。其中选择“对于如何治疗，我喜欢自己做决定”的病人占总数的 3.90%，选择“在慎重考虑了医生的意见之后，我喜欢自己对治疗方案做最后的决定”占 36.59%，前文中已经阐述，选择这两个选项的病人为积极决策者，更愿意选择主动参与决策。将二者进行累计后，可以看出 40.49% 的病人愿意选择主动参与决策。41.96% 的测试者选择“关于什么治疗方案对我最合适的问题，我喜欢医生和我共同作出决定”选项，由此可以看出其中 41.96% 的测试者愿意选择与医生合作商量方式制定各种医疗决策。选择题项“对于使用什么治疗方案的问题，我喜欢医生在慎重

表 3－6　病人参与意愿统计

	病人参与意愿选项	频数	百分比(%)	累计百分比(%)
题项	对于如何治疗，我喜欢自己做决定	8	3.90	40.49
	在慎重考虑了医生的意见之后，我喜欢自己对治疗方案做最后的决定	75	36.59	
	关于什么治疗方案对我最合适的问题，我喜欢医生和我共同作出决定	86	41.96	41.96
	对于使用什么治疗方案的问题，我喜欢医生在慎重考虑我的意见后，由医生独自做最后的决定	30	14.63	17.55
	关于所有与治疗有关的问题，我喜欢由医生做主	6	2.92	
	总计	205	100.00	100.00

考虑我的意见后，由医生独自做最后的决定”的病人占总数的 14.63%，选择题项“关于所有与治疗有关的问题，我喜欢由医生做主”的病人占总数的 2.92%。前文中已经阐述，选择这两个选项的病人为消极决策者，更愿意选择被动参与决策，将二者累计可以看出，17.55% 的病人愿意被动参与决策。总之，在中国情境下，愿意主动参与决策和与医生合作商量制定决策的病人各约占 40%，但只有不到 20% 的病人愿意被动参与决策。因此，中国病人的参与医疗决策意愿普遍偏高。

2. 病人实际感知参与决策程度

病人实际感知参与程度是针对住院病人进行调查的。调查病人在看病过程中所感知自身参与医疗决策的程度。运用 SPSS 对度量病人实际感知参与程度的 13 个题项进行描述性统计分析。分析结果如表 3－7 所示，病人感知参与程度为 66.99%，参与程度属于中等偏上水平。Lerman 等[18]可知，量表中前 5 个题项度量病人感知到医生促进自己参与医疗决策的程度，后 8 个题项度量病人感知的自己的主动参与程度。因此，我们分别对前 5 个和后 8 个题项进行描述性统计分析。结果显示，病人感知到医生促进的病人参与程度为 68.74%，病人感知到的自己主动的参与程度为 65.9%。因此，对于我国现阶段的病人感知参与程度而言，来自于医生鼓励和促进作用的要略多于来自病人自己主动参与的。

表 3－7　病人实际感知参与决策程度统计

病人感知参与程度		频数	百分比（%）	累积百分比（%）	列平均百分比（%）	总平均百分比（%）
医生问过我是否同意他的决定	是	252	73.05	73.05		
	否	93	26.95	26.95		
	总计	345	100.00	100.00		
医生向我详细解释了我的病情和治疗方法	是	272	78.85	78.85		
	否	73	21.15	21.15		
	总计	345	100.00	100.00		
医生问过我，我认为引起我疾病的原因有哪些	是	246	71.30	71.30		
	否	99	28.70	28.70	68.74%	
	总计	345	100.00	100.00		
医生鼓励过我，让我说说我关心病情的哪些方面	是	236	68.40	68.40		
	否	109	31.60	31.60		
	总计	345	100.00	100.00		
医生鼓励过我，让我对自己疾病的治疗提些建议	是	180	52.17	52.17		
	否	165	47.83	47.83		
	总计	345	100.00	100.00		

续表

病人感知参与程度		频数	百分比（%）	累积百分比（%）	列平均百分比（%）	总平均百分比（%）
我要求过医生，让他详细地解释我的治疗方案和流程	是	237	68.70	68.70	65.9%	66.99%
	否	108	31.30	31.30		
	总计	345	100.00	100.00		
我要求过医生，让他提出治疗建议	是	239	69.27	69.27		
	否	106	30.73	30.73		
	总计	345	100.00	100.00		
我详细描述了自己的疾病症状	是	296	85.80	85.80		
	否	49	14.20	14.20		
	总计	345	100.00	100.00		
关于我的疾病症状，我问了医生许多问题	是	274	79.42	79.42		
	否	71	20.58	20.58		
	总计	345	100.00	100.00		
我向医生提供了一些治疗建议	是	174	50.43	50.43		
	否	171	49.57	49.57		
	总计	345	100.00	100.00		
为了更好地治疗，我坚持某些检查和治疗方案	是	190	55.07	55.07		
	否	155	44.93	44.93		
	总计	345	100.00	100.00		
就医生建议的检查或者治疗方案，我提出过我的质疑	是	196	56.80	56.80		
	否	149	43.20	43.20		
	总计	345	100.00	100.00		
对于医生制定的检查和治疗方案，我提出过自己赞同或反对的意见	是	213	61.73	61.73		
	否	132	38.27	38.27		
	总计	345	100.00	100.00		

通过上述对病人参与意愿和病人感知参与决策程度的统计分析可以看出，病人参与意愿略高于实际感知参与决策程度，病人实际感知参与程度处于中等偏高水平。

3. 病人信息需求

运用SPSS对看病前病人的有效问卷中有关病人对信息需求强度的题项进行描述性统计分析后，得到如表3－8所示的结果。本研究将病人对信息需求强度分为完全不需要（完全不同意）、相对不需要（比较不同意）、不确定、相对需

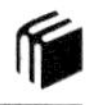

要（比较同意）、完全需要（完全同意）5个等级，分别用1～5表示。由表3－8可以分析，病人对信息需求强度为4.04，说明病人对信息需求较为强烈。

表3－8 病人信息需求强度统计

题项		频数	百分比（%）	累计百分比（%）	列平均数	总平均数
病情越严重，我越应该得到更多关于我疾病的信息	完全不同意	17	8.3	8.3	3.74	4.04
	比较不同意	10	4.9	13.2		
	不确定	56	27.3	40.5		
	比较同意	48	23.4	63.9		
	完全同意	74	36.1	100.0		
我应该充分了解，自身的疾病会导致身体发生什么变化	完全不同意	2	1.0	1.0	4.13	
	比较不同意	21	10.2	11.2		
	不确定	34	16.6	27.8		
	比较同意	40	19.5	47.3		
	完全同意	108	52.7	100.0		
即使是坏消息，我也应该知道	完全不同意	6	2.9	2.9	3.96	
	比较不同意	6	2.9	5.8		
	不确定	47	22.9	28.7		
	比较同意	78	38.1	66.8		
	完全同意	68	33.2	100.0		
医生应该向我解释进行某项检查的目的	完全不同意	0	0	0	4.43	
	比较不同意	6	2.9	2.9		
	不确定	30	14.6	17.5		
	比较同意	39	19.0	36.5		
	完全同意	130	63.5	100.0		
只有在我询问时，医生才应该告诉我相关信息	完全不同意	71	34.6	34.6	2.24	
	比较不同意	66	32.2	66.8		
	不确定	30	14.6	81.4		
	比较同意	25	12.2	93.6		
	完全同意	13	6.5	100.0		
我认为，让我了解我所服用药物的所有副作用是很重要的	完全不同意	2	1.0	1.0	4.48	
	比较不同意	4	2.0	3.0		
	不确定	8	3.9	6.8		
	比较同意	70	34.1	41.0		
	完全同意	121	59.0	100.0		

续表

题项		频数	百分比(%)	累计百分比(%)	列平均数	总平均数
我认为，获得关于疾病的信息与获得治疗同等重要	完全不同意	2	1.0	1.0	4.12	
	比较不同意	4	3.0	2.9		
	不确定	26	12.7	15.7		
	比较同意	111	54.1	69.8		
	完全同意	62	30.2	100.0		
当有多种不同的治疗方案时，医生应该向我介绍每一种治疗方案	完全不同意	2	1.0	1.0	4.27	
	比较不同意	2	1.0	2.0		
	不确定	34	16.6	18.6		
	比较同意	68	33.2	51.7		
	完全同意	99	48.2	100.0		

4. 病人信息需求来源

本研究为获得病人信息需求来源，分别对看病前病人和看病后病人进行了调查。考虑到看病前病人还未接触过医生，因此在供看病前病人使用的问卷中，不提供选项“医生告知病人信息”这种信息获得渠道。

基于看病前病人的有效问卷，运用 SPSS 对“病人获得信息渠道”进行描述性统计分析，得到如表 3-9 所示的结果。

表 3-9　看病前病人样本获得信息渠道的统计结果

信息获得方式		频数	百分比（%）	有效百分比(%)	累计百分比(%)
通过电视报纸得知	是	121	59.02	59.02	59.02
	否	84	40.98	40.98	40.98
	总计	205	100.00	100.00	100.00
通过互联网获得信息	是	124	60.48	60.48	60.48
	否	81	39.52	39.52	39.52
	总计	205	100.00	100.00	100.00
家人朋友告知	是	101	49.26	49.26	49.26
	否	104	50.74	50.74	50.74
	总计	205	100.00	100.00	100.00
其他	是	54	26.34	26.34	26.34
	否	151	73.66	73.66	73.66
	总计	205	100.00	100.00	100.00

由表3-9可知，看病前病人样本获得信息的主要渠道为互联网，有60.48%的病人选择通过互联网获得信息，其次为电视报纸（59.02%）和家人朋友告知（49.26%）。由此说明，有一半左右的调查对象都使用了这3种信息获得方式。

看病后病人获得信息方式的统计分析结果如表3-10所示。由该表可知，住院病人获得信息的主要途径为医生告知，有82.6%的调查对象获得信息的来源是医生告知。通过互联网获得信息的方式已经较少。其中的原因可能是考虑身体因素和便利性因素住院病人不方便上网，从而通过互联网获得信息的方式被抑制。依然有差不多一半的调查对象选择了家人朋友告知和从电视报纸得知信息的方式。其中的原因可能是医院提供电视报纸和住院病人的家人朋友陪护较多。

表3-10　看病后病人获得信息渠道的统计结果

获得信息方式		频数	百分比(%)	有效百分比(%)	累计百分比(%)
医生告知	是	285	82.60	82.60	82.60
	否	60	17.40	17.40	17.40
	总计	345	100.00	100.00	100.00
通过电视报纸得知	是	150	43.47	43.47	43.47
	否	195	56.53	56.53	56.53
	总计	345	100.00	100.00	100.00
通过互联网获得信息	是	168	48.70	48.70	48.70
	否	177	51.30	51.30	51.30
	总计	345	100.00	100.00	100.00
家人朋友告知	是	164	47.53	47.53	47.53
	否	181	52.47	52.47	52.47
	总计	345	100.00	100.00	100.00

由上述对门诊病人和住院病人信息需求内容和获得方式的不同可以发现，对于不同的病人，信息宣传内容侧重点和宣传方式应该有所不同。针对门诊病人，可以通过例如网络电视报纸等媒体，介绍一些较为普遍的疾病的症状和应对方法，针对住院病人，则需要医生对住院病人进行较为详细的信息告知，与病人充分沟通。

5. 病人信息需求内容

针对看病前病人和看病后病人的两份问卷，在进行病人信息需求内容分析时，分别对看病前病人和看病后病人分开进行统计分析。

用SPSS对看病前病人样本的信息需求内容进行描述性统计分析，选取其中选择人数最多的5项信息，得到如表3－11所示的结果。看病前病人的信息需求主要集中在关于诊疗阶段以及病情发展程度的信息、关于治愈我的疾病可能性的信息，有关不同治疗方法和各方法利弊方面的信息、关于我的家人孩子是否有可能感染这种疾病的可能性的信息和关于治疗可能带来的副作用方面的信息。相反，对于自身疾病对家人朋友造成的心理和生理影响和对平常行为影响方面的信息则需求不强。

表3－11　看病前病人信息需求内容的统计结果

需求信息内容		频数	百分比（%）	有效百分比（%）	累计百分比（%）
关于诊疗阶段以及病情发展程度的信息	是	157	76.58	76.58	76.58
	否	48	23.42	23.42	23.42
	总计	205	100.00	100.00	100.00
关于治愈我的疾病可能性的信息	是	135	65.85	65.85	65.85
	否	70	34.15	34.15	34.15
	总计	205	100.00	100.00	100.00
关于不同治疗方法和各方法利弊方面的信息	是	129	62.92	62.92	62.92
	否	76	37.08	37.08	37.08
	总计	205	100.00	100.00	100.00
关于我的家人孩子是否有可能感染这种疾病的可能性的信息	是	131	63.90	63.90	63.90
	否	74	36.10	36.10	36.10
	总计	205	100.00	100.00	100.00
关于治疗可能带来的副作用方面的信息	是	163	79.50	79.50	79.50
	否	42	20.50	20.50	20.50
	总计	205	100.00	100.00	100.00

对看病后病人的信息需求内容进行同样的统计分析，得到如表3－12所示的结果。结果表明，住院病人需要的排在前5位的信息是：关于诊疗阶段以及病情发展程度的信息、关于治愈我的疾病可能性的信息、关于如何在家疗养方面的信息、关于不同治疗方法和各方法利弊方面的信息、关于治疗可能带来的副作用方面的信息。

由以上统计分析可知，对于排在前5位的信息需求内容，住院病人与门诊病人只有一点区别。其中住院病人关心如何在家疗养，而门诊病人并没有关心此方面内容。其中的原因可能是，现阶段住院花费较为昂贵，在家疗养可以节省住院费用。看病前病人关注自己的疾病是否有可能传染给家人孩子，相反住院病人对

表 3－12　看病后病人信息需求内容的统计结果

需求信息内容		频数	百分比（%）	有效百分比（%）	累计百分比（%）
关于诊疗阶段以及病情发展程度的信息	是	294	85. 20	85. 20	85. 20
	否	51	14. 80	14. 80	14. 80
	总计	345	100. 00	100. 00	100. 00
关于治愈我的疾病可能性的信息	是	305	88. 40	88. 40	88. 40
	否	40	11. 60	11. 60	11. 60
	总计	345	100. 00	100. 00	100. 00
关于如何在家疗养方面的信息	是	250	72. 46	72. 46	72. 46
	否	95	27. 54	27. 54	27. 54
	总计	345	100. 00	100. 00	100. 00
关于不同治疗方法和各方法利弊方面的信息	是	205	59. 42	59. 42	59. 42
	否	140	40. 58	40. 58	40. 58
	总计	345	100. 00	100. 00	100. 00
关于治疗可能带来的副作用方面的信息	是	232	67. 24	67. 24	67. 24
	否	113	32. 76	32. 76	32. 76
	总计	345	100. 00	100. 00	100. 00

此较少关注。其中的原因可能是，对于住院病人住院前病种已经基本确定，所患疾病是否具有感染性已经明确，因此住院病人对此的关注反而减少了。

二、病人基本特征对病人参与意愿的影响分析

针对门诊病人的 205 套有效问卷，我们运用 SPSS，通过独立样本 t 检验方法，考察了性别对病人参与意愿的影响。t 检验结果如表 3－13 所示。

表 3－13　独立样本 t 检验——按病人性别

		方差齐性的 Levene 检验		均值 t 检验						
		F	Sig	t	df	Sig（双侧）	平均差	标准误差	95%　置信区间	
									下限	上限
参与意愿	假设方差齐性	28. 844	0. 000	－1. 930	203	0. 055	－0. 22967	0. 11902	－0. 46435	0. 00502
	假设方差不具有齐性			－1. 983	192. 8	0. 049	－0. 22967	0. 11584	－0. 45814	－0. 00119

由表3－13可知，t检验的显著性系数大于0.05，说明病人参与意愿在不同性别组之间不存在显著差异。因此病人性别对病人参与意愿没有显著影响。

为考察病人年龄是否对病人参与意愿有影响，我们首先将病人参与意愿赋值。赋值方法是，当病人选择“A. 对于如何治疗，我喜欢自己做决定”选项赋值为数字1；选择“B. 在慎重考虑了医生的意见之后，我喜欢自己对治疗方案做最后的决定”选项则赋值为数字2；选择“C. 关于什么治疗方案对我最合适的问题，我喜欢医生和我共同作出决定”选项则赋值为数字3；选择“D. 对于使用什么治疗方案的问题，我喜欢医生在慎重考虑我的意见后，由医生独自做最后的决定”选项则赋值为4；选择“E. 关于所有与治疗有关的问题，我喜欢由医生做主”选项则赋值为5。然后对于不同年龄段的病人样本，我们用方差分析检测病人年龄是否对病人参与意愿有影响。数据分析结果如表3－14、表3－15所示。

表3－14　描述性统计——病人年龄与病人参与意愿

	N	均值	标准差	误差	95%　置信区间	
					下限	上限
18～25岁	92	2.9565	0.81082	0.08453	2.7886	3.1244
26～50岁	64	3.0000	0.94281	0.11785	2.7645	3.2355
51～65岁	25	2.1600	0.37417	0.07483	2.0056	2.3144
66岁及以上	24	2.0000	0.00000	0.00000	2.0000	2.0000
总计	205	2.7610	0.85545	0.05975	2.6432	2.8788

表3－15　方差分析表——病人年龄与病人参与意愿

	方差和	自由度	均方差	F	Sig
组内	30.102	3	10.034	16.922	0.000
组间	119.186	201	0.593		
总计	149.288	204			

由表3－15可知，$p<0.05$，各组方差具有齐性，说明病人年龄对病人参与意愿有显著影响，可以进行最小显著差异法（Least－significant Difference，LSD）分析。最小显著差异法多重比较分析结果如表3－16所示。

由表3－16可知，年龄在50岁以上的病人和年龄在50岁以下的病人的参与意愿存在显著差异。年龄在50岁以上病人的参与意愿低于50岁以下病人的参与意愿。50岁以下的病人更愿意选择积极或者合作形式参与医疗，而50岁以上的病人则更愿意选择被动就医的方式。

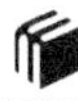

表 3－16　LSD 多重比较分析——病人年龄与病人参与意愿

（I）年龄	（J）年龄	平均差（I－J）	误差	Sig	95%　置信区间	
					下限	上限
18～25 岁	26～50 岁	－0.04348	0.12534	0.729	－0.2906	0.2037
	51～65 岁	0.79652 *	0.17368	0.000	0.4541	1.1390
	66 岁及以上	0.95652 *	0.17650	0.000	0.6085	1.3046
26～50 岁	18～25 岁	0.04348	0.12534	0.729	－0.2037	0.2906
	51～65 岁	0.84000 *	0.18161	0.000	0.4819	1.1981
	66 岁及以上	1.00000 *	0.18431	0.000	0.6366	1.3634
51～65 岁	18～25 岁	－0.79652 *	0.17368	0.000	－1.1390	－0.4541
	26～50 岁	－0.84000 *	0.18161	0.000	－1.1981	－0.4819
	66 岁及以上	0.16000	0.22006	0.468	－0.2739	0.5939
66 岁及以上	18～25 岁	－0.95652 *	0.17650	0.000	－1.3046	－0.6085
	26～50 岁	－1.00000 *	0.18431	0.000	－1.3634	－0.6366
	51～65 岁	－0.16000	0.22006	0.468	－0.5939	0.2739

注：* P＝0.05。

我们用方差分析检测病人学历是否对病人参与意愿有影响。数据分析结果如表 3－17 所示。由该表可以看出，$p<0.05$，各自方差具有齐性，说明病人学历对病人参与意愿有显著影响。可以进行最小显著差异法多重比较分析。比较分析结果如表 3－18 所示。

表 3－17　方差分析表——病人学历与病人参与意愿

	方差和	自由度	均方差	F	Sig
组内	9.168	4	2.292	3.272	0.013
组间	140.120	200	0.701		
总计	149.288	204			

表 3－18　LSD 多重比较分析——病人学历与病人参与意愿

（I）学历	（J）学历	平均差（I－J）	标准误差	Sig	95% 置信区间	
					下限	上限
小学及以下	初中	－2.00000 *	0.62776	0.002	－3.2379	－0.7621
	高中	－1.61538 *	0.60685	0.008	－2.8120	－0.4187
	本科或者大专	－1.75000 *	0.59712	0.004	－2.9275	－0.5725
	硕士及以上	－1.94444 *	0.60808	0.002	－3.1435	－0.7454

续表

(I) 学历	(J) 学历	平均差 (I-J)	标准误差	Sig	95%置信区间	
					下限	上限
初中	小学及以下	2.00000 *	0.62776	0.002	0.7621	3.2379
	高中	0.38462	0.24850	0.123	-0.1054	0.8746
	本科或者大专	0.25000	0.22370	0.265	-0.1911	0.6911
	硕士及以上	0.05556	0.25149	0.825	-0.4404	0.5515
高中	小学及以下	1.61538 *	0.60685	0.008	0.4187	2.8120
	初中	-0.38462	0.24850	0.123	-0.8746	0.1054
	本科或者大专	-0.13462	0.15563	0.388	-0.4415	0.1723
	硕士及以上	-0.32906	0.19346	0.091	-0.7105	0.0524
本科或者大专学历	小学及以下	1.75000 *	0.59712	0.004	0.5725	2.9275
	初中	-0.25000	0.22370	0.265	-0.6911	0.1911
	高中	0.13462	0.15563	0.388	-0.1723	0.4415
	硕士及以上	-0.19444	0.16036	0.227	-0.5107	0.1218
硕士及以上	小学及以下	1.94444 *	0.60808	0.002	0.7454	3.1435
	初中	-0.05556	0.25149	0.825	-0.5515	0.4404
	高中	0.32906	0.19346	0.091	-0.0524	0.7105
	本科或者大专	0.19444	0.16036	0.227	-0.1218	0.5107

注: * P=0.05。

由表3-18可知，小学及以下学历病人的参与意愿和小学以上学历病人的参与意愿有显著区别。学历在小学及以下的病人参与意愿低于其他学历的病人。从初中学历开始到硕士及以上学历病人的参与意愿没有显著区别。

我们用方差分析检验病人所在地区是否对病人参与意愿有影响。数据分析结果如表3-19所示。由该表可以看出，$p<0.05$，各组方差具有齐性，说明病人所在地区对病人参与意愿有显著影响，可以进行最小显著差异法分析。分析结果如表3-20所示。

表3-19 方差分析表——病人所在地区与病人参与意愿

	方差和	自由度	均方差	F	Sig
组内	10.890	4	2.722	3.934	0.004
组间	138.398	200	0.692		
总计	149.288	204			

表 3－20　LSD 多重比较分析——病人所在地区与病人参与意愿

(I) 地区	(J) 地区	平均差 (I－J)	标准误差	Sig	95%置信区间	
					下限	上限
广州	长沙	0.09091	0.20479	0.658	－0.3129	0.4947
	克拉玛依	－0.58182*	0.25701	0.025	－1.0886	－0.0750
	衡阳	0.27972	0.21157	0.188	－0.1375	0.6969
	天津	0.06263	0.21641	0.773	－0.3641	0.4894
长沙	广州	－0.09091	0.20479	0.658	－0.4947	0.3129
	克拉玛依	－0.67273*	0.21233	0.002	－1.0914	－0.2540
	衡阳	0.18881	0.15425	0.222	－0.1153	0.4930
	天津	－0.02828	0.16082	0.861	－0.3454	0.2888
克拉玛依	广州	0.58182*	0.25701	0.025	0.0750	1.0886
	长沙	0.67273*	0.21233	0.002	0.2540	1.0914
	衡阳	0.86154*	0.21888	0.000	0.4299	1.2931
	天津	0.64444*	0.22356	0.004	0.2036	1.0853
衡阳	广州	－0.27972	0.21157	0.188	－0.6969	0.1375
	长沙	－0.18881	0.15425	0.222	－0.4930	0.1153
	克拉玛依	－0.86154*	0.21888	0.000	－1.2931	－0.4299
	天津	－0.21709	0.16937	0.201	－0.5511	0.1169
天津	广州	－0.06263	0.21641	0.773	－0.4894	0.3641
	长沙	0.02828	0.16082	0.861	－0.2888	0.3454
	克拉玛依	－0.64444*	0.22356	0.004	－1.0853	－0.2036
	衡阳	0.21709	0.16937	0.201	－0.1169	0.5511

注：* P＝0.05。

由表 3－20 可以看出，$p<0.05$，克拉玛依的病人跟其他 4 个地区病人的参与意愿有显著区别。克拉玛依的病人的参与意愿低于其他 4 个地区的病人的参与意愿。其中可能的原因是克拉玛依的病人处于相对封闭的状态，跟外界交流较其他 4 个地区少，从而参与意愿偏低。

我们用方差分析检测病人的工作类型是否对病人参与意愿有影响。检测结果如表 3－21 所示。由表 3－21 可以看出，$p<0.05$，各组方差具有齐性，说明病人工作类型对病人参与意愿有显著影响，可以进行最小显著差异法多重比较分析。分析结果如表 3－22 所示。

表3-21　方差分析表——病人工作类型与病人参与意愿

	方差和	自由度	均方差	F	Sig
组内	42.951	7	6.136	11.367	0.000
组间	106.337	197	0.540		
总计	149.288	204			

表3-22　LSD多重比较分析——病人工作类型与病人参与意愿

(I) 工作类型	(J) 工作类型	平均差 (I-J)	均方差	Sig	95%置信区间	
					下限	上限
农民	民工	0.00000	0.41071	1.000	-0.8099	0.8099
	白领	-0.27586	0.20747	0.185	-0.6850	0.1333
	个体工商户	0.87097*	0.22616	0.000	0.4250	1.3170
	失业或者待业人员	0.16667	0.28057	0.553	-0.3866	0.7200
	退休人员	1.00000*	0.23712	0.000	0.5324	1.4676
	自由职业者	0.20000	0.29617	0.500	-0.3841	0.7841
	学生	0.20000	0.21103	0.344	-0.2162	0.6162
民工	农民	0.00000	0.41071	1.000	-0.8099	0.8099
	白领	-0.27586	0.37980	0.469	-1.0249	0.4731
	个体工商户	0.87097*	0.39033	0.027	0.1012	1.6407
	失业或者待业人员	0.16667	0.42418	0.695	-0.6698	1.0032
	退休人员	1.00000*	0.39678	0.013	0.2175	1.7825
	自由职业者	0.20000	0.43465	0.646	-0.6572	1.0572
	学生	0.20000	0.38176	0.601	-0.5529	0.9529
白领	农民	0.27586	0.20747	0.185	-0.1333	0.6850
	民工	0.27586	0.37980	0.469	-0.4731	1.0249
	个体工商户	1.14683*	0.16346	0.000	0.8245	1.4692
	失业或者待业人员	0.44253	0.23300	0.059	-0.0170	0.9020
	退休人员	1.27586*	0.17832	0.000	0.9242	1.6275
	自由职业者	0.47586	0.25156	0.060	-0.0202	0.9720
	学生	0.47586*	0.14178	0.001	0.1963	0.7555
个体工商户	农民	-0.87097*	0.22616	0.000	-1.3170	-0.4250
	民工	-0.87097*	0.39033	0.027	-1.6407	-0.1012
	白领	-1.14683*	0.16346	0.000	-1.4692	-0.8245
	失业或者待业人员	-0.70430*	0.24979	0.005	-1.1969	-0.2117

续表

(I) 工作类型	(J) 工作类型	平均差（I－J）	均方差	Sig	95%置信区间	
					下限	上限
个体工商户	退休人员	0.12903	0.19976	0.519	－0.2649	0.5230
	自由职业者	－0.67097*	0.26719	0.013	－1.1979	－0.1440
	学生	－0.67097*	0.16795	0.000	－1.0022	－0.3398
失业或者待业人员	农民	－0.16667	0.28057	0.553	－0.7200	0.3866
	民工	－0.16667	0.42418	0.695	－1.0032	0.6698
	白领	－0.44253	0.23300	0.059	－0.9020	0.0170
	个体工商户	0.70430*	0.24979	0.005	0.2117	1.1969
	退休人员	0.83333*	0.25975	0.002	0.3211	1.3456
	自由职业者	0.03333	0.31458	0.916	－0.5870	0.6537
	学生	0.03333	0.23617	0.888	－0.4324	0.4991
退休人员	农民	－1.00000*	0.23712	0.000	－1.4676	－0.5324
	民工	－1.00000*	0.39678	0.013	－1.7825	－0.2175
	白领	－1.27586*	0.17832	0.000	－1.6275	－0.9242
	个体工商户	－0.12903	0.19976	0.519	－0.5230	0.2649
	失业或者待业人员	－0.83333*	0.25975	0.002	－1.3456	－0.3211
	自由职业者	－0.80000*	0.27653	0.004	－1.3453	－0.2547
	学生	－0.80000*	0.18245	0.000	－1.1598	－0.4402
自由职业者	农民	－0.20000	0.29617	0.500	－0.7841	0.3841
	民工	－0.20000	0.43465	0.646	－1.0572	0.6572
	白领	－0.47586	0.25156	0.060	－0.9720	0.0202
	个体工商户	0.67097*	0.26719	0.013	0.1440	1.1979
	失业或者待业人员	－0.03333	0.31458	0.916	－0.6537	0.5870
	退休人员	0.80000*	0.27653	0.004	0.2547	1.3453
	学生	0.00000	0.25451	1.000	－0.5019	0.5019
学生	农民	－0.20000	0.21103	0.344	－0.6162	0.2162
	民工	－0.20000	0.38176	0.601	－0.9529	0.5529
	白领	－0.47586*	0.14178	0.001	－0.7555	－0.1963
	个体工商户	0.67097*	0.16795	0.000	0.3398	1.0022
	失业或者待业人员	－0.03333	0.23617	0.888	－0.4991	0.4324
	退休人员	0.80000*	0.18245	0.000	0.4402	1.1598
	自由职业者	0.00000	0.25451	1.000	－0.5019	0.5019

注：* P＝0.05。

由表 3－22 可以看出，个体工商户、退休人员与其他工作类型的病人的参与意愿有显著区别；白领与学生的病人参与意愿有显著区别；但是个体工商户和退休人员之间没有显著区别。

我们用方差分析检验病人的月收入是否对病人参与意愿有影响。分析结果如表 3－23 所示。由该表可以看出，$p > 0.05$，各组方差不具有齐性，因此不能进行 LSD 分析，可以进行 Games－Howell 分析。Games－Howell 分析结果如表 3－24 所示。由该表可以看出，病人月收入对病人参与意愿没有显著影响。不同月收入病人的参与意愿没有显著区别。

表 3－23　方差分析表——病人月收入与病人参与意愿

	方差和	自由度	均方差	F	Sig
组内	0.309	3	0.103	0.139	0.937
组间	148.979	201	0.741		
总计	149.288	204			

表 3－24　Games－Howell 分析——病人月收入与病人参与意愿

（I）月收入	（J）月收入	平均差（I－J）	标准误差	Sig	95%　置信区间	
					下限	上限
1000 元以下	1000～3999 元	0.02387	0.13038	0.998	－0.3151	0.3628
	4000～6999 元	0.12644	0.16992	0.879	－0.3252	0.5780
	7000～9999 元	0.04310	0.29681	0.999	－0.7935	0.8797
1000～3999 元	1000 元以下	－0.02387	0.13038	0.998	－0.3628	0.3151
	4000～6999 元	0.10256	0.16738	0.928	－0.3425	0.5476
	7000～9999 元	0.01923	0.29536	1.000	－0.8147	0.8532
4000～6999 元	1000 元以下	－0.12644	0.16992	0.879	－0.5780	0.3252
	1000～3999 元	－0.10256	0.16738	0.928	－0.5476	0.3425
	7000～9999 元	－0.08333	0.31482	0.993	－0.9555	0.7888
7000～9999 元	1000 元以下	－0.04310	0.29681	0.999	－0.8797	0.7935
	1000～3999 元	－0.01923	0.29536	1.000	－0.8532	0.8147
	4000～6999 元	0.08333	0.31482	0.993	－0.7888	0.9555

综上所述，病人性别和月收入对病人参与意愿没有显著影响，病人参与意愿不随着病人的性别、月收入的不同而变化。但是，病人年龄、学历和所在地区对病人参与意愿有显著影响。

具体而言，年龄越大的病人参与意愿越低。50岁以上的病人更愿意选择消极就医方式；50岁以下的病人更愿意选择积极或者与医生合作的形式就医。其中可能的原因是，年龄较为年轻的病人接触的新知识较多，对于自身疾病的信息也能了解更多，为其参与医疗提供了依据，因此年轻的病人参与意愿较高。相反，年老病人由于其接触新事物的能力较弱，同时也没有足够的精力参与各类医疗决策的制定，因此其参与意愿较低。

高学历病人参与意愿高于低学历的病人，特别是小学及以下学历的病人普遍选择消极参与决策。其中可能的原因是，学历较低的病人，限于其知识水平，其对医疗知识的了解较少，因此更愿意选择消极的参与方式。

相对其他地区，新疆克拉玛依地区的病人的参与意愿较低。其中可能的原因是，新疆地区相对闭塞，经济发展水平也较其他地区落后，因此病人可能接触的与参与决策有关的信息较少，病人参与决策意识较为薄弱。

三、病人决策参与意愿与病人信息需求强度关系分析

我们运用SPSS，对看病前病人问卷做病人参与意愿与病人信息需求强度之间关系的相关分析。分析结果如表3-25所示。

表3-25 病人参与意愿与病人信息需求强度的相关关系分析结果

		参与意愿	信息需求强度
参与意愿	皮尔森系数	1	0.251
	Sig（双侧）		0.000
	N	205	205
信息需求强度	皮尔森系数	0.251	1
	Sig（双侧）	0.000	
	N	205	205

由表3-25可以看出，病人参与意愿与病人信息需求强度的皮尔森系数为0.251，因此这两者之间呈弱相关关系。接着对参与意愿与病人信息需求强度进行回归分析。回归分析结果如表3-26所示。

表3-26 回归分析——病人参与意愿与病人信息需求强度

模型	R	R^2	调整后的 R^2	标准误差	调整后统计				
					调整 R^2	调整 F	自由度1	自由度2	调整 Sig
1	0.251[a]	0.063	0.059	0.50862	0.063	13.688	1	203	0.000

注：a. Predictors：(Constant)，参与意愿。

由表 3-26 可以看出，多元相关系数 $R<0.4$，决定系数 $R^2=0.063$，因此对参与意愿与病人信息需求强度进行回归分析没有意义。

综上所述，病人参与意愿与病人信息需求强度呈现弱相关关系。Jack[21]等研究发现参与意愿越强，需求信息的强度就越强。而本研究发现病人参与意愿与病人信息需求强度只是呈现弱相关关系。其中的原因可能是，中国情境下病人医学信息较为匮乏，因此对于各类信息都有较为迫切的需求。因此现阶段，病人无论是不是有主动参与决策的意愿，都希望获得较多的信息，从而病人信息需求强度与病人参与意愿相关性较弱。

四、病人特征对病人信息获得方式影响分析

为分析病人特征对信息获得方式的影响，我们首先对病人信息获得方式进行数量化。数量化的方法是，如果被试者选择某选择题项，则用 1 表示；如果未选择，则用 2 表示。例如，如果病人只选择通过互联网获得信息没有选择其他方式时，则互联网的信息方式用 1 表示，其他信息获得方式则用 2 表示。当被试者选择多项时，则将所有被选项都用 1 表示，未选项用 2 表示。

对病人信息获得方式数量化后，我们运用 SPSS 分别对门诊病人和住院病人的两份问卷，分析病人特征对病人信息获得方式是否有影响。分析结果如表 3-27 所示。由表 3-27 可以看出，$p<0.05$，各组方差具有齐性，说明病人年龄的不同对病人信息获得方式有影响，可以进行最小显著差异法多重比较分析。分析结果如表 3-28 所示。

表 3-27　方差分析表——门诊病人年龄与病人信息获得方式

		方差和	自由度	均方差	F	Sig
通过互联网获得信息	组内	20.677	3	6.892	48.921	0.000
	组间	28.318	201	0.141		
	总计	48.995	204			
家人朋友告知	组内	9.615	3	3.205	15.478	0.000
	组间	41.624	201	0.207		
	总计	51.239	204			
电视报纸得知	组内	7.457	3	2.486	11.861	0.000
	组间	42.124	201	0.210		
	总计	49.581	204			
其他	组内	3.846	3	1.282	7.172	0.000
	组间	35.930	201	0.179		
	总计	39.776	204			

表 3－28　LSD 多重比较分析——门诊病人年龄与病人信息获得方式

信息获得方式	(I) 年龄	(J) 年龄	平均差 (I－J)	标准误差	Sig	95% 置信区间	
						下限	上限
通过互联网获得信息	18～25 岁	26～50 岁	－0.05435	0.06110	0.375	－0.1748	0.0661
		51～65 岁	－0.72435*	0.08466	0.000	－0.8913	－0.5574
		66 岁及以上	－0.80435*	0.08603	0.000	－0.9740	－0.6347
	26～50 岁	18～25 岁	0.05435	0.06110	0.375	－0.0661	0.1748
		51～65 岁	－0.67000*	0.08853	0.000	－0.8446	－0.4954
		66 岁及以上	－0.75000*	0.08984	0.000	－0.9272	－0.5728
	51～65 岁	18～25 岁	0.72435*	0.08466	0.000	0.5574	0.8913
		26～51 岁	0.67000*	0.08853	0.000	0.4954	0.8446
		66 岁及以上	－0.08000	0.10726	0.457	－0.2915	0.1315
	66 岁及以上	18～25 岁	0.80435*	0.08603	0.000	0.6347	0.9740
		26～50 岁	0.75000*	0.08984	0.000	0.5728	0.9272
		51～65 岁	0.08000	0.10726	0.457	－0.1315	0.2915
家人朋友告知	18～25 岁	26～50 岁	0.13723	0.07407	0.065	－0.0088	0.2833
		51～65 岁	0.38348*	0.10264	0.000	0.1811	0.5859
		66 岁及以上	－0.45652*	0.10430	0.000	－0.6622	－0.2509
	26～50 岁	18～25 岁	－0.13723	0.07407	0.065	－0.2833	0.0088
		51～65 岁	0.24625*	0.10733	0.023	0.0346	0.4579
		66 岁及以上	－0.59375*	0.10892	0.000	－0.8085	－0.3790
	51～65 岁	18～25 岁	－0.38348*	0.10264	0.000	－0.5859	－0.1811
		26～50 岁	－0.24625*	0.10733	0.023	－0.4579	－0.0346
		66 岁及以上	－0.84000*	0.13005	0.000	－1.0964	－0.5836
	66 岁及以上	18～25 岁	0.45652*	0.10430	0.000	0.2509	0.6622
		26～50 岁	0.59375*	0.10892	0.000	0.3790	0.8085
		51～65 岁	0.84000*	0.13005	0.000	0.5836	1.0964
电视报纸得知	18～25 岁	26～50 岁	0.07473	0.07451	0.317	－0.0722	0.2217
		51～65 岁	0.38348*	0.10325	0.000	0.1799	0.5871
		66 岁及以上	0.54348*	0.10493	0.000	0.3366	0.7504
	26～51 岁	18～25 岁	－0.07473	0.07451	0.317	－0.2217	0.0722
		51～65 岁	0.30875*	0.10797	0.005	0.0959	0.5216
		66 岁及以上	0.46875*	0.10957	0.000	0.2527	0.6848

续表

信息获得方式	（I）年龄	（J）年龄	平均差（I－J）	标准误差	Sig	95% 置信区间	
						下限	上限
电视报纸得知	51～65 岁	18～25 岁	－0.38348*	0.10325	0.000	－0.5871	－0.1799
		26～50 岁	－0.30875*	0.10797	0.005	－0.5216	－0.0959
		66 岁及以上	0.16000	0.13082	0.223	－0.0980	0.4180
	66 岁及以上	18～25 岁	－0.54348*	0.10493	0.000	－0.7504	－0.3366
		26～50 岁	－0.46875*	0.10957	0.000	－0.6848	－0.2527
		51～65 岁	－0.16000	0.13082	0.223	－0.4180	0.0980
其他	18～25 岁	26～50 岁	0.12364	0.06882	0.074	－0.0121	0.2593
		51～65 岁	－0.20261*	0.09536	0.035	－0.3906	－0.0146
		66 岁及以上	－0.28261*	0.09691	0.004	－0.4737	－0.0915
	26～50 岁	18～25 岁	－0.12364	0.06882	0.074	－0.2593	0.0121
		51～65 岁	－0.32625*	0.09972	0.001	－0.5229	－0.1296
		66 岁及以上	－0.40625*	0.10120	0.000	－0.6058	－0.2067
	51～65 岁	18～25 岁	0.20261*	0.09536	0.035	0.0146	0.3906
		26～50 岁	0.32625*	0.09972	0.001	0.1296	0.5229
		66 岁及以上	－0.08000	0.12082	0.509	－0.3182	0.1582
	66 岁及以上	18～25 岁	0.28261*	0.09691	0.004	0.0915	0.4737
		26～50 岁	0.40625*	0.10120	0.000	0.2067	0.6058
		51～65 岁	0.08000	0.12082	0.509	－0.1582	0.3182

注：* P＝0.05。

由表 3－27 和表 3－28 可以看出，50 岁以下病人和 50 岁以上病人在 3 种信息获得方式上有较为明显的差别，50 岁以下病人信息获得方式多为通过互联网方式获得，其次从电视和报纸获得；相反，50 岁以上病人信息获得方式则多为通过家人朋友告知、通过其他方式或医生告知。因此，在普及医学信息时，应该考虑其接收群体的年龄特征，有针对性地进行医学信息的普及，从而使信息的普及率可以更高。例如，对于学生一族，可以通过大规模在网络上发布各类医学信息，让学生了解基本的健康知识。对于老年社区中的老人，则应该派驻医学人员和通过报纸宣传单方式普及医学知识。

我们通过 SPSS 对门诊病人性别、学历、所在地、工作类型、月收入对病人信息获得方式是否有影响进行方差分析。分析结果如表 3－29 所示。

表 3－29　门诊病人特征与病人信息获得方式显著性概率

病人特征 \ 信息获得方式	家人朋友告知	电视报纸得知	通过互联网获得信息	其他
性别	0. 204	0. 761	0. 176	0. 227
学历	0. 000	0. 002	0. 000	0. 025
所在地	0. 075	0. 457	0. 254	0. 674
工作类型	0. 076	0. 678	0. 097	0. 657
月收入	0. 306	0. 504	0. 065	0. 086

由表 3－29 可以看出，病人性别、学历、所在地、工作类型和月收入等特征变量中只有病人学历对病人信息获得方式有显著性影响，显著性概率 $p<0.05$，说明不同学历的病人信息获得方式有显著区别。因此对病人学历和病人信息获得方式进行最小显著差异法分析。分析结果如表 3－30 所示。

表 3－30　LSD 多重比较分析——门诊病人学历与病人信息获得方式

病人信息获得方式	(I) 学历	(J) 学历	平均差 (I－J)	标准误差	Sig	95% 置信区间	
						下限	上限
家人朋友告知	小学及以下	初中	－0. 62500	0. 35673	0. 081	－1. 3284	0. 0784
		高中	－0. 20513	0. 34485	0. 553	－0. 8851	0. 4749
		本科或者大专	－0. 62500	0. 33932	0. 067	－1. 2941	0. 0441
		硕士及以上	－0. 44444	0. 34555	0. 200	－1. 1258	0. 2369
	初中	小学及以下	0. 62500	0. 35673	0. 081	－0. 0784	1. 3284
		高中	0. 41987*	0. 14121	0. 003	0. 1414	0. 6983
		本科或者大专	0. 00000	0. 12712	1. 000	－0. 2507	0. 2507
		硕士及以上	0. 18056	0. 14291	0. 208	－0. 1013	0. 4624
	高中	小学及以下	0. 20513	0. 34485	0. 553	－0. 4749	0. 8851
		初中	－0. 41987*	0. 14121	0. 003	－0. 6983	－0. 1414
		本科或者大专	－0. 41987*	0. 08844	0. 000	－0. 5943	－0. 2455
		硕士及以上	－0. 23932*	0. 10993	0. 031	－0. 4561	－0. 0225
	本科或者大专	小学及以下	0. 62500	0. 33932	0. 067	－0. 0441	1. 2941
		初中	0. 00000	0. 12712	1. 000	－0. 2507	0. 2507
		高中	0. 41987*	0. 08844	0. 000	0. 2455	0. 5943
		硕士及以上	0. 18056*	0. 09113	0. 049	0. 0009	0. 3603
	硕士及以上	小学及以下	0. 44444	0. 34555	0. 200	－0. 2369	1. 1258
		初中	－0. 18056	0. 14291	0. 208	－0. 4624	0. 1013

续表

病人信息获得方式	(I) 学历	(J) 学历	平均差 (I-J)	标准误差	Sig	95%置信区间	
						下限	上限
家人朋友告知	硕士及以上	高中	0.23932*	0.10993	0.031	0.0225	0.4561
		本科或者大专	-0.18056*	0.09113	0.049	-0.3603	-0.0009
电视报纸得知	小学及以下	初中	0.37500	0.35755	0.296	-0.3301	1.0801
		高中	0.74359*	0.34564	0.033	0.0620	1.4252
		本科或者大专	0.64286	0.34010	0.060	-0.0278	1.3135
		硕士及以上	0.38889	0.34634	0.263	-0.2941	1.0718
	初中	小学及以下	-0.37500	0.35755	0.296	-1.0801	0.3301
		高中	0.36859*	0.14154	0.010	0.0895	0.6477
		本科或者大专	0.26786*	0.12741	0.037	0.0166	0.5191
		硕士及以上	0.01389	0.14324	0.923	-0.2686	0.2963
	高中	小学及以下	-0.74359*	0.34564	0.033	-1.4252	-0.0620
		初中	-0.36859*	0.14154	0.010	-0.6477	-0.0895
		本科或者大专	-0.10073	0.08864	0.257	-0.2755	0.0741
		硕士及以上	-0.35470*	0.11019	0.002	-0.5720	-0.1374
	本科或者大专	小学及以下	-0.64286	0.34010	0.060	-1.3135	0.0278
		初中	-0.26786*	0.12741	0.037	-0.5191	-0.0166
		高中	0.10073	0.08864	0.257	-0.0741	0.2755
		硕士及以上	-0.25397*	0.09134	0.006	-0.4341	-0.0739
	硕士及以上	小学及以下	-0.38889	0.34634	0.263	-1.0718	0.2941
		初中	-0.01389	0.14324	0.923	-0.2963	0.2686
		高中	0.35470*	0.11019	0.002	0.1374	0.5720
		本科或者大专	0.25397*	0.09134	0.006	0.0739	0.4341
通过互联网获得信息	小学及以下	初中	0.62500	0.34873	0.075	-0.0627	1.3127
		高中	0.51282	0.33711	0.130	-0.1519	1.1776
		本科或者大专	0.53571	0.33171	0.108	-0.1184	1.1898
		硕士及以上	0.94444*	0.33779	0.006	0.2784	1.6105
	初中	小学及以下	-0.62500	0.34873	0.075	-1.3127	0.0627
		高中	-0.11218	0.13804	0.417	-0.3844	0.1600
		本科或者大专	-0.08929	0.12427	0.473	-0.3343	0.1558
		硕士及以上	0.31944*	0.13971	0.023	0.0440	0.5949
	高中	小学及以下	-0.51282	0.33711	0.130	-1.1776	0.1519
		初中	0.11218	0.13804	0.417	-0.1600	0.3844

续表

病人信息获得方式	(I) 学历	(J) 学历	平均差 (I-J)	标准误差	Sig	95%置信区间	
						下限	上限
通过互联网获得信息	高中	本科或者大专	0.02289	0.08645	0.791	-0.1476	0.1934
		硕士及以上	0.43162*	0.10747	0.000	0.2197	0.6435
	本科或者大专	小学及以下	-0.53571	0.33171	0.108	-1.1898	0.1184
		初中	0.08929	0.12427	0.473	-0.1558	0.3343
		高中	-0.02289	0.08645	0.791	-0.1934	0.1476
		硕士及以上	0.40873*	0.08908	0.000	0.2331	0.5844
	硕士及以上	小学及以下	-0.94444*	0.33779	0.006	-1.6105	-0.2784
		初中	-0.31944*	0.13971	0.023	-0.5949	-0.0440
		高中	-0.43162*	0.10747	0.000	-0.6435	-0.2197
		本科或者大专	-0.40873*	0.08908	0.000	-0.5844	-0.2331
其他	小学及以下	初中	0.00000	0.32542	1.000	-0.6417	0.6417
		高中	0.35897	0.31458	0.255	-0.2613	0.9793
		本科或者大专	0.30357	0.30954	0.328	-0.3068	0.9139
		硕士及以上	0.16667	0.31522	0.598	-0.4549	0.7882
	初中	小学及以下	0.00000	0.32542	1.000	-0.6417	0.6417
		高中	0.35897*	0.12882	0.006	0.1050	0.6130
		本科或者大专	0.30357*	0.11596	0.010	0.0749	0.5322
		硕士及以上	0.16667	0.13037	0.203	-0.0904	0.4237
	高中	小学及以下	-0.35897	0.31458	0.255	-0.9793	0.2613
		初中	-0.35897*	0.12882	0.006	-0.6130	-0.1050
		本科或者大专	-0.05540	0.08067	0.493	-0.2145	0.1037
		硕士及以上	-0.19231	0.10028	0.057	-0.3901	0.0054
	本科或者大专	小学及以下	-0.30357	0.30954	0.328	-0.9139	0.3068
		初中	-0.30357*	0.11596	0.010	-0.5322	-0.0749
		高中	0.05540	0.08067	0.493	-0.1037	0.2145
		硕士及以上	-0.13690	0.08313	0.101	-0.3008	0.0270
	硕士及以上	小学及以下	-0.16667	0.31522	0.598	-0.7882	0.4549
		初中	-0.16667	0.13037	0.203	-0.4237	0.0904
		高中	0.19231	0.10028	0.057	-0.0054	0.3901
		本科或者大专	0.13690	0.08313	0.101	-0.0270	0.3008

注：* P=0.05。

由表3－30可以看出，高中以上学历的病人信息获得方式多为互联网。其中的原因可能是，较高学历的病人对互联网这类新兴事物较为熟悉，因而可以通过互联网获得信息；相反，学历较低的病人可能对于互联网和计算机不熟悉，因此，其信息获得方式多为家人朋友告知和通过电视报纸得知。

为检验住院病人获得信息的方式是否受病人年龄的影响，我们运用SPSS进行分析。分析结果如表3－31所示。由该表可以看出，病人年龄的不同对病人信息获得方式有影响，可以进行最小显著差异法多重比较分析。分析结果如表3－32所示。由表3－31和表3－31可知，只有通过互联网获得信息方式与病人年龄进行方差分析时 $p<0.05$，说明病人年龄只是在通过互联网获得信息方式上有显著

表3－31　住院病人年龄与病人信息获得方式显著性概率

		方差和	自由度	均方差	F	Sig
医生告知	组内	0.673	3	0.224	1.566	0.197
	组间	48.892	341	0.143		
	总计	49.565	344			
家人朋友告知	组内	1.320	3	0.440	1.771	0.152
	组间	84.721	341	0.248		
	总计	86.041	344			
电视报纸得知	组内	0.348	3	0.116	0.469	0.704
	组间	84.435	341	0.248		
	总计	84.783	344			
通过互联网获得信息	组内	7.119	3	2.373	10.233	0.000
	组间	79.073	341	0.232		
	总计	86.192	344			

表3－32　LSD多重比较分析——住院病人年龄与病人信息获得方式

病人信息获得方式	(I) 年龄	(J) 年龄	平均差 (I－J)	标准误差	Sig	95% 置信区间	
						下限	上限
医生告知	18～25岁	26～50岁	－0.04666	0.04849	0.337	－0.1420	0.0487
		51～65岁	－0.01406	0.06122	0.818	－0.1345	0.1063
		66岁及以上	－0.26022*	0.12601	0.040	－0.5081	－0.0124
	26～50岁	18～25岁	0.04666	0.04849	0.337	－0.0487	0.1420
		51～65岁	0.03259	0.05492	0.553	－0.0754	0.1406
		66岁及以上	－0.21356	0.12308	0.084	－0.4556	0.0285

续表

病人信息获得方式	(I) 年龄	(J) 年龄	平均差 (I-J)	标准误差	Sig	95% 置信区间	
						下限	上限
医生告知	51~65岁	18~25岁	0.01406	0.06122	0.818	-0.1063	0.1345
		26~50岁	-0.03259	0.05492	0.553	-0.1406	0.0754
		66岁及以上	-0.24615	0.12862	0.056	-0.4991	0.0068
	66岁及以上	18~25岁	0.26022*	0.12601	0.040	0.0124	0.5081
		26~50岁	0.21356	0.12308	0.084	-0.0285	0.4556
		51~65岁	0.24615	0.12862	0.056	-0.0068	0.4991
家人朋友告知	18~25岁	26~50岁	-0.05395	0.06384	0.399	-0.1795	0.0716
		51~65岁	-0.00232	0.08058	0.977	-0.1608	0.1562
		66岁及以上	0.30538	0.16588	0.066	-0.0209	0.6317
	26~50岁	18~25岁	0.05395	0.06384	0.399	-0.0716	0.1795
		51~65岁	0.05163	0.07229	0.476	-0.0906	0.1938
		66岁及以上	0.35932*	0.16201	0.027	0.0407	0.6780
	51~65岁	18~25岁	0.00232	0.08058	0.977	-0.1562	0.1608
		26~50岁	-0.05163	0.07229	0.476	-0.1938	0.0906
		66岁及以上	0.30769	0.16931	0.070	-0.0253	0.6407
	66岁及以上	18~25岁	-0.30538	0.16588	0.066	-0.6317	0.0209
		26~50岁	-0.35932*	0.16201	0.027	-0.6780	-0.0407
		51~65岁	-0.30769	0.16931	0.070	-0.6407	0.0253
通过电视报纸得知	18~25岁	26~50岁	-0.01768	0.06373	0.782	-0.1430	0.1077
		51~65岁	0.06220	0.08045	0.440	-0.0960	0.2204
		66岁及以上	0.06989	0.16560	0.673	-0.2558	0.3956
	26~50岁	18~25岁	0.01768	0.06373	0.782	-0.1077	0.1430
		51~65岁	0.07988	0.07217	0.269	-0.0621	0.2218
		66岁及以上	0.08757	0.16174	0.589	-0.2306	0.4057
	51~65岁	18~25岁	-0.06220	0.08045	0.440	-0.2204	0.0960
		26~50岁	-0.07988	0.07217	0.269	-0.2218	0.0621
		66岁及以上	0.00769	0.16903	0.964	-0.3248	0.3402
	66岁及以上	18~25岁	-0.06989	0.16560	0.673	-0.3956	0.2558
		26~50岁	-0.08757	0.16174	0.589	-0.4057	0.2306
		51~65岁	-0.00769	0.16903	0.964	-0.3402	0.3248
通过互联网获得信息	18~25岁	26~50岁	-0.16439*	0.06167	0.008	-0.2857	-0.0431

续表

病人信息获得方式	(I) 年龄	(J) 年龄	平均差(I-J)	标准误差	Sig	95% 置信区间	
						下限	上限
通过互联网获得信息	18~25 岁	51~65 岁	-0.34822*	0.07785	0.000	-0.5014	-0.1951
		66 岁及以上	-0.65591*	0.16026	0.000	-0.9711	-0.3407
	26~50 岁	18~25 岁	0.16439*	0.06167	0.008	0.0431	0.2857
		51~65 岁	-0.18383*	0.06984	0.009	-0.3212	-0.0465
		66 岁及以上	-0.49153*	0.15652	0.002	-0.7994	-0.1837
	51~65 岁	18~25 岁	0.34822*	0.07785	0.000	0.1951	0.5014
		26~50 岁	0.18383*	0.06984	0.009	0.0465	0.3212
		66 岁及以上	-0.30769	0.16357	0.061	-0.6294	0.0140
	66 岁及以上	18~25 岁	0.65591*	0.16026	0.000	0.3407	0.9711
		26~50 岁	0.49153*	0.15652	0.002	0.1837	0.7994
		51~65 岁	0.30769	0.16357	0.061	-0.0140	0.6294

注：* P=0.05。

性差异。病人越年轻，通过互联网获得信息的方式越多。相反，医生告知方式、家人朋友告知方式和从电视报纸得知的方式都不受病人年龄影响。其中的原因可能是，医生在跟病人沟通时，是不分年龄都进行各类信息的告知；不论病人年龄如何，家人朋友都较为积极地为病人搜寻信息；医院电视报纸媒体对不同年龄的病人都一样。因此，病人年龄对于医生告知方式、家人朋友告知、通过电视报纸得知等方式都没有显著区别。

我们通过 SPSS，对住院病人性别、学历、病龄、所在地、工作类型和月收入对病人信息获得方式是否产生影响进行方差分析。分析结果如表 3-33 所示。

表 3-33　方差分析表——门诊病人特征与病人信息获得方式

病人特征 \ 信息获得方式	医生告知	家人朋友告知	电视报纸得知	通过互联网获得信息
性别	0.872	0.144	0.393	0.826
学历	0.118	0.215	0.154	0.090
病龄	0.612	0.157	0.300	0.205
所在地	0.250	0.104	0.084	0.165
工作类型	0.142	0.055	0.060	0.080
月收入	0.337	0.400	0.192	0.306

由表3-33可以看出，病人的性别、学历、病龄、所在地、工作类型和月收入对住院病人信息获得方式没有显著影响（$p>0.05$）。其中的原因可能是，住院病人在住院过程中获得信息的主要来源为医生告知，医生没有区别地对待不同性别、学历、病龄、地区、工作类型和月收入的病人。因此，不同性别、学历、病龄、地区、工作类型和月收入的住院病人的信息获得方式没有显著差别。

第五节　研究结论

本章通过对病人参与医疗决策意愿和实际感知参与程度、病人对信息需求情况的实证研究，得到了两方面的主要结论。

一、病人参与意愿和实际感知参与决策

对门诊病人进行调研后发现，我国病人参与意愿较为强烈。其中有41.96%的病人愿意选择跟医生共同决策的方式制定各类医疗决策方案；40.49%的病人愿意选择积极的参与决策方式。此外还发现，病人性别和月收入对病人参与意愿没有显著影响，即病人参与意愿不随病人性别、月收入的不同而变化；但是病人年龄、学历和所在地区对病人参与意愿有显著影响。

对住院病人进行调研后发现，病人实际感知参与决策程度较高。对病人参与程度按0～100%计分的话，中国病人实际感知参与程度为66.99%，参与程度属于中等偏上水平。对病人实际感知参与决策程度的来源而言，病人感知到来自医生促进自己参与医疗决策程度的为68.74%，来自病人自己主动参与的为65.9%。可以看出，现阶段我国病人感知参与程度受医生鼓励和促进作用的较多。

总之，在中国当前情境下，病人参与意愿强烈，但病人实际感知到的参与程度属于中等偏上水平，有待进一步提高。病人对参与医疗决策的需求大于供给，不但病人主动参与而且医生鼓励病人参与都需加强。

二、病人信息需求现状

通过对门诊病人信息需求的调研与分析后发现，病人对于各类医学信息都有较为强烈的需求，其中需求前5方面的信息是：关于诊疗阶段以及病情发展程度的信息、关于治愈我的疾病可能性的信息、关于不同治疗方法和各方法利弊方面的信息、关于家人孩子是否有可能感染这种疾病的可能性的信息和关于治疗可能

带来的副作用方面的信息。此外，对门诊病人的调查还发现，50 岁以下病人主要通过互联网方式获得信息，其次通过电视和报纸获得；相反，50 岁以上的病人主要通过家人朋友和医生告知的方式获得信息。

通过对住院病人信息需求的调研和分析后发现，病人对于各类医学信息都有较为强烈的需求，其中需求前 5 方面的信息是：对关于诊疗阶段以及病情发展程度的信息、关于治愈我的疾病可能性的信息、关于如何在家疗养方面的信息、关于不同治疗方法和各方法利弊方面的信息和关于治疗可能带来的副作用方面的信息。住院病人获得信息的主要来源是通过医生告知，其次是通过家人朋友获得信息；相反，通过互联网获得信息的较少。

通过对比门诊病人和住院病人的信息需求内容可以发现，住院病人更关注在家疗养方面的信息和治疗的副作用方面的信息，而对家人孩子是否感染疾病和治愈疾病可能性的信息关注较少。通过对比门诊病人和住院病人信息获得方式可以发现，门诊病人通过互联网、电视报纸等各种媒体获得信息较多，而住院病人通过医生告知获得信息较多。

第六节　本章小结

总之，本章对病人参与意愿、实际感知参与决策程度和病人对信息需求现状进行了调查和分析。本章首先设计了病人参与意愿、实际感知参与程度和信息需求的调查问卷，然后对门诊病人和住院病人进行大规模数据收集，得到看病前病人有效问卷 205 份，看病后病人有效问卷 345 份。运用 SPSS 进行数据分析后，得到我国病人参与意愿、实际参与程度、病人对信息需求的现状。

结果发现，我国病人参与意愿较为强烈，有 82.45% 的病人愿意参与；病人感知参与程度为 66.99%，属于中等偏上水平。病人对信息的需求强烈，病人关注的信息主要是关于疾病治疗、在家疗养、疾病是否传染家人孩子和治疗方式的选择和各方法利弊等方面的信息；病人获得信息的主要方式为医生和家人朋友告知以及通过互联网和电视报纸等媒体获得。

附录　病人参与决策偏好及其信息需求调查问卷

尊敬的各位先生/女士：

您好！

非常感谢您在百忙之中抽出时间填写此问卷。我们将对所有的问卷反馈都以保密方式保存，并承诺只进行统计分析，而不根据您提供的信息进行个案分析，因此填写这份问卷不会给您带来任何负面影响。

此项调查是中南大学商学院组织进行，旨在了解人们在就医时，参与决策偏好及其对信息的需求情况，研究了解中国情境下，人们对于参与的态度以及对信息的需求情况，以期为人们提供更方便的医疗环境提供指导。

1. 请问您的性别是（　　）

A. 男　　B. 女

2. 请问您的年龄是（　　）

A. 18～25 岁　　B. 26～50 岁　　C. 51～65 岁　D. 66 岁及以上

3. 请问您的最高学历是（　　）

A. 小学及以下　B. 初中学历　　C. 高中学历　　D. 本科或者大专学历

E. 硕士及以上

4. 请问您所在的地区是（　　）

A. 广州　B. 长沙　C. 克拉玛依　D. 衡阳　E. 天津　F. 其他（　　）

5. 请问您的工作类型是（　　）

A. 农民　　B. 民工　　C. 白领　　D. 个体工商户　　E. 失业或者待业人员

F. 退休人员　　G. 自由职业者　H. 学生　　I. 其他（　　）

6. 请问您的月收入是（　　）元人民币

A. 1000 以下　　B. 1000～3999　　C. 4000～6999　　D. 7000～9999

E. 10000～19999　　F. 2 万及以上

7. 在以下 5 个情境中，您觉得符合您的是（　　）

A. 对于如何治疗，我喜欢自己做决定

B. 在慎重考虑了医生的意见之后，我喜欢自己对治疗方案做最后的决定

C. 关于什么治疗方案对我最合适的问题，我喜欢医生和我共同作出决定

D. 对于使用什么治疗方案的问题，我喜欢医生在慎重考虑我的意见后，由医生独自做最后的决定

E. 关于所有与治疗有关的问题，我喜欢由医生做主

8. 您觉得以下的信息您最想了解的是（　　）（选择5个答案）

A. 关于治疗阶段以及它与病人本身疾病治疗相关程度的信息

B. 关于治愈病人疾病的可能性的信息

C. 关于疾病治疗方法对病人平常生活活动（如运动、爱好等）的影响的信息

D. 关于如何处理病人身体疾病对病人家人和重要朋友的生理和心理影响的信息

E. 有关如何在家疗养方面的信息（如营养、家庭看护等）

F. 关于如何处理疾病对病人平常身体和性行为的影响的信息

G. 关于治疗的不同方法和它们分别的害处和有利的方面的信息

H. 关于病人的家人和孩子是否有可能感染这种疾病的信息

I. 关于治疗的一些副作用方面的信息

9. 针对以下观点，请把您自己认为合适的看法等级字体加粗或者将其改成红色

1. 完全不同意；2. 比较不同意；3. 不确定；4. 比较同意；5. 完全同意

1. 病情越严重，我越应该得到更多关于我疾病的信息	1	2	3	4	5
2. 我应该充分了解，自身的疾病会导致身体发生什么变化	1	2	3	4	5
3. 即使是坏消息，我也应该知道	1	2	3	4	5
4. 医生应该向我解释进行某项检查的目的	1	2	3	4	5
5. 只有在我询问时，医生才应该告诉我相关信息	1	2	3	4	5
6. 我认为，让我了解我所服用药物的所有副作用是很重要的	1	2	3	4	5
7. 我认为，获得关于疾病的信息与获得治疗同等重要	1	2	3	4	5
8. 当有多种不同的治疗方案时，医生应该向我介绍每一种治疗方案	1	2	3	4	5

10. 您是如何获得各种关于疾病和健康方面的信息的（　　）（可以多选）

A. 家人朋友告知　　B. 电视报纸得知　C. 通过互联网获得信息

D. 其他渠道（　　）

谢谢您的合作

参考文献

[1] Weijden T van der, Veenendaal H van, and Timmermans D. Shared decision - making in the Netherlands - current state and future perspectives [J]. Z. a

rztl. Fortbild. Qual Gesundh. wes. (ZaeFQ) 101 (2007) 241 -246.

[2] Charles C, and DeMaio S. Lay participation in health care decision making: A conceptual framework [J]. Journal of Health Politics, Policy and Law, 1993, 18 (4): 881 -904.

[3] Rudell K, Myers L, and Newman S. Preferences for involvement in medical decision making: Comparing British and German views [J]. Psychology, Health & Medicine, 2006, 11 (2): 171 -189.

[4] Thompson A. G. H. The meaning of patient involvement and participation in health care consultations: A taxonomy [J]. Social Science & Medicine, 2007, 64: 1297 -1310.

[5] Gafni A., Charles C., and Whelan T. The physician - patient encounter: the physician as a perfect agent for the patient versus the informed treatment decision - making model [J]. Social Science and Medicine, 1998, 47: 347 -354.

[6] Charles C., Gafni A., and Whelan T. Decision - making in the physician - patient encounter: revisiting the shared treatment decision - making model [J]. Social Science and Medicine, 1999, 49: 651 -661.

[7] Mooney G., and Ryan M. Agency in health care: getting beyond first principles [J]. Journal of Health Economics, 1993, 12: 125 -135.

[8] Vick S., and Scott A. Agency in health care: examining patients' preferences for attributes of doctor - patient relationship [J]. Journal of Health Economics, 1998, 17 (5): 587 -605.

[9] Arora N. K., and McHorney C. A. Patient preferences for medical decision making: who really wants to participate? [J]. Medical Care, 2000, 38: 335 -341.

[10] McKinstry B. Do patients wish to be involved in decision making in the consultation? A cross sectional survey with video vignettes [J]. BMJ, 2000, 321: 867 -871.

[11] Shmueli A. The demand for clinical information and for involvement in medical treatment decision making: An empirical examination in the general population [J]. The Journal of Socio - Economics, 2008, 37: 1746 -1755.

[12] Wallberg B. Information Needs and Preferences for Participation in Treatment Decisions Among Swedish Breast Cancer Patients [J]. Acta Oncologica, 2000, 39 (4): 467 -476.

[13] Deber R. B., Kraetschmer N., and Urowitz S. Do people want to be autonomous patients? Preferred roles in treatment decision - making in several patient populations [J]. Health Expectations, 2007, 10: 248 -258.

[14] Nease Jr R. F.. Patient desire for information and decision making in health care decisions: The autonomy preference index and the health opinion survey [J]. Journal of General Internal Medicine, 1995, 10: 593 - 600.

[15] Zhang Y., Su H., Shang L., et al. Preferences and Perceived Involvement in Treatment Decision Making among Chinese Patients with Chronic Hepatitis [J]. Medical decision making, 2011, 4; 244 - 253.

[16] 马丽莉，何仲．癌症病人参与治疗、护理决策的现状研究［J］．中国实用护理杂志，2005，11：10 - 12.

[17] 刘凤兰．乳腺癌病人的社会参与状况及其影响因素［J］．护理研究，2008，22（9）：2286 - 2288.

[18] Degner L. F., Sloan J., and Venkatesh P. The Control Preferences Scale [J]. The Canadian journal of Nursuring Research, 1997, 29: 21 - 43.

[19] Ende J., Kazis L., Arlene A. S. H., Moskowitz M. A. Measuring Patients' Desire for Autonomy: Decision making and information - seeking preference among medical patients [J]. Journal of General Internal Medicine, 1989, 4: 23 - 30.

[20] Burton D., Blundell N., Jones M., Fraser A., and Elwyn G. Shared decision - making in cardiology: Do patients want it and do doctors provide it? [J]. Patient Education and counseling, 2010, 8: 173 - 179.

[21] Nunnally J. C. Psychometric Theory [M]. New York: McGraw - Hill, NY, 1967.

[22] DeBusk R. F., Miller N. H., Superko H. R., Dennis C. A., Thomas R. J., Ler H. T. et al. A case - management system for coronary risk factor modification after acute myocardial infarction [J]. Annals of Internal Medicine, 1994, 120 (9): 721 - 729.

第四章 病人参与决策的影响因素研究

本章我们将研究病人参与决策的影响因素。首先提出病人参与决策模型和假设，提出病人参与决策的影响因素；其次在模型假设的基础上设计调查问卷，对问卷进行预测试，接着进行正式调研；最后进行数据分析，得到实证分析结果，验证在中国情境下病人参与决策的影响因素。

第一节 病人参与决策影响因素的研究现状分析

大量文献研究了病人参与决策的影响因素。研究得到的影响因素可分为4类。

第一类是包括健康素养、参与准备程度和医疗资源等在内的因素。Clement等[1]认为，健康素养是病人参与决策的核心影响因素。类似地，大量研究结果表明[1-3]，病人的健康素养和知识水平是参与的最重要影响因素。也有研究认为，病人对自身能力的自信度是参与的重要影响因素[4-5]。Guadagnoli等[6]发现，参与准备程度越高，参与程度越高，参与效果越好。病人对其自身不了解，对其偏好不了解，是影响其参与的重要阻碍[7]。病人对临床医疗条件越熟悉，也越愿意参与[8]。Bastiaens等[9]表明，病人认为医疗时间太短是影响参与的一个因素。Ekdahl等[7]发现，就医生而言，有限的医疗资源，尤其是医疗时间的有限性，是影响参与的主要因素。

第二类影响因素是病人的人口统计变量、社会经济状况、疾病和病情的严重程度。大量文献[8,10-11]发现，年龄和性别等人口统计变量，以及病人的社会经济状况会影响病人的参与意愿和实际参与程度。绝大多数研究结果表明，年龄越大，病人越不愿意参与；女性比男性更愿意参与；社会经济状况越好的病人越愿意参与。Pinquart等[12]认为，年龄越大越不愿意参与的可能原因是，年龄越大认知能力越差。Arora等[13]研究发现病人教育程度越高，病人越愿意参与医疗决策，并且年轻者参与决策意愿高于年长者[14~16]。而美国[15]、加拿大[14]、英国[16]和日本[17]的研究则发现女性病人比男性病人更愿意参与医疗决策。由此显示，病人特质中人口学背景对于病人参与决策有着一定的影响。而病人的疾病状态也影响着病人参与意愿。加拿大 Degner 和 Sloan[14] 发现，年轻癌症患者希望获得的医疗决策信息意愿高于一般年轻患者。因此在研究中国病人参与决策影响因素时病人特质不可或缺。

Stiggelbout 等[18]表明，病人比其陪护更愿意接受被动医疗，不愿主动参与。多数研究[10,11,19]表明，病人的参与意愿和实际参与程度与病情严重程度呈负相关关系；但也有个别研究例外[20]。现有文献主要研究了急性病病人参与决策的影响因素，对慢性病病人参与决策的影响因素的研究少。现代社会慢性病不断增加，有必要针对慢性病病人研究。

第三类影响因素是治疗决策的类别。医疗决策类别和复杂程度也会影响病人参与[21]。对于问题求解型决策，即对于寻找问题解决方案的决策，病人不愿参与[22]；对于选择型决策，即从多个方案中选择一个，病人愿意参与[23]。病人愿意参与重要的、有影响的决策；相对而言，不愿参与细微的、影响少的决策[20]。

第四类因素是医患关系之间的变量。当病人与医生关系较好时，病人更愿意与医生进行沟通，病患关系更为协调，在病患沟通过程中所获得信息更多，病人更愿意参与治疗决策。因此病人与医生关系影响病人参与决策[24]。病人与医生关系可以通过两个方面来评价。一是病人感知医生的态度和对他们的影响。其中病人感知医生态度又可分为感知医生对自己是否尊敬和感知医生对自己的友好程度，而病人态度则可分为病人对看病情况的满意度和对医生的信任[25]。而 Janice 等[27]研究发现少数群体病人更加容易感觉自己被不尊敬地对待。14.1% 的黑人、19.4% 的拉美裔人和 20.2% 的亚裔人都认为自己在治疗过程中被歧视。而中国人更注重自己是否被尊敬[28]，因此，在我国病人是否感觉自己被尊敬，是否受到歧视，可能会影响病人参与意愿。

病人感知医生友好，就是感知医生在治疗过程中对其友善的态度，即在治疗过程中医生是否友善地对待自己[24]。研究表明，医生友善的态度可以激励病人参与，形成良好的医患关系，而良好的医患关系会减轻患者的焦虑、恐惧和应激反应，有利于医患之间信息交流，并能更好地实现治疗计划和目标，从而提高医护质量[29~31]。

Crow 等[31]研究发现病人满意度受到病患关系的显著影响，病人是否满意又影响病人是否愿意参与医疗决策。Krupat 等[32]研究发现病人的满意度受到医患共享信息多少的影响，共享信息和沟通越多，病人满意度亦越高。DeBusk 等[33]发现不同的种族文化环境下病人的满意度亦不同。因此调查在中国环境下病人就医过程中的满意度对病人参与医疗决策的影响有其理论意义。

信任对于病人参与影响具有复杂性，信任也被认为是一个复杂的概念[34~35]。有人认为信任是病人和医生保持最佳关系的一个障碍，他们认为病人应该不信任医生的时候，才能更加积极参与治疗决策的制定[36]。也有学者认为，信任医生对于患有严重疾病的病人来说，可以减少他们的恐慌和对病情的不确定性[37]~[38]。还有学者认为病人对医生的不信任，将增大病人的压力，并且减少病人获得信息的一个可靠来源[22]。Kraetschmer 等[22]在研究信任对病人参与决策偏好影响的时候发现，病人较低程度信任医生时，病人愿意选择主动参与决策形式；病人较高程度信任医生时，病人愿意将决策制定权全权交给医生。Lee 等[41]在对感冒、高血压、心脏衰竭 3 类韩国病人的研究发现，如果同时让家人与病人做医疗决策时，病人会呈现被动参与的情形。因此在中国研究病人参与决策影响因素时，家人和朋友因素有必要考虑其中[42]。

国内有关病人参与决策的影响因素的研究文献很少。刘凤兰[43]对乳腺癌病人的社会参与状况及其影响因素进行了研究，结果发现环境和个人因素对乳腺癌病人的社会参与程度有显著影响，为国内对于女性乳腺癌治疗提供一定的理论依据。

第二节 病人参与决策的影响因素模型及假设的构建

由第一节的文献综述可以看出影响病人参与医疗决策的因素有很多，不同的学者从不同的角度论证了病人参与决策的影响因素。本文通过对文献的阅读和对少部分病人进行访谈后认为，现阶段非常有必要研究病人特质和医患关系对病人参与决策的可能影响。因此在本章，我们将研究病人特质、病人就医过程中的满意度、病人对医生的信任、病人对医生的尊敬、病人感知医生友好、家人朋友参与决策等因素的影响。

一、研究假设的提出

病人特质是指病人的统计学特征和病人本身与疾病有关的特征，例如性别、年龄、学历、病龄、所在区域、工作类型和收入等。组织行为学的研究认为性别差异会引起行为上的差异。因此，我们假设病人的性别特征会对病人参与产生影响。随着年龄的增长，人生阅历的不同，其对参与的态度亦会有所不同。因此，我们假设病人的年龄对病人参与医疗决策会产生影响。另外，病人的学历高低可能会对病人参与决策造成差异，因此，我们假设病人的学历会对病人参与产生显著影响[13]。病人的疾病状态也可能影响病人参与意愿，当病人病龄较长时，对于此种疾病的治疗方法有了较为熟悉的了解，与初患疾病的患者相比，也更有客观条件参与各类医疗决策的制定[14]。因此我们假设病人的病龄亦将影响病人参与医疗决策。病人所在地区的整体文化水平将使病人获得各类医学信息的多寡有所不同，医院对于病人参与决策所采取的鼓励力度亦不同，因此我们假设病人所在地区对病人参与医疗决策有影响。第二章已经检验了部分人口统计变量对病人参与的影响。但是第二章的主要目的是研究病人参与意愿和实际参与现状，本章的重点是研究病人参与的影响因素。因此，本章将进一步验证病人参与在病人特征变量上的差异性，从而提出以下假设：

H1：病人的特质影响病人感知参与决策行为。

H1a：病人的性别影响病人感知参与决策行为。

H1b：病人的年龄影响病人感知参与决策行为。

H1c：病人的学历影响病人感知参与决策行为。

H1d：病人的病龄影响病人感知参与决策行为。

H1e：病人所在区域影响病人感知参与决策行为。

H1f：病人工作类型影响病人感知参与决策行为。

H1g：病人的收入影响病人感知参与决策行为。

Crow 等[31]研究发现，病人就医过程中的满意度受到病患关系的显著影响，病人是否满意又影响病人是否愿意参与医疗决策。病人在就医过程中满意度越高，病人越愿意跟医生多做沟通，在看病过程中也更愿意向医生说明自身状况，表达自己对自身疾病治疗的关心。而病人在就医过程中满意度较低，病人对于医院的抱怨和责备较多，与医生沟通则较少[24]。因此，我们提出假设：

H2：病人就医过程中的满意度对病人感知参与决策行为有正影响作用。

病人对医生信任主要是指病人从医生的行为和意图中感到十分安心的一种感觉[34]。医生是在医疗服务过程中最为活跃的因素，影响了医疗服务的各个方面。虽然病人的信任也涉及了医疗服务供应链上的其他服务提供者，但是对医生的信任无疑是所有内容中最为重要也是最为关键的一部分。医生为病人诊断，建议各种治疗方案，并利用其他的治疗手段例如医学检验和化疗等进行辅助，因此，医疗服务过程中的所有其他资源都受到医生的直接或者间接影响。在治疗决策的选择过程中，当病人越信任医生，出于对医生权威的信任，病人越愿意将选择的权利交给医生，而自身参与决策的意愿将降低[22]。反之亦然，当病人不信任医生时，病人将对医生给出的各种选择方案、治疗方案进行全方面的了解，对信息积极搜索，积极主动参与治疗决策的选择，或者自己全权负责决策的选择。因此我们假设：

H3：病人对医生的信任对病人感知参与决策行为有负影响作用。

医生对病人尊敬是指医生在跟病人沟通交流过程中，将病人看成平等的个

体，而非出于较高的地位看待较低的地位病人，无条件地将病人看作有价值的个体[26]。不论病人的身份地位或者疾病的种类，与病人进行平等交流。当病人感知自己是被医生有尊严地对待时，病人更愿意与医生进行交流沟通，更愿意积极主动地参与治疗决策的选择和制定。反之，当病人觉得自己没有受到尊重时，在与医生沟通过程中积极性将大打折扣，也将消极地参与医疗决策。病人是否感觉自己被尊敬，是否受到歧视，影响病人参与医疗决策意愿。因此我们假设：

H4：医生对病人的尊敬对病人感知参与决策行为有正影响作用。

病人感知医生友好是指在治疗过程中医生是否友善地对待自己[24]。在看病过程中医生积极鼓励病人参与，病人感知医生对待自己很友好，病人参与积极性将更高。因此我们假设：

H5 ：病人感知医生友好对病人感知参与决策行为有正影响作用。

相对于西方社会，在我国家人和朋友不仅仅影响病人决策的选择，甚至有些决策直接由家人或者朋友所制定。病人即使具备自主选择决定能力，在中国文化背景的影响下，面对重要决策，家人和朋友也会很自然地介入其中[40]。当家人朋友参与医疗决策时，病人将更愿意选择更为轻松的方式，将参与决策的权利转交给家人和朋友，使病人自身得到更好的休养。因此我们假设：

H6：家人朋友参与决策对病人感知参与决策行为有负影响作用。

二、研究模型的提出

综合上述假设，通过整合上述因素对于病人参与决策的不同影响，可以得到一个病人参与医疗决策的影响因素模型。模型如图 4 －1 所示。该模型将病人的背

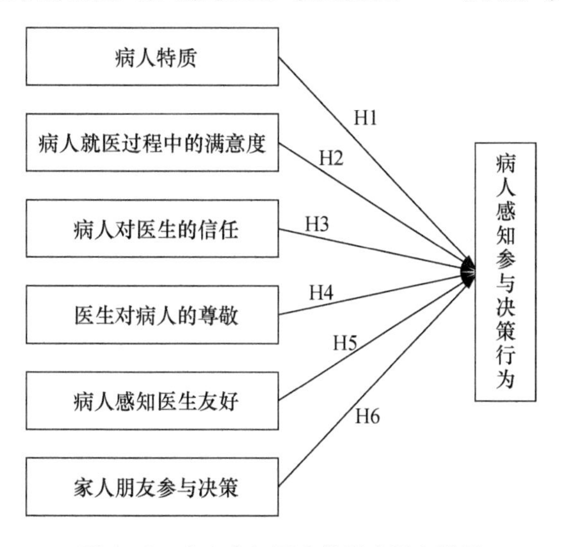

图 4 －1 病人参与医疗的影响因素模型

景特质、病人就医过程中的满意度、病人对医生的信任、医生对病人的尊敬、病人感知医生友好以及家人朋友参与医疗决策作为自变量，病人感知参与决策行为作为因变量。

第三节 问卷的设计与预测试

一、量表设计

针对上一节提出的病人参与医疗决策的影响因素模型中的变量，我们首先归纳与整理了国外文献采用的测量量表，然后借鉴相关外文文献和结合小规模访谈结果，设计或选取适合本研究的量表。本研究确立了 38 个题项 6 个维度的初始问卷。

病人就医过程中的满意度是指病人在看病过程中对医生行为、看病环境等条件的主观感受。本章采用 Edwards 等[44]学者的研究，使用其开发的 COMRADE 量表度量病人就医过程中的满意度，翻译后的题项如表 4－1 所示。

表 4－1　病人就医过程中的满意度题项

变量	题项内容
病人就医过程中的满意度	A1. 总的来说，我对于我获得的信息较为满意
	A2. 关于哪种治疗对我来说是最好的，我和医生达成了一致意见
	A3. 我可以轻松方便地与医生反复讨论病情
	A4. 对于就医过程中作出决策的方式我感到很满意
	A5. 我确信就医过程中作出的决策对我来说是正确的
	A6. 对于医生能让我充分了解与决策有关的重要信息，我感到满意
	A7. 我非常清楚哪种治疗方案对我最好
	A8. 我了解我的治疗方案
	A9. 我觉得有关治疗方案的选择是十分明智的
	A10. 有关治疗方案的选择显示了哪些东西对于我来说是最重要的

病人对医生的信任表现在看病过程中，对于医生的各种决策的无条件相信。本章采用 Anderson 等[45]学者的研究，使用其开发的医生和病人关系信任量表度量信任，翻译后的题项如表 4－2 所示。

表4-2　病人对医生的信任题项

变量	题项内容
病人对医生的信任	B1. 我怀疑医生是否真正关心我
	B2. 医生经常优先考虑我的需要
	B3. 我十分信任医生，所以我总是试图遵循他的建议
	B4. 如果医生告诉我某件事情，我认为那件事肯定是正确的
	B5. 有时候我不相信医生，而且想寻求另外的选择
	B6. 我相信医生对我的医疗判断
	B7. 对于与治疗有关的事情，我感觉医生没有全力地做所有他应该做的
	B8. 我相信医生在处理治疗问题时会将我的医疗需求放在首位
	B9. 在与我类似的疾病治疗方面，我的医生是真正的专家
	B10. 如果我的治疗过程中出现差错，我相信医生会告诉我
	B11. 我有时候担心医生会泄露我们之间谈论的一些完全隐私的信息

医生对病人的尊敬是指医生在和病人的沟通交流过程中，将病人看成平等的个体，而非以较高的地位看待较低地位的病人，不论病人的身份地位或者疾病的种类如何，都与病人进行平等交流。本章采用 Kathryn[24] 开发的医生对病人的尊敬量表度量医生对病人的尊敬，翻译后的题项如表 4-3 所示。

表4-3　医生对病人的尊敬题项

变量	题项内容
医生对病人的尊敬	C1. 医生看起来十分关心我
	C2. 医生十分尊敬我
	C3. 医生用我喜欢的名字称呼我
	C4. 医生在与我交谈的时候，让我觉得自己很有存在感
	C5. 医生在为我做检查或问我问题时尊重我的隐私

病人感知医生友好，是指在治疗过程中病人感知到的医生是否友善地对待自己。本章采用 Lerman 等[46]研究学者开发的量表度量病人感知医生友好，翻译后的题项如表 4-4 所示。

家人朋友参与决策是在中国社会情境下与西方国家所不同的一个影响因素。病人即使具备自主决定能力，在中国文化背景的影响下，面对重要决策，家人和朋友也会很自然地介入其中。本章通过小规模访谈和专家咨询，得出如表 4-5 所示的测量家人朋友参与决策的两个题项。

表4-4　病人感知医生友好题项

变量	题项
病人感知医生友好	D1. 我的医生对我很友好
	D2. 我的医生对我的态度让我感觉很温暖
	D3. 医生问过我是否同意他的决定
	D4. 医生向我详细解释了我的病情和治疗方法
	D5. 医生问过我，我认为引起我疾病的原因有哪些
	D6. 医生鼓励过我，让我说说我关心病情的哪些方面
	D7. 医生鼓励过我，让我对自己疾病的治疗提些建议

表4-5　家人朋友参与决策题项

变量	题项
家人朋友参与决策	F1. 请问您在作出决策的时候，哪些家人给您提出过意见建议（　　）（可以多选） A. 父母　B. 儿女　C. 兄弟姐妹　D. 伯父舅舅姑姑姨母类　E. 侄子外甥类　F. 其他（　　）
	F2. 请问您在作出治疗决策时，哪些朋友给您提出过意见建议（　　）（可以多选） A. 同学　B. 同事　C. 网友　D. 师长　E. 学生　F. 其他（　　）

病人感知参与决策行为是指病人在看病过程中积极了解各种不同的治疗方案，对各项治疗方案进行熟悉，积极搜寻各类信息，参与自身疾病的各项治疗决策。上一章中我们研究病人实际感知参与决策程度采用 Perceived Involvement in Care Scale 量表进行研究，由于该量表采用回答“是”或“否”形式的选择式题项进行调查，不适合本章的研究。因此，本章我们选择 Lerman 等[46]开发的病人感知参与决策行为量表度量病人感知参与决策行为，翻译后的题项如表4-6所示。

表4-6　病人感知参与决策行为题项

变量	题项
病人感知参与决策行为	E1. 关于我的疾病症状，我问了医生许多问题
	E2. 我向医生提供了一些治疗建议
	E3. 为了更好地治疗，我坚持某些检查和治疗方案
	E4. 就医生建议的检查或者治疗方案，我提出过我的质疑
	E5. 对于医生制定的检查和治疗方案，我提出过自己赞同或者反对的意见

针对上述测量量表，本章采用 LIKERT 五点量表形式：1——完全不同意，2——比较不同意，3——不确定，4——比较同意，5——完全同意。对于病人的

特质变量，我们将性别分为男性和女性；年龄分为18~25岁、26~50岁、51~65岁、66岁及以上；学历分为小学及以下、初中学历、高中学历、本科或者大专学历、硕士及以上学历；将病龄分为1个月、半年（1个月以上半年以内）、1年（半年以上1年以内）、5年（1年以上5年以内）、5年以上；工作类型分为农民、民工、白领、个体工商户、失业或者待业人员、退休人员、自由职业者、学生；病人月收入则分为1000元以下、1000~3999元、4000~6999元、7000~9999元、10000~19999元、20000元及以上6个等级。

在本章的研究中，我们需要获得病人就医过程中的满意度、病人对医生的信任、医生对病人的尊敬、病人感知医生友好等变量的数据。获得这些数据的前提是被试者已经看过病并正在同一医疗过程中。因此我们将本章的研究对象定义为看病后病人，医院中住院病人多为看过病后医生再让其住院的，从而我们将本章的调查研究对象限定为医院的住院病人。

二、问卷预测试

在上文中，结合本研究的实际情况，并借鉴国内外相关研究成果，设计了初步问卷。由于大部分量表都是从外文文献翻译而来，虽然在翻译时参考了许多专家的意见，进行了反复的验证，但是考虑到国内外文化和情境的差异，有必要对量表进行可靠性和有效性检验，以优化改良量表，保证大样本调查的成功。为此，我们采用小样本数据进行了预测试，对问卷进行效度和信度检验。

我们采用因子分析方法验证结构效度。在进行因子分析前，先进行Bartlett球体检验（Bartzett's Sphericity Test）及KMO样本测度（Kaiser - Meyer - Olkin Measure of Sampling Adequacy），以检验和衡量各题项是否具有相关性。只有当相关性较高时，才适合做因子分析。KMO测度要求如下：当KMO < 0.5时，不适合做因子分析；在0.5~0.6时，只能勉强做因子分析；在0.6~0.7时，不太适合做因子分析；在0.7~0.8时，适合做因子分析；在0.8~0.9时，很适合做因子分析；当KMO达到0.9以上时，非常适合做因子分析。当Bartlett统计值的显著性概率小于或等于0.01时，相关矩阵不是单元矩阵，可做因子分析。

在因子分析完成后，进行信度分析。常用的信度分析方法有重测信度、Cronbach's α系数和折半信度，本研究采用一致性系数来分析信度。内部一致性系数最适合同质性检验，检验每一个因子中各个项目是否测量相同或相似的特性。内部一致性常用Cronbach's α测量，Cronbach's α的值一般是介于0和1之间，越接近于1，说明信度越高。0.7及以上是可接受的信度值，如果信度过低，低于0.6，应该重新修订研究工具量表或重新编制较为适宜。

本研究运用SPSS 18，利用主成分因子分析法萃取主要因素。所萃取的法则依据 Kaiser 建议，取出特征值大于 1 的因素，再以最大矩阵转轴法旋转，旋转后的因素负荷量之绝对值大于 0.4，才能够成为组成该因素的因子，接着就产生的新变量予以命名，再以新变量进行信度分析。

1. 效度分析

（1）病人就医过程中的满意度变量因子分析。做因子分析前，进行 KMO 和 Bartlett 球体样本测度。如表 4－7 所示。结果显示，KMO＝0.786，适合做因子分析；Bartlett 球体检验的 x^2 统计值的显著概率是 0.000，小于 0.01，说明数据具有相关性，适宜做因子分析。

表 4－7　病人就医过程中的满意度的 KMO 样本测度和 Bartlett 球体检验

KMO 样本测度		0.786
Bartlett 球体检验	近似卡方	223.322
	df	45
	Sig	0.000

运用主成分分析法对病人就医过程中的满意度进行探索性因子分析，得到 3 个因子，它们的解释变异量分别为 19.86%、18.52% 和 15.02%，累计解释量为 53.40%。表 4－8 给出了各因子的载荷矩阵。观测变量（题项）A6（对于医生能让我充分了解与决策有关的重要信息，我感到满意）是应该去掉的变量，其余各观测变量对因子的载荷较好，证明该量表在中国情境下应用时，用去掉 A6 后的其余题项测量中国情境下病人就医过程中的满意度更合理。

表 4－8　病人就医过程在中国的满意度的因子分析

	成分		
	1	2	3
A10. 有关治疗方案的选择显示了哪些东西对于我来说是最重要的	0.778		
A4. 对于就医过程中作出决策的方式我感到很满意	0.700		
A2. 关于哪种治疗对我来说是最好的，我和医生达成了一致意见	0.570		
A9. 我觉得有关治疗方案的选择是十分明智的	0.529		
A6. 对于医生能让我充分了解与决策有关的重要信息，我感到满意	去掉	去掉	去掉
A5. 我确信就医过程中作出的决策对我来说是正确的		0.785	
A3. 我可以轻松方便地与医生反复讨论病情		0.742	
A1. 总的来说，我对于我获得的信息较为满意		0.729	
A8. 我了解我的治疗方案			0.747
A7. 我非常清楚哪种治疗方案对我最好			0.722

（2）病人对医生的信任变量因子分析。做因子分析前，进行 KMO 和 Bartlett 球体样本测度，得到如表 4－9 所示的结果。结果显示，KMO＝0.701，适合做因子分析；Bartlett 球体检验的 x^2 统计值的显著概率是 0.000，说明数据具有相关性，适宜做因子分析。

表 4－9　病人对医生的信任的 KMO 样本测度和 Bartlett 球体检验

KMO 样本测度		0.701
Bartlett 球体检验	近似卡方	331.731
	df	55
	Sig	0.000

运用主成分分析法对病人对医生的信任进行探索性因子分析，得到 3 个因子，其解释变异量分别为 22.38%、18.05% 和 14.54%，累计解释量为 54.96%。表 4－10 给出了各因子的载荷矩阵，由该表可见，题项 B1（我怀疑医生是否真正关心我）是应该去掉的变量，其余各观测变量对因子的载荷较好，证明该量表在中国情境下应用时，应该去掉因子 B1，用其余题项测量中国情境下病人对医生的信任变量是合理的。

表 4－10　病人对医生的信任的因子分析

	成分		
	1	2	3
B10. 如果我的治疗过程中出现差错，我相信医生会告诉我	0.712		
B4 如果医生告诉我某件事情，我认为那件事肯定是正确的	0.638		
B9 在与我类似的疾病治疗方面，我的医生是真正的专家	0.620		
B2 医生经常优先考虑我的需要	0.530		
B6. 我相信医生对我的医疗判断	0.519		
B7. 对于与治疗有关的事情，我感觉医生没有全力地做所有他应该做的		0.779	
B11. 我有时候担心医生会泄露我们之间谈论的一些完全隐私的信息		0.747	
B5. 有时候我不相信医生，而且想寻求另外的选择		0.697	
B3. 我十分信任医生，所以我总是试图遵循他的建议			0.705
B8. 我相信医生在处理治疗问题时会将我的医疗需求放在首位			0.676
B1. 我怀疑医生是否真正关心我	去掉	去掉	去掉

（3）医生对病人的尊敬变量因子分析。做因子分析前，进行 KMO 和 Bartlett 球体样本测度，如表 4－11 所示。结果显示，KMO＝0.757；Bartlett 球体检验的

x^2 统计值的显著概率是0.000，小于0.01，说明数据具有相关性，适宜做因子分析。

表4-11　医生对病人的尊敬的KMO样本测度和Bartlett球体检验

KMO样本测度		0.757
Bartlett球体检验	近似卡方	81.842
	df	10
	Sig	0.000

运用主成分分析法对医生对病人的尊敬进行探索性因子分析，得到2个因子，其解释变异量分别为38.50%和21.56%，累计解释量为60.05%。表4-12给出了各因子的载荷矩阵。由该表可见，各观测变量对因子的载荷较好，证明该量表在中国情境下用于测量医生对病人的尊敬变量具有合理性。

表4-12　医生对病人的尊敬的因子分析

	成分	
	1	2
C1. 医生看起来十分关心我	0.788	
C2. 医生十分尊敬我	0.724	
C4. 医生在与我交谈的时候，让我觉得自己很有存在感	0.705	
C5. 医生在为我做检查或问我问题时尊重我的隐私	0.507	
C3. 医生用我喜欢的名字称呼我		0.878

（4）病人感知医生友好变量的因子分析。做因子分析前，进行KMO和Bartlett球体样本测度，如表4-13所示。结果显示，KMO=0.797，适合做因子分析；Bartlett球体检验的 x^2 统计值的显著概率是0.000，小于0.01，说明数据具有相关性，适宜做因子分析。

表4-13　病人感知医生友好的KMO样本测度和Bartlett球体检验

KMO样本测度		0.797
Bartlett球体检验	近似卡方	148.811
	df	21
	Sig	0.000

运用主成分分析法对病人感知医生友好进行探索性因子分析，配合最大变异法进行正交转轴，得到1个因子，其解释变异量为37.73%。表4-14给出了各

因子的载荷矩阵。由该表可见，各观测变量对因子的载荷较好，证明该量表在中国情境下用于测量病人感知医生友好变量是合理的。

表4-14　病人感知医生友好的因子分析

	成分
	1
D1. 我的医生对我很友好	0.660
D2. 我的医生对我的态度让我感觉很温暖	0.684
D3. 医生问过我是否同意他的决定	0.708
D4. 医生向我详细解释了我的病情和治疗方法	0.697
D5. 医生问过我，我认为引起我疾病的原因有哪些	0.454
D6. 医生鼓励过我，让我说说我关心病情的哪些方面	0.540
D7. 医生鼓励过我，让我对自己疾病的治疗提些建议	0.501

（5）家人朋友参与决策变量因子分析。因子分析前，进行KMO和Bartlett球体样本测度，如表4-15所示。结果显示，KMO=0.800，适合做因子分析；Bartlett球体检验的x^2统计值的显著概率是0.000，说明数据具有相关性，适宜做因子分析。

表4-15　家人朋友参与决策的KMO样本测度和Bartlett球体检验

KMO样本测度		0.800
Bartlett球体检验	近似卡方	35.705
	df	1
	Sig	0.000

运用主成分分析法对家人朋友参与决策进行探索性因子分析，得到1个因子，其解释变异量为73.91%。表4-16给出了各因子的载荷矩阵。由该表可见，各观测变量对因子的载荷较好，证明该量表用于测量家人朋友参与决策变量是合理的。

表4-16　家人朋友参与决策的因子分析

	成分
	1
F1. 请问您在作出决策的时候，哪些家人给您提出过意见建议	0.860
F2. 请问您在作出治疗决策时，哪些朋友给您提出过意见建议	0.860

（6）病人感知参与决策行为变量因子分析。做因子分析前，进行KMO和Bartlett球体样本测度，如表4-17所示。结果显示，KMO=0.781，适合做因子

分析；Bartlett 球体检验的 x^2统计值的显著概率是 0.000，小于 0.01，说明数据具有相关性，适宜做因子分析。

表 4－17　病人感知参与决策行为的 KMO 样本测度和 Bartlett 球体检验

KMO 样本测度		0.781
Bartlett 球体检验	近似卡方	90.822
	df	10
	Sig	0.000

运用主成分分析法对病人感知参与决策行为进行探索性因子分析，配合最大变异法进行正交转轴，得到 2 个因子，其解释变异量分别为 33.96% 和 38.55%，累计解释量为 72.51%，表 4－18 给出各因子的载荷矩阵。由该表可见，各观测变量对因子的载荷较好，说明该量表用于测量病人感知参与决策行为是合理的。

表 4－18　病人感知参与决策行为的因子分析

	成分	
	1	2
E1. 关于我的疾病症状，我问了医生许多问题	0.813	
E3. 为了更好地治疗，我坚持某些检查和治疗方案	0.743	
E5. 对于医生制定的检查和治疗方案，我提出过自己赞同或者反对的意见	0.672	
E2. 我向医生提供了一些治疗建议		0.824
E4. 就医生建议的检查或者治疗方案，我提出过我的质疑		0.754

2. 信度分析

由上述因子分析可知，病人满意度量表和病人信任量表中的题项 A6 和 B1 应该被删除。在删除这两个题项后，我们进行信度分析，表 4－19 列出了各分量表的 Cronbach's α 系数。

表 4－19　各分量表的 Cronbach's α 系数统计

变量类别	分量表	Cronbach's α
自变量	病人就医过程中的满意度	0.683
	病人对医生的信任	0.741
	医生对病人的尊敬	0.764
	病人感知医生友好	0.823
	家人朋友参与决策	0.743
因变量	病人感知参与决策行为	0.738

由信度分析结果可以看出，自变量和因变量各分量表的 Cronbach's α 系数值在 0.65 ~ 0.85，问卷可靠性良好。

总之，在删除了两个题项之后，我们设计的正式问卷具有了良好的效度和信度。

第四节　正式调查与数据处理

在上一节中，我们根据预测试的结果，确定了正式调查问卷。本节将基于正式问卷进行第二次调查，然后进行数据分析，验证第二节提出的假设和模型。

一、正式调查

考虑全国各地的文化经济地域差异，病人的观点态度可能有所不同。在考虑到问卷收集的便利性，并且又不失地区代表性的前提下，我们选定 5 个城市作为调研区域。5 个城市分别为广州、天津、长沙、克拉玛依、衡阳。正式的调查时间为 2011 年 6 月到 8 月。为确保大样本调查的成功，我们采取现场方式对病人分发问卷，让其填写，及时回收问卷。

本次总共分发问卷 500 份，在每个城市分发 100 份。共回收有效问卷 345 份。问卷的有效回收率为 69%。无效问卷的两个判断原则为：一是问卷填答的完整性，如有漏填或多填的视为无效；二是检查被试者是否认真填答问卷，如相同答案连续超过 7 个或者千篇一律的答案视为无效。本研究中涉及看病前病人的问卷题项为 18 个，看病后病人的问卷题项为 38 个。根据问卷数量的确定原则，有效问卷总数量应大于 200 且大于或者等于问卷总题项的 10 倍。根据该确定原则，本研究有效问卷数量符合要求。

本章有关病人参与决策影响因素的调查样本和上一章有关病人实际感知参与决策的调查样本相同，都是对住院病人进行调查。在第五章中，我们已经进行了样本描述，本章不再进行重复性描述。

二、信度和效度分析

我们通过校正后相关系数 Corrected Item - Total Correlation（CITC）指标和 α 系数双重标准验证大样本情形下的量表信度指标可靠性。根据 Churchill 的信度验证方法，对 CITC 值小于 0.5 的指标则将其删除；如果 α 系数在 0.6 以上，说明指标的可靠性是可以接受的。卢纹岱认为若纠正项目的总相关系数 CITC 小于

0.3 或者删除某题项后 Cronbach's α 系数增加，那么该题项应予以删除。本研究使用 SPSS 18.0 对样本数据进行分析，结果如表 4-20 所示。

表 4-20　病人感知参与决策行为样本数据收敛效度评估

变量	变量 Cronbach's α 值	测量项目编号	CITC 值	项目被删除后的 Cronbach's α 值	评价
病人就医过程中的满意度	0.864	A1	0.575	0.851	合理
		A2	0.668	0.842	合理
		A3	0.588	0.851	合理
		A4	0.653	0.845	合理
		A5	0.604	0.849	合理
		A7	0.535	0.856	合理
		A8	0.616	0.847	合理
		A9	0.634	0.845	合理
		A10	0.496	0.858	合理
病人对医生的信任	0.761	B2	0.634	0.710	合理
		B3	0.574	0.720	合理
		B4	0.582	0.722	合理
		B5	0.503	0.786	合理
		B6	0.543	0.731	合理
		B7	0.589	0.783	合理
		B8	0.591	0.718	合理
		B9	0.449	0.738	合理
		B10	0.517	0.727	合理
		B11	0.469	0.758	合理
医生对病人的尊敬	0.829	C1	0.663	0.784	合理
		C2	0.719	0.768	合理
		C3	0.548	0.821	合理
		C4	0.609	0.800	合理
		C5	0.612	0.800	合理
病人感知医生友好	0.845	D1	0.591	0.828	合理
		D2	0.695	0.810	合理
		D3	0.702	0.809	合理
		D4	0.607	0.823	合理

续表

变量	变量 Cronbach's α 值	测量项目编号	CITC 值	项目被删除后的 Cronbach's α 值	评价
病人感知医生医好	0.845	D5	0.456	0.859	合理
		D6	0.640	0.818	合理
		D7	0.649	0.817	合理
家人朋友参与决策	0.635	F1	0.466	0.656	合理
		F2	0.466	0.656	合理
病人感知参与决策行为	0.734	E1	0.439	0.692	合理
		E2	0.424	0.698	合理
		E3	0.569	0.639	合理
		E4	0.496	0.670	合理
		E5	0.483	0.676	合理

由表 4－20 可以看出，各题项的 CITC 值均超过 0.4，大于 0.3，各变量的 α 值均大于 0.6，说明各变量测量量表可靠。

区分效度则是指用不同的方法测量不同变量时，所观察到的数值之间应该能够加以区分。我们分两步检验区分效度。第一步运用 SPSS18.0，分别对病人就医过程中的满意度、病人对医生的信任、医生对病人的尊敬、病人感知医生友好、家人朋友参与决策和病人感知参与决策行为 6 个变量，做 Kaiser－Meyer－Olkin（KMO）和 Bartlett 球体检验。如表 4－21 所示。结果显示这 6 个变量的 KMO 值依次为 0.822、0.741、0.839、0.870、0.796、0.842；6 个变量的 Bartlett 球体的 $P<0.05$，因此所有变量都可以进行因子分析。

表 4－21　问卷 KMO 值及 Bartlett 球体检验

变量	KMO 值	Bartlett 球体检验显著性	评价
病人就医过程中的满意度	0.822	0.000	适合做因子分析
病人对医生的信任	0.741	0.000	适合做因子分析
医生对病人的尊敬	0.839	0.000	适合做因子分析
病人感知医生友好	0.870	0.000	适合做因子分析
家人朋友参与决策	0.796	0.000	适合做因子分析
病人感知参与决策行为	0.842	0.000	适合做因子分析

第二步使用 SPSS18.0，采用主成分分析法和最大方差法，并按照特征值大于 1 的标准进行探索性因子分析。

1. 病人就医过程中的满意度分量表探索性因子分析

表4－22给出了病人就医过程中满意度分量表的因子分析结果。可以看出，所有题项的因子载荷都大于0.5，且单个因子对方差的解释量为48.329%，因子分析结果良好。

表4－22　病人就医过程中的满意度分量表各因子负荷矩阵和方差解释量

题项	因子载荷	方差解释量	累计方差解释量
	1		
A1	0.673	48.329%	48.329%
A2	0.761		
A3	0.686		
A4	0.748		
A5	0.701		
A7	0.630		
A8	0.711		
A9	0.734		
A10	0.596		

2. 病人对医生的信任分量表探索性因子分析

表4－23给出了病人感知医生信任分量表的因子分析结果。可以看出，所有

h　**表4－23　病人对医生的信任分量表各因子负荷矩阵和方差解释量**

题项	因子载荷		方差解释量	累计方差解释量
	1	2		
B2	0.762		38.689%	38.689%
B3	0.757			
B4	0.694			
B6	0.718			
B8	0.793			
B9	0.697			
B10	0.747		18.187%	56.876%
B5		0.713		
B7		0.803		
B11		0.728		

题项的因子载荷都大于0.6，并且两个因子对方差的累计解释量为56.876%，因子分析结果良好。

3. 医生对病人的尊敬分量表探索性因子分析

表4－24给出了病人感知医生尊敬分量表的因子分析结果。可以看出，所有题项的因子载荷都大于0.7，并且单个因子对方差的解释量为59.992%，因子分析结果良好。

表4－24　医生对病人的尊敬分量表各因子负荷矩阵和方差解释量

题项	因子载荷	方差解释量	累计方差解释量
	1		
C1	0.802	59.992%	59.992%
C2	0.840		
C3	0.703		
C4	0.761		
C5	0.760		

4. 病人感知医生友好分量表探索性因子分析

表4－25给出了病人感知医生友好分量表的因子分析结果。可以看出，所有题项的因子载荷都大于0.6，并且单个因子对方差的解释量为52.969%，因子分析结果良好。

表4－25　病人感知医生友好分量表各因子负荷矩阵和方差解释量

题项	因子载荷	方差解释量	累计方差解释量
	1		
D1	0.714	52.969%	52.969%
D2	0.815		
D3	0.809		
D4	0.737		
D5	0.658		
D6	0.750		
D7	0.751		

5. 家人朋友参与决策分量表探索性因子分析

表4－26给出了家人朋友参与决策分量表的因子分析结果。可以看出，所有题项的因子载荷都大于0.8，并且单个因子对方差的解释量为73.321%，因子分析结果良好。

表4-26 家人朋友参与决策分量表各因子负荷矩阵和方差解释量

题项	因子载荷	方差解释量	累计方差解释量
	1		
F1	0.856	73.321%	73.321%
F2	0.856		

6. 病人感知参与决策行为分量表探索性因子分析

表4-27给出了病人感知参与决策行为分量表的因子分析结果。可以看出，所有题项的因子载荷都大于0.6，并且单个因子对方差的解释量为47.555%，因子分析结果良好。

表4-27 病人感知参与决策行为分量表各因子负荷矩阵和方差解释量

题项	因子载荷	方差解释量	累计方差解释量
	1		
E1	0.653	47.555%	47.555%
E2	0.627		
E3	0.770		
E4	0.695		
E5	0.694		

表4-28给出了Cronbach's α系数。问卷整体的Cronbach's α为0.915，各个分量表中除了家人朋友参与决策分量表的Cronbach's α稍低外（大于0.60小于0.70），其他变量的Cronbach's α都达到了0.70以上，说明测量量表中的各个变量具有良好的稳定性和一致性，信度分析结果较为理想，数据可靠性比较高。

表4-28 正式调查中各分量表的Cronbach's α系数统计

变量类别	分量表	Cronbach's α
自变量	病人就医过程中的满意度	0.864
	病人对医生的信任	0.761
	医生对病人的尊敬	0.829
	病人感知医生友好	0.845
	家人朋友参与决策	0.635
因变量	病人感知参与决策行为	0.734
总和	总体信度	0.915

三、变量的数据差异性分析

在统计了所收集数据的均值和标准差后，我们采用独立样本 t 检验和方差分析方法检验病人感知参与决策行为依不同的病人特征分组的各组均值之间是否存在明显差异。检验结果用显著性系数 Sig（或 P 值）表示，当 Sig（或 P 值）<0.05 时，则认为存在明显差异，当 Sig（或 P 值）<0.01 时，则认为差异非常明显。

1. 不同性别组的差异性分析

在 354 个有效样本中，男性占 55.95%，女性占 44.05%。表 4－29 给出了按性别分组的病人感知参与决策行为的组统计量；表 4－30 给出了按性别的独立样本 t 检验结果。

表 4－29　组统计量——按病人性别

变量		性别	频数	均值	标准差	均值标准误
病人参与	病人	男	193	3.497	0.713	0.0457
		女	152	3.466	0.801	0.0650

表 4－30　独立样本 t 检验——按病人性别

题项		方差齐性的 Levene 检验		均值 t 检验						
		F	Sig	t	df	Sig（双侧）	平均差	标准误差	95% 置信区间 下限	95% 置信区间 上限
病人参与	假设方差齐性	1.024	0.312	0.387	343	0.699	0.031620	0.081673	-0.129023	0.192263
	假设方差不具有齐性			0.382	304.82	0.703	0.031620	0.082812	-0.131335	0.194575

由表 4－29 可以看出，男性样本的病人参与决策均值稍高于女性样本，但从表 4－30 的 t 检验结果看，显著性系数大于 0.05，说明病人感知参与决策行为变量在病人的不同性别组间不存在显著差异，病人性别对病人感知参与决策行为不存在显著影响，因此第二节中提出的假设 H1a“病人的性别影响病人感知参与决策行为”没有得到支持。

2. 不同年龄组的差异分析

我们通过方差分析检验了病人年龄对病人感知参与决策行为的影响，数据分析结果如表 4－31、表 4－32 所示。

表4-31 方差分析表——病人年龄与病人感知参与决策行为

	方差和	df	均方差	F	Sig
组间	2.418	3	0.806	1.430	0.234
组内	192.218	341	0.564		
总计	194.636	344			

表4-32 Games-Howell分析——病人年龄与病人感知参与决策行为

(I) 年龄	(J) 年龄	平均差 (I-J)	标准误差	Sig	95% 置信区间	
					下限	上限
18~25岁	26~50岁	0.156880	0.089140	0.295	-0.07383	0.38759
	51~65岁	-0.022399	0.114323	0.997	-0.32018	0.27538
	66岁及以上	-0.020860	0.267192	1.000	-0.83548	0.79376
26~50岁	18~25岁	-0.156880	0.089140	0.295	-0.38759	0.07383
	51~65岁	-0.179279	0.111201	0.376	-0.46898	0.11043
	66岁及以上	-0.177740	0.265871	0.907	-0.99119	0.63571
51~65岁	18~25岁	0.022399	0.114323	0.997	-0.27538	0.32018
	26~50岁	0.179279	0.111201	0.376	-0.11043	0.46898
	66岁及以上	0.001538	0.275339	1.000	-0.82155	0.82462
66岁及以上	18~25岁	0.020860	0.267192	1.000	-0.79376	0.83548
	26~50岁	0.177740	0.265871	0.907	-0.63571	0.99119
	51~65岁	-0.001538	0.275339	1.000	-0.82462	0.82155

由表4-31可以看出，$p>0.05$，因此不能进行LSD分析，进行Games-Howell分析。由表4-32中可以看出，病人年龄对病人感知参与决策行为没有显著性影响。因此，因此第二节中提出的假设H1b“病人的年龄影响病人感知参与决策行为”不成立，没有得到支持。

3. 不同学历组的差异分析

我们通过方差分析检验了病人学历对病人感知参与决策行为的影响。数据分析结果如表4-33、表4-34所示。

表4-33 方差分析表——病人学历与病人感知参与决策行为

	方差和	df	均方差	F	Sig
组间	8.848	4	2.212	4.348	0.002
组内	172.962	340	0.509		
总计	181.810	344			

 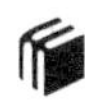

表 4-34 LSD 多重比较分析——病人学历与病人感知参与决策行为

(I) 学历	(J) 学历	平均差 (I-J)	标准误差	Sig	95% 置信区间	
					下限	上限
小学及以下	初中	-0.39644	0.22523	0.079	-0.83948	0.04658
	高中	-0.44047*	0.21813	0.044	-0.86954	-0.01140
	大专或者本科	-0.19400	0.21397	0.365	-0.61487	0.22686
	硕士及以上	0.10000	0.25216	0.692	-0.39600	0.59600
初中	小学及以下	0.39644	0.22523	0.079	-0.04658	0.83948
	高中	-0.04403	0.11630	0.705	-0.27282	0.18477
	本科或者大专	0.20248	0.10830	0.062	-0.01059	0.41548
	硕士及以上	0.49647*	0.17186	0.004	0.15840	0.83449
高中	小学及以下	0.44071*	0.21813	0.044	0.01140	0.86954
	初中	0.04028	0.11632	0.705	-0.18477	0.27282
	本科或者大专	0.24676	0.09261	0.008	0.06425	0.42869
	硕士及以上	0.54040*	0.16241	0.001	0.22095	0.85999
本科或者大专	小学及以下	0.19400	0.21392	0.365	-0.22687	0.61487
	初中	-0.20248	0.10830	0.062	-0.41548	0.01059
	高中	-0.24647*	0.09264	0.008	-0.42869	-0.06425
	硕士及以上	0.29400	0.15680	0.062	-0.01443	0.60243
硕士及以上	小学及以下	-0.10000	0.25216	0.692	-0.59600	0.39600
	初中	-0.49640	0.17186	0.004	-0.83449	-0.15840
	高中	-0.54046*	0.16244	0.001	-0.85999	-0.22095
	本科或者大专	-0.29400	0.15680	0.062	-0.60243	0.01443

注：* P=0.05。

由表 4-33 可以看出，$p<0.05$，说明病人学历对病人感知参与决策行为有影响，可以接着进行 LSD 分析。又由表 4-34 可以看出，高中学历病人具有最高的感知参与决策行为，其次是初中学历、大学、小学及以下、硕士及以上学历病人。当病人学历从小学及以下，提升到初中，到高中时，感知参与呈现逐步上升的趋势。相反，当病人学历从高中，提升到大学，到硕士及以上学历时，感知参与呈现逐步下降的趋势。总之，感知参与和受教育水平呈倒"V"字形曲线规律。

依据病人在感知参与得分的差异性程度，可以将病人分为两大组。一组具有初中和高中学历，另一组具有其他学历。在感知参与得分方面，两组病人间存在显著差异（p =0. 05），但是组内没有显著差异（p =0. 05）。

4. 不同病龄组的差异分析

我们通过方差分析检验了病人病龄对病人感知参与决策行为的影响。数据分析结果如表4 –35、表4 –36 所示。

表4 –35　方差分析表——病人病龄与病人感知参与决策行为

	方差和	df	均方差	F	Sig
组间	1. 128	5	0. 226	4. 140	0. 001
组内	18. 476	339	0. 055		
总计	19. 604	344			

表4 –36　LSD 多重比较分析——病人病龄与病人感知参与决策行为

（I）病龄	（J）病龄	平均差（I – J）	标准误差	Sig	95%　置信区间	
					下限	上限
1 个月	半年	–0. 12073 *	0. 03436	0. 001	–0. 18834	–0. 05313
	1 年	0. 02317	0. 03545	0. 514	–0. 04656	0. 09290
	3 年	0. 02252	0. 04315	0. 602	–0. 06235	0. 10741
	5 年	–0. 01134	0. 06850	0. 869	–0. 14608	0. 12339
	5 年及以上	0. 02606	0. 04751	0. 584	–0. 06740	0. 11953
半年	1 个月	0. 12073 *	0. 03436	0. 001	0. 05313	0. 18834
	1 年	0. 14391 *	0. 03792	0. 000	0. 06931	0. 21850
	3 年	0. 14326 *	0. 04520	0. 002	0. 05434	0. 23219
	5 年	0. 10939	0. 06981	0. 118	–0. 02792	0. 24671
	5 年及以上	0. 14680 *	0. 04938	0. 003	0. 04965	0. 24395
1 年	1 个月	–0. 02317	0. 03545	0. 514	–0. 09290	0. 04656
	半年	–0. 14391 *	0. 03792	0. 000	–0. 21850	–0. 06931
	3 年	–0. 00064	0. 04603	0. 989	–0. 09119	0. 08991
	5 年	–0. 03451	0. 07035	0. 624	–0. 17289	0. 10386
	5 年及以上	0. 00289	0. 05014	0. 954	–0. 09574	0. 10153
3 年	1 个月	–0. 02252	0. 04315	0. 602	–0. 10741	0. 06235
	半年	–0. 14326 *	0. 04520	0. 002	–0. 23219	–0. 05434
	1 年	0. 00064	0. 04603	0. 989	–0. 08991	0. 09119
	5 年	–0. 03387	0. 07453	0. 650	–0. 18047	0. 11272
	5 年及以上	0. 00353	0. 05586	0. 950	–0. 10634	0. 11341

续表

(I) 病龄	(J) 病龄	平均差 (I-J)	标准误差	Sig	95% 置信区间	
					下限	上限
5 年	1 个月	0.01134	0.06850	0.869	-0.12339	0.14608
	半年	-0.10939	0.06981	0.118	-0.24671	0.02792
	1 年	0.03451	0.07035	0.624	-0.10386	0.17289
	3 年	0.03387	0.07453	0.650	-0.11272	0.18047
	5 年及以上	0.03741	0.07713	0.628	-0.11431	0.18914
5 年及以上	1 个月	-0.02606	0.04751	0.584	-0.11953	0.06740
	半年	-0.14680*	0.04938	0.003	-0.24395	-0.04965
	1 年	-0.00289	0.05019	0.954	-0.10158	0.09574
	3 年	-0.00353	0.05586	0.950	-0.11341	0.10634
	5 年	-0.03741	0.07713	0.628	-0.18914	0.11431

注：* P=0.05。

由表 4-35 可以看出，$p<0.05$，说明病龄对病人感知参与决策行为有影响，可以接着进行 LSD 分析。又由表 4-36 可以看出，患病半年以上的病人具有最高的感知参与决策行为，其次分别是五年以下、一个月、三年、一年和五年以上。当病龄从一个月增加到半年时，感知参与呈上升趋势。当病龄从半年增加到一年时，感知参与呈下降趋势。当病龄从一年增加到三年，再增加到五年时，感知参与呈上升趋势。当病龄从五年增加到五年以上时，感知参与呈下降趋势。总之，感知参与和病龄之间呈近似“M”形曲线规律。

依据病人在感知参与得分的差异性程度，可以将病人分为两组。一组是病龄为半年的病人，另一组是其他病龄的病人。在感知参与得分方面，两组病人间存在显著差异（$p=0.05$），但是组内没有显著差异（$p=0.05$）。

5. 不同地区组的差异分析

我们通过方差分析检验了病人所在地区对病人感知参与决策行为的影响。数据分析结果如表 4-37、表 4-38 所示。

表 4-37　方差分析表——病人所在地区与病人感知参与决策行为

	方差和	df	均方差	F	Sig
组间	1.684	4	0.421	0.742	0.564
组内	192.952	340	0.568		
总计	194.636	344			

表4-38　Games-Howell分析——病人所在地区与病人感知参与决策行为

(I) 地区	(J) 地区	平均差 (I-J)	标准误差	Sig	95%　置信区间	
					下限	上限
广州	长沙	-0.068829	0.132695	0.985	-0.43507	0.29741
	克拉玛依	-0.149244	0.120029	0.726	-0.48097	0.18248
	衡阳	0.001735	0.155100	1.000	-0.43375	0.43722
	天津	0.033735	0.137351	0.999	-0.34565	0.41312
长沙	广州	0.068829	0.132695	0.985	-0.29741	0.43507
	克拉玛依	-0.080415	0.106228	0.942	-0.37377	0.21294
	衡阳	0.070564	0.144684	0.988	-0.33839	0.47952
	天津	0.102564	0.125470	0.925	-0.24429	0.44942
克拉玛依	广州	0.149244	0.120029	0.726	-0.18248	0.48097
	长沙	0.080415	0.106228	0.942	-0.21294	0.37377
	衡阳	0.150979	0.133163	0.788	-0.22963	0.53158
	天津	0.182979	0.111990	0.479	-0.12718	0.49313
衡阳	广州	-0.001735	0.155100	1.000	-0.43722	0.43375
	长沙	-0.070564	0.144684	0.988	-0.47952	0.33839
	克拉玛依	-0.150979	0.133163	0.788	-0.53158	0.22963
	天津	0.032000	0.148965	1.000	-0.38811	0.45211
天津	广州	-0.033735	0.137351	0.999	-0.41312	0.34565
	长沙	-0.102564	0.125470	0.925	-0.44942	0.24429
	克拉玛依	-0.182979	0.111990	0.479	-0.49313	0.12718
	衡阳	-0.032000	0.148965	1.000	-0.45211	0.38811

由表4-37可以看出，$p>0.05$，不能进行LSD分析，进行Games-Howell分析。又由表4-38中可以看出，病人所在地区对病人感知参与决策行为没有显著影响。因此，假设H1e“病人所在地区区域影响病人感知参与决策行为”不成立，没有得到支持。

6. 不同工作类型组的差异分析

我们通过方差分析检验了病人工作类型对病人感知参与决策行为的影响。数据分析结果如表4-39、表4-40所示。

表4-39　方差分析表——病人工作类型与病人感知参与决策行为

	方差和	df	均方差	F	Sig
组间	3.701	8	0.463	0.814	0.590
组内	190.934	336	0.568		
总计	194.635	344			

表4-40　Games-Howell分析——病人工作类型与病人感知参与决策行为

（I）工作类型	（J）工作类型	平均差（I-J）	标准误差	Sig	95%　置信区间	
					下限	上限
农民	民工	-0.042577	0.154149	1.000	-0.53582	0.45066
	白领	0.107423	0.147106	0.998	-0.36212	0.57696
	个体工商户	0.031016	0.171199	1.000	-0.51562	0.57765
	失业或者待业人员	-0.036029	0.182875	1.000	-0.64098	0.56892
	退休人员	-0.156863	0.170939	0.991	-0.70677	0.39305
	自由职业者	-0.085434	0.252794	1.000	-0.92825	0.75738
	学生	-0.007112	0.136400	1.000	-0.44573	0.43150
民工	农民	0.042577	0.154149	1.000	-0.45066	0.53582
	白领	0.150000	0.138424	0.975	-0.28882	0.58882
	个体工商户	0.073593	0.163800	1.000	-0.44842	0.59561
	失业或者待业人员	0.006548	0.175967	1.000	-0.57851	0.59161
	退休人员	-0.114286	0.163527	0.999	-0.64010	0.41153
	自由职业者	-0.042857	0.247843	1.000	-0.87289	0.78718
	学生	0.035466	0.126988	1.000	-0.36930	0.44023
白领	农民	-0.107423	0.147106	0.998	-0.57696	0.36212
	民工	-0.150000	0.138424	0.975	-0.58882	0.28882
	个体工商户	-0.076407	0.157189	1.000	-0.57638	0.42356
	失业或者待业人员	-0.143452	0.169831	0.994	-0.71128	0.42437
	退休人员	-0.264286	0.156906	0.753	-0.76862	0.24005
	自由职业者	-0.192857	0.243525	0.996	-1.01202	0.62631
	学生	-0.114534	0.118339	0.988	-0.48712	0.25805
个体工商户	农民	-0.031016	0.171199	1.000	-0.57765	0.51562
	民工	-0.073593	0.163800	1.000	-0.59561	0.44842
	白领	0.076407	0.157189	1.000	-0.42356	0.57638
	失业或者待业人员	-0.067045	0.191080	1.000	-0.69354	0.55945
	退休人员	-0.187879	0.179690	0.980	-0.76320	0.38745
	自由职业者	-0.116450	0.258792	1.000	-0.97408	0.74118
	学生	-0.038128	0.147218	1.000	-0.50900	0.43274
失业或者待业人员	农民	0.036029	0.182875	1.000	-0.56892	0.64098
	民工	-0.006548	0.175967	1.000	-0.59161	0.57851
	白领	0.143452	0.169831	0.994	-0.42437	0.71128

续表

(I) 工作类型	(J) 工作类型	平均差 (I-J)	标准误差	Sig	95% 置信区间	
					下限	上限
失业或者待业人员	个体工商户	0.067045	0.191080	1.000	-0.55945	0.69354
	退休人员	-0.120833	0.190847	0.999	-0.74968	0.50801
	自由职业者	-0.049405	0.266660	1.000	-0.93474	0.83593
	学生	0.028918	0.160647	1.000	-0.51755	0.57538
退休人员	农民	0.156863	0.170939	0.991	-0.39305	0.70677
	民工	0.114286	0.163527	0.999	-0.41153	0.64010
	白领	0.264286	0.156906	0.753	-0.24005	0.76862
	个体工商户	0.187879	0.179690	0.980	-0.38745	0.76320
	失业或者待业人员	0.120833	0.190847	0.999	-0.50801	0.74968
	自由职业者	0.071429	0.258620	1.000	-0.78698	0.92984
	学生	0.149751	0.146915	0.982	-0.32661	0.62611
自由职业者	农民	0.085434	0.252794	1.000	-0.75738	0.92825
	民工	0.042857	0.247843	1.000	-0.78718	0.87289
	白领	0.192857	0.243525	0.996	-0.62631	1.01202
	个体工商户	0.116450	0.258792	1.000	-0.74118	0.97408
	失业或者待业人员	0.049405	0.266660	1.000	-0.83593	0.93474
	退休人员	-0.071429	0.258620	1.000	-0.92984	0.78698
	学生	0.078323	0.237211	1.000	-0.72655	0.88320
学生	农民	0.007112	0.136400	1.000	-0.43150	0.44573
	民工	-0.035466	0.126988	1.000	-0.44023	0.36930
	白领	0.114534	0.118339	0.988	-0.25805	0.48712
	个体工商户	0.038128	0.147218	1.000	-0.43274	0.50900
	失业或者待业人员	-0.028918	0.160647	1.000	-0.57538	0.51755
	退休人员	-0.149751	0.146915	0.982	-0.62611	0.32661
	自由职业者	-0.078323	0.237211	1.000	-0.88320	0.72655

由表4-39可以看出，$p>0.05$，不能进行LSD分析，进行Games-Howell分析。又由表4-40中可以看出，病人工作类型对病人感知参与决策行为没有显著性影响。因此，假设H1f“病人工作类型影响病人感知参与决策行为”没有得到支持，不成立。

7. 不同月收入组的差异分析

我们通过方差分析检验了病人月收入对病人感知参与决策行为的影响。数据分析结果如表4-41、表4-42所示。

表4-41 方差分析表——病人月收入与病人感知参与决策行为

	方差和	df	均方差	F	Sig
组间	2.916	5	0.583	1.105	0.357
组内	178.894	339	0.528		
总计	181.810	344			

表4-42 Games-Howell分析——病人月收入与病人感知参与决策行为

(I)月收入	(J)月收入	平均差(I-J)	标准误差	Sig	95% 置信区间	
					下限	上限
1000元以下	1000~3999元	-0.01108	0.08644	1.000	-0.25951	0.23733
	4000~6999元	0.21176	0.12173	0.510	-0.14237	0.56589
	7000~9999元	-0.00453	0.23068	1.000	-0.79699	0.78791
	10000~19999元	0.21546	0.08649	0.190	-0.06707	0.49800
	20000元及以上	-0.41786	0.53720	0.949	-4.72972	3.89398
1000~3999元	1000元以下	0.01108	0.08644	1.000	-0.23733	0.25951
	4000~6999元	0.22284	0.11830	0.419	-0.12176	0.56746
	7000~9999元	0.00655	0.22889	1.000	-0.78443	0.79753
	10000~19999元	0.22655	0.08159	0.131	-0.04842	0.50152
	20000元及以上	-0.40677	0.53644	0.953	-4.74040	3.92684
4000~6999元	1000元以下	-0.21176	0.12173	0.510	-0.56589	0.14237
	1000~3999元	-0.22284	0.11830	0.419	-0.56746	0.12176
	7000~9999元	-0.21629	0.24441	0.944	-1.02459	0.59200
	10000~19999元	0.00370	0.11833	1.000	-0.35377	0.36117
	20000元及以上	-0.62962	0.54324	0.832	-4.78103	3.52178
7000~9999元	1000元以下	0.00453	0.23068	1.000	-0.78791	0.79699
	1000~3999元	-0.00655	0.22889	1.000	-0.79753	0.78443
	4000~6999元	0.21629	0.24441	0.944	-0.59200	1.02459
	10000~19999元	0.22000	0.22891	0.920	-0.57311	1.01311
	20000元及以上	-0.41333	0.57750	0.966	-3.94292	3.11626

续表

(I) 月收入	(J) 月收入	平均差 (I-J)	标准误差	Sig	95% 置信区间	
					下限	上限
10000~19999 元	1000 元以下	-0.21546	0.08649	0.190	-0.49800	0.06707
	1000~3999 元	-0.22655	0.08159	0.131	-0.50152	0.04842
	4000~6999 元	-0.00370	0.11833	1.000	-0.36117	0.35377
	7000~9999 元	-0.22000	0.22891	0.920	-1.01311	0.57311
	20000 元及以上	-0.63333	0.53644	0.823	-4.96716	3.70049
20000 元及以上	1000 元以下	0.41786	0.53720	0.949	-3.89398	4.72972
	1000~3999 元	0.40677	0.53644	0.953	-3.92684	4.74040
	4000~6999 元	0.62962	0.54324	0.832	-3.52178	4.78103
	7000~9999 元	0.41333	0.57750	0.966	-3.11626	3.94292
	10000~19999 元	0.63333	0.53644	0.823	-3.70049	4.96716

由表4-41可以看出，$p > 0.05$，不能进行LSD分析，进行Games-Howell分析。又由表4-42中可以看出，病人月收入对病人感知参与决策行为没有显著性影响。因此，假设H1g“病人月收入影响病人感知参与决策行为”没有得到支持，不成立。

总之，通过上述关于病人特质（性别、年龄、学历、病龄、所在地、工作类型、月收入）对病人感知参与决策行为影响的独立样本t检验和方差分析，我们发现病人性别、年龄、所在地区、工作类型和月收入水平对病人感知参与决策行为没有显著影响；病人学历和病龄对病人感知参与决策行为有显著影响。

四、相关性分析

采用SPSS18.0的双变量相关分析对图4-1模型中涉及的各个变量进行相关分析，得到如表4-43所示的相关系数矩阵。

根据相关系数矩阵可以看出，5个因变量（病人就医过程中的满意度、病人对医生的信任、医生对病人尊敬、病人感知医生友好和家人朋友参加决策）与病人感知参与决策行为存在显著相关关系。其中，病人就医过程中的满意度、医生对病人尊敬和病人感知医生友好均与病人感知参与决策行为呈正相关关系；病人对医生的信任和家人朋友参与决策与病人感知参与决策行为呈负相关关系。因此，初步验证了假设H2、H3、H4、H5和H6。

表 4-43　描述性统计、相关系数

变量	病人就医过程中的满意度	病人对医生的信任	医生对病人的尊敬	病人感知医生友好	家人朋友参与决策	病人感知参与决策行为	均值	标准差
病人就医过程中的满意度	1						3.483	0.752
病人对医生的信任	0.355**	1					3.642	0.715
医生对病人的尊敬	0.803**	-0.333**	1				3.365	0.624
病人感知医生友好	0.823**	-0.297**	0.812**	1			3.698	0.823
家人朋友参与决策	-0.289**	0.088	-0.182**	-0.207**	1		3.714	0.772
病人感知参与决策行为	0.566**	-0.441**	0.443**	0.584**	-0.352**	1	2.022	0.834

注：** P<0.01。

五、假设检验

本节运用 SPSS18.0，用线性回归方法检验本章第二节提出的假设。

1. 模型单因素回归分析

如图 4-1 所示的模型中各自变量和因变量做单因素假设检验分析，结果如表 4-44、表 4-45、表 4-46、表 4-47 所示。

表 4-44　病人参与决策模型相关系数矩阵

变量名称	因变量：病人感知参与决策行为				
病人就医过程中的满意度	0.566				
病人对医生的信任		-0.441			
医生对病人尊敬			0.433		
病人感知医生友好				0.584	
家人朋友参与决策					-0.352
R^2	0.566	0.441	0.443	0.584	0.352
调整 R^2	0.320	0.320	0.396	0.341	0.363
F	161.381	6.920	83.549	177.095	23.277

表 4-45　病人参与决策模型整体拟合效果概述

模型	R	R^2	调整 R^2	估计误差	杜宾-瓦特森
1	0.625[a]	0.591	0.582	0.591430	2.595

注：a. Predictors：（Constant）：家人朋友参与决策，病人信任，病人感知医生友好或温暖，医生对病人尊敬，病人满意度。

表 4 – 46 病人参与决策模型方差分析

模型		方差和	df	均方差	F	Sig
1	回归	76.057	5	15.211	43.487	0.000[a]
	残差	118.579	339	0.350		
	总计	194.636	344			

注：a. Predictors：（Constant）：家人朋友参与决策，病人信任，病人感知医生友好或温暖，医生对病人尊敬，病人满意度。

表 4 – 47 病人参与决策模型回归系数

模型		非标准化系数		标准化系数	t	Sig
		B	标准误差	Beta		
1	病人感知参与决策行为	1.610	0.244		6.595	0.000
	病人对医生的信任	–0.070	0.055	–0.058	–1.278	0.002
	医生对病人尊敬	0.194	0.073	0.212	2.655	0.008
	病人感知医生友好	0.464	0.081	0.476	5.695	0.000
	病人就医过程中的满意度	0.354	0.089	0.336	3.966	0.000
	家人朋友参与决策	–0.090	0.040	–0.100	–2.246	0.025

注：a. Dependent Variable：病人感知参与决策行为。

由表 4 – 44 可以看出，病人就医过程中的满意度、医生对病人尊敬和病人感知医生友好对病人感知参与决策行为有正影响作用；病人对医生的信任和家人朋友参与决策对病人感知参与决策行为有负影响作用。病人就医过程中的满意度、病人信任、医生对病人尊敬、病人感知医生友好和家人朋友参与决策对病人感知参与决策行为回归分析的 R^2 均大于 0.3，说明各自变量对因变量的影响都是显著的，并且都具有解释力。由表 4 – 45 可以看出，模型的拟合优度系数为 0.625，并且杜宾 – 瓦特森检验统计量 DW 为 2.595，处于 2 ~ 4 之间，说明模型变量无序列相关。由表 4 – 46 可以看出，模型检验的 F 统计值为 43.487，显著性水平的 p 值几乎为零，因而模型通过了检验，因变量与自变量之间的线性关系明显。由表 4 – 47 可知，病人就医过程中的满意度、病人对医生信任、医生对病人尊敬、病人感知医生友好、家人朋友参与决策 5 个自变量的 t 统计量的绝对值均大于 1，通过了变量的显著性检验。因此，通过上述分析可以得出，病人就医过程中的满意度对病人感知参与决策行为有正影响作用；病人对医生的信任对病人感知参与决策行为有负影响作用；医生对病人的尊敬对病人感知参与决策行为有正影响作用；病人感知医生友好对病人感知参与决策行为有正影响作用；家人朋友参与决策对病人感知参与决策行为有负影响作用。从而，假设 H2、H3、H4、H5、H6 均得到验证。

2. 模型多因素回归分析

在单因素假设检验分析的基础上，我们用前进法对图 4 -1 所示的模型进行多因素假设检验。分析过程和结果如表 4 -48 所示。

表 4 -48　病人参与决策模型多因素分析

模型		非标准化系数		标准系数	t	Sig
		B	标准误差	试用版		
1	病人感知参与决策行为	1.389	0.217		6.411	0.000
	医生对病人的尊敬	0.604	0.062	0.468	9.820	0.000
2	病人感知参与决策行为	1.285	0.216		5.941	0.000
	医生对病人的尊敬	0.402	0.087	0.311	4.598	0.000
	病人感知医生友好	0.215	0.067	0.218	3.225	0.001
3	病人感知参与决策行为	1.313	0.213		6.162	0.000
	医生对病人的尊敬	0.473	0.088	0.367	5.350	0.000
	病人感知医生友好	0.387	0.082	0.393	4.692	0.000
	病人对医生的信任	-0.246	0.071	-0.270	-3.444	0.001
4	病人感知参与决策行为	1.273	0.212		5.994	0.000
	医生对病人的尊敬	0.419	0.091	0.325	4.599	0.000
	病人感知医生友好	0.310	0.088	0.315	3.506	0.001
	病人对医生的信任	-0.320	0.078	-0.351	-4.103	0.000
	病人就医过程中的满意度	0.215	0.094	0.212	2.296	0.002

注：a. Dependent Variable：病人感知参与决策行为。

由表 4 -48 可以看出，总体数据的参数估计迭代 4 步，按照变量的显著性水平从大到小的规则剔除大于 0.05 的变量，最终回归结果中 4 个自变量进入模型，家人朋友参与决策变量未进入模型。但是，通过上述单因素回归分析可以看出，家人朋友参与决策对病人感知参与决策行为产生显著影响。因此家人朋友参与决策单独对病人感知参与决策行为产生影响，而不和其他 4 个变量共同影响病人感知参与决策行为。病人就医过程中的满意度、病人对医生的信任、医生对病人的尊敬、病人感知医生友好对病人感知参与决策行为产生影响的 p 值均小于 0.05，因此可以认为这些变量共同对病人感知参与决策行为产生影响。

3. 按病人特质分组的假设检验

由前述差异性分析可知，通过独立样本 t 检验和方差检验发现，病人学历和病龄均对病人感知参与决策行为有显著性影响。因此，有必要分别对数据按学历和病龄分组，对所用变量强制进入回归方程进行参数估计，研究不同病人学历和病龄下的各自变量对病人感知参与决策行为的影响及影响程度。

（1）按病人学历分组的假设检验。由前一章的样本描述性统计可知，样本的学历主要集中分布在初中、高中、本科或大专 3 个学历层次，其他学历层次样本分布较少。因此在对病人学历进行分组检验时，我们只对初中、高中、本科或大专学历分组进行回归分析，研究不同学历条件下的各自变量对病人感知参与决策行为的影响及影响程度。分析结果如表 4－49、表 4－50、表 4－51 所示。

由表 4－49 可知，对于初中学历组，家人朋友参与决策对病人感知参与决策行为的影响不具有显著性意义，其他变量对病人感知参与决策行为的影响均具有显著意义。

表 4－49　病人特质参数估计——初中学历

模型		非标准化系数		标准系数	t	Sig
		B	标准 误差	试用版		
	病人感知参与决策行为	1.110	0.511		2.171	0.034
	家人朋友参与决策	0.011	0.120	0.010	0.090	0.929
	病人就医过程中的满意度	0.146	0.172	0.145	0.845	0.042
	病人对医生的信任	－0.564	0.196	－0.441	－2.883	0.006
	医生对病人的尊敬	0.410	0.123	0.534	3.327	0.002
	病人感知医生友好	0.375	0.145	0.373	2.587	0.012

由表 4－50 可知，对于高中学历组，家人朋友参与决策、病人就医过程中的满意度对病人感知参与决策行为的影响不具有显著性意义，其他变量对病人感知参与决策行为的影响均具有显著性意义。

表 4－50　病人特质参数估计——高中学历

模型		非标准化系数		标准系数	t	Sig
		B	标准 误差	试用版		
	病人感知参与决策行为	0.281	0.450		0.625	0.533
	家人朋友参与决策	－0.022	0.080	－0.022	－0.271	0.787
	病人就医过程中的满意度	0.047	0.147	0.041	0.320	0.750
	病人对医生的信任	－0.659	0.139	－0.510	－4.727	0.000
	医生对病人的尊敬	0.610	0.135	0.560	0.452	0.053
	病人感知医生友好	0.147	0.159	0.128	0.925	0.057

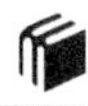

由表4-51可知，对于本科或大专学历组，家人朋友参与决策对病人感知参与决策行为的影响不具有显著性意义，其他变量对病人感知参与决策行为的影响均具有显著性意义。

表4-51　病人特质参数估计——本科或者大专学历

模型		非标准化系数		标准系数	t	Sig
		B	标准 误差	试用版		
	病人感知参与决策行为	1.670	0.382		4.371	0.000
	家人朋友参与决策	-0.031	0.087	-0.028	-0.362	0.718
	病人就医过程中的满意度	0.490	0.188	0.455	2.602	0.010
	病人对医生的信任	-0.208	0.153	-0.154	-1.357	0.077
	医生对病人的尊敬	0.487	0.137	0.537	3.551	0.001
	病人感知医生友好	0.307	0.173	0.316	1.777	0.078

比较按病人学历分组的各组的回归系数，可以得到如下结论：对于初中学历病人组，影响感知参与决策行为的因素有病人就医过程中的满意度、病人对医生的信任、病人对医生的尊敬和病人感知医生友好；对于高中学历病人组，影响感知参与决策行为的因素有病人对医生的信任、医生对病人的尊敬和病人感知医生友好；对于本科或者大专学历病人组，影响感知参与决策行为的因素有病人就医过程中的满意度、病人对医生的信任、病人对医生的尊敬和病人感知医生友好。

无论是初中组（p=0.006）、高中组（p=0.000）还是本科或大专组（p=0.077），病人对医生的信任均对感知参与决策行为有显著负影响作用（p=0.10），因此对这三组病人，假设H3均得到验证（p=0.10）。然而，病人对医生的信任和感知参与之间的标准化相关系数分别是-0.441（初中组）、-0.510（高中组）、-0.154（本科或大专组），存在显著差异，因此病人对医生的信任对感知参与的作用程度在三组之间存在显著差异。

对于初中组（p=0.042）、本科或大专组（p=0.010），病人就医过程中的满意度均对感知参与决策行为有显著正影响作用，但是对于高中组的病人，该作用不显著（p=0.750），因此对于初中组、本科或大专组，假设H2均得到验证（p=0.010），对于高中组，该假设未得到验证（p=0.750）. 此外，病人就医过程中的满意度和感知参与之间的标准化相关系数分别是0.145（初中组）、0.455（本科或大专组），存在显著差异，因此病人就医过程中的满意度对感知参与的作用程度在这两组之间存在显著差异。

无论是初中组（p=0.012）、高中组（p=0.057）、还是本科或大专组（p=0.078），病人感知医生友好均对感知参与决策行为有显著正影响作用，因此对于这三组病人，假设H5均得到验证（p=0.10）。然而，病人感知医生友好和感知参与之间的标准化相关数分别是0.128（初中组）、0.373（高中组）、0.316（本科或大专组），存在显著差异，因此病人感知医生友好对感知参与的作用程度在三组之间存在显著差异。

由表4－49、表50、和表51可知，基于自变量对感知参与的影响程度，自变量的排列顺序在初中组、高中组、本科或大专组之间存在差异，即为些自变量对感知参与的影响程度在这三组之间存在差异，具体而言，虽然医生对病人的尊敬在初中组、高中组、本科或大专组都排第一位、病人感知医生好友在三组中都排第三位，俚是病人对医生的信任在初中组和高中组中排第二位，而在本科或大专组中排第四位，病人就医过程中的满意度在初中组中排最后一位，在本科或大专组中排第二位，在高中组中排最后并且影响不显著。

（2）按病龄分组的假设检验。由前一章的样本描述性统计可知，样本病龄主要集中分布在1个月、半年、1年3个层次，其他层次的样本分布较少。因此在对病龄进行分组检验时，我们只对1个月、半年和1年病龄分组进行回归分析，研究不同病龄条件下的各自变量对病人感知参与决策行为的影响及影响程度。结果如表4－52、表4－53、表4－54所示。

表4－52　病人特质参数估计——1个月病龄

模型		非标准化系数		标准系数	t	Sig
		B	标准 误差	试用版		
	病人感知参与决策行为	1.960	0.439		4.462	0.000
	家人朋友参与决策	－0.093	0.086	－0.092	－1.076	0.284
	病人就医过程中的满意度	0.185	0.144	0.196	1.282	0.023
	病人对医生的信任	0.091	0.200	0.070	0.456	0.649
	医生对病人的尊敬	0.414	0.142	0.486	2.904	0.005
	病人感知医生友好	0.588	0.147	0.654	3.993	0.000

由表4－52可知，对于1个月病龄组，家人朋友参与决策、病人对医生的信任对病人感知参与决策行为的影响不具有显著意义，其他变量对病人感知参与决策行为的影响均具有显著意义。病人就医过程中的满意度、医生对病人的尊敬和病人感知医生友好系数大于0，为危险因素。

表 4-53 病人特质参数估计——半年病龄

模型		非标准化系数		标准系数	t	Sig
		B	标准 误差	试用版		
	病人感知参与决策行为	1.196	0.558		2.143	0.035
	家人朋友参与决策	-0.002	0.101	-0.002	-0.017	0.986
	病人就医过程中的满意度	-0.027	0.250	-0.019	-0.106	0.916
	病人对医生的信任	-0.615	0.166	-0.493	-3.691	0.000
	医生对病人的尊敬	0.409	0.172	0.351	2.369	0.020
	病人感知医生友好	0.480	0.225	0.403	2.131	0.036

由表4-53可知，对于半年病龄组，家人朋友参与决策、病人就医过程中的满意度对病人感知参与决策行为的影响不具有显著意义，其他变量对病人感知参与决策行为的影响均具有显著意义。其中病人对医生的信任的回归系数小于0，为保护因素；医生对病人的尊敬、病人感知医生友好的回归系数大于0，为危险因素。

表 4-54 病人特质参数估计——1 年病龄

模型		非标准化系数		标准系数	t	Sig
		B	标准 误差	试用版		
	病人感知参与决策行为	0.431	0.564		0.763	0.448
	家人朋友参与决策	0.141	0.125	0.125	1.131	0.262
	病人就医过程中的满意度	0.171	0.229	0.159	0.746	0.458
	病人对医生的信任	-0.825	0.220	-0.582	-3.751	0.000
	医生对病人的尊敬	0.366	0.171	0.341	2.138	0.036
	病人感知医生友好	0.135	0.219	0.114	0.618	0.039

由表4-54可知，对于1年病龄组，家人朋友参与决策、病人就医过程中的满意度对病人感知参与决策行为的影响不具有显著意义，其他变量对病人感知参与决策行为的影响均具有显著意义。其中病人对医生的信任的回归系数小于0，为保护因素；医生对病人的尊敬、病人感知医生友好系数大于0，为危险因素。

比较按病龄分组的各组的回归系数，可以得到如下结论。对于1个月病龄组，影响感知参与决策行为的因素为病人就医过程中的满意度、病人对医生的尊敬、病人感知医生友好。对于半年病龄组，影响病人感知参与决策行为的因素为病人对医生的信任、医生对病人的尊敬、病人感知医生友好。对于1年病龄组，影响病人感知参与决策行为的因素为病人对医生的信任、病人对医生的尊敬、病人感知医生友好。

由上可知，对于1个月病龄组，病人对医生的信任对感知参与决策行为的影响不显著。其中的原因可能是，1个月病龄病人刚入院不久，对医生并没有足够了解，因而对医生信任因素不敏感。对于所有的病龄组，在整体多因素分析中，家人朋友参与决策对感知参与决策行为的影响不显著，但是在单因素假设检验中，影响显著。因此。假设H6“家人朋友参与决策对病人感知参与决策行为有负影响作用”得到部分证实。假设H1d“病人的病龄影响病人感知参与决策行为”得到进一步证实。

对于半年病龄组（$p=0.000$）和一年病龄组（$p=0.000$），病人对医生的新人均对感知参与决策行为有显著负影响作用（$p=0.000$），但对一个月病龄组（$p=0.649$），没有显著作用。因此对于半年病龄组和一年病龄组病人，假设H3均得到验证（$p=0.000$），但是对于一个月病龄组，该假设没有得到验证（$p=0.649$）. 病人对医生的信任和感知参与之间的标准化相关系数分别是-0.493（半年病龄组）、-0.582（一年病龄组），存在显著差异，因此病人对医生的信任对感知参与的作用程度在这两组之间存在显著差异。

对于一个月病龄组（$p=0.023$），病人就医过程中的满意度均对感知参与决策行为有显著正影响作用，但是对于半年病龄组（$p=0.916$）和一年病龄组（$p=0.458$）的病人，该作用不显著，因此对于一个月病龄组，假设H2均得到验证（$p=0.050$），对于半年病龄组和一年病龄组，该假设未得到验证。

无论是一个月病龄组（$p=0.000$），还是半年病龄组（$p=0.036$）和一年病龄组（$p=0.039$），病人感知医生好友均对感知参与决策行为有显著正影响作用，因此对于这三组病人，假设H5均得到验证（$p=0.05$），然而，病人感知医生友好和感知参与之间的标准化相关系数分别是0.654（一个月病龄组）、0.403（半年病龄组）、0.114（一年病龄组），存在显著差异，因此病人感知医生友好对感知参与的作用程度在三组之间存在显著差异。

无论是一个月病龄组（$p=0.005$），还是病龄组（$p=0.020$）和一年病龄组（$p=0.036$），医生对病人的尊敬均对感知参与决策行为有显著正影响作用，因此对于这三组病人，假设H4均得到验证（$p=0.05$）. 医生对病人的尊敬和感知参与之间的标准化相关系数分别是0.486（一个月病龄组）、0.351（半年病龄组）、0.341（一年病龄组），前者和后两者之间有显著差异，但后两者之间没有显著差异，因此医生对病人的尊敬对感知参与的作用程度在一年病龄组和半年病龄组之间没有显著差异，但这两组与一个月病龄组之间有显著差异。

由表4－52、表4－53、表4－54可知，基于自变量对感知参与的影响程度，

自变量的排列顺序在一个月病龄组、半年病龄组和一年病龄组之间存在差异，即这些自变量对感知参与的影响程度在这三组之间存在差异。具体而言，病人对医生的信任在半年病龄组和一年病龄组排第一位，但在一个月病龄组中排最后一位并且对感知参与的作用不显著。病人感知医生友好代表团一个月病龄中排第一位，但在编年病龄组中排第二位，在一年病龄组中排第四位。医生对病人的尊敬在一个月病龄组和一年病龄组中排第二位，但在半年病龄组排第三位。

第五节　研究结论

本章通过文献回顾，提出了一个在中国情境下的病人参与决策影响因素模型。通过问卷调查和数据处理对理论假设进行了系统的验证，表4－55给出了本章实证检验结果，得到了以下主要结论：

（1）病人性别、病人年龄、病人所在地区、病人工作类型和病人月收入水平对病人感知参与决策行为没有显著影响；病人学历和病龄对病人感知参与决策行为有显著影响。病人学历越高，感知参与和受教育水平呈倒“V”字形曲线规律，和病龄之间呈现近似“U”形曲线规律。

（2）病人就医过程中的满意度对病人感知参与决策行为产生影响。病人在看病过程中，感到满意，其感知参与决策行为也较为强烈。其中的原因可能是，病人在看病过程中，感到满意，则情绪更好，更愿意积极主动地与医生进行沟通，其感知参与决策行为也较为强烈。

（3）病人对医生的信任对病人感知参与决策行为产生消极影响。其中的原因可能是，病人信任医生，在看病过程中病人就可能信任医生的各种决策，对于自身疾病治疗的一些决策也就交由医生代理，而自己则只是被动地接受医生所做的各项决策，从而病人越信任医生，病人越不主动参与医疗决策，因此其感知参与决策就越低。

对于半年病龄组和一年病龄组，病人对医生的信任对感知参与有显著负影响，然而对一个月病龄组，影响不显著。更进一步，病人对医生的信任和感知参与之间的标准化相关系数分别是0.070（一个月病龄组）、－0.493（半年病龄组）、－0.582（一年病龄组）。当病龄从一个月增加到半年或一年时，病人对医生的信任对感知参与的影响程度逐步提高。当病龄从一个月增加到半年和一年时，病人感知医生友好和感知参与之间的标准化相关系数从0.654下降到0.403和0.114。病人感知医生友好对感知参与的影响程度随病龄的增加而逐步下降，并且下降幅度非常大。当病龄从一个月增加到半年和一年时，医生对病人的尊敬和感知参与之间的标准化相关系数从 0.486 下降到 0.351 和 0.341。医生对病人的尊敬对感知参与的影响程度随病龄的增加也逐步下降，但下降幅度远不如病人感知医生友好对感知参与的影响程度的下降幅度。综合上述变化规律可知，对于病龄短（一个月内）的病人，医生的友好对病人参与至关重要，医生对病人的尊敬次之，两者的影响程度都较高；对于病龄长（一年）的病人，病人对医生的信任最重要，医生对病人的尊敬次之，两者的影响程度都较高；无论对于多长病龄的病人，医生始终都应对病人尊敬，从而有利于病人参与。为了促进病人参与及有利于病人参与对医疗结果的正影响作用（第二章验证过），需要保持适度的病人对医生的信任。

（4）医生对病人的尊敬对病人感知参与决策行为产生积极影响。其中可能的原因是，病人在看病过程中感觉医生尊敬自己，不歧视自己时，更加愿意与医生进行沟通，从而在制定各项医疗决策时更愿意与医生商量，其感知参与决策程度亦越高。

无论是按教育水平的分组，还是按病龄的分组，对所有组别，医生对病人的尊敬对感知参与都有显著正影响作用。并且，对于按教育水平分成的三组，医生对病人的尊敬和感知参与之间的标准化相关系数（0.534、0.560、0.537）几乎一样。此外，当病龄从一个月增加到半年和一年时，医生对病人的尊敬和感知参与之间的标准化相关系数从 0.486 下降到 0.351 和 0.341，病人感知医生友好和感知参与之间的标准化相关系数从 0.654 下降到 0.403 和 0.114，两者相比，前者的下降幅度远远不如后者。综合这些规律可知，无论什么类别的病人，医护都应该尊重，才有利于促进病人参与。

（5）病人感知医生友好影响病人感知参与决策行为。其中可能的原因是，当病人感觉在治疗过程中医生对自己十分友好，对于自己的各种问题有问有答，十分关心自己，病人则更愿意与医生进行沟通，同时治病的积极性也将提高，其参与决策意愿得到提高，感知的参与决策行为就越多。

（6）家人朋友参与决策对病人感知参与决策行为有部分消极影响。家人朋友参与决策单独对病人感知参与决策行为产生影响，而不与病人在就医过程中的满意度、病人对医生的信任、医生对病人的尊敬、病人感知医生友好共同对病人感知参与决策行为产生影响。在病人感知参与决策行为的影响因素中，家人朋友参与决策作为一个独立的变量对病人感知参与决策行为产生影响。其中可能的原因是，病人在住院过程中，当有家人或者朋友积极帮忙选择医生，帮忙选择不同的治疗方法时，病人自身则会形成依赖思想，将各种决策权移交给家人朋友，自己选择专心养病，则病人自身参与决策程度将降低。因此，家人朋友参与决策对病人参与决策有消极影响。

表4－55　假设的实证检验结果

假设	检验结果
H1：病人特质影响病人感知参与决策行为	部分证实
H1a：病人的性别影响病人感知参与决策行为	未证实
H1b：病人的年龄影响病人感知参与决策行为	未证实
H1c：病人的学历影响病人感知参与决策行为	证实
H1d：病人的病龄影响病人感知参与决策行为	证实
H1e：病人所在地区区域影响病人感知参与决策行为	未证实
H1f：病人工作类型影响病人感知参与决策行为	未证实
H1h：病人月收入影响病人感知参与决策行为	未证实
H2：病人就医过程中的满意度对病人感知参与决策行为有正影响作用	证实
H3：病人对医生的信任对病人感知参与决策行为有负影响作用	证实
H4：医生对病人的尊敬对病人感知参与决策行为有正影响作用	证实
H5：病人感知医生友好对病人感知参与决策行为有正影响作用	证实
H6：家人朋友参与决策对病人感知参与决策行为有负影响作用	部分证实

第六节　本章小结

本章根据前人对病人参与医疗决策影响因素的研究成果以及小规模访谈结果，提出了中国情境下有关病人参与医疗决策的影响因素的假设，构建了病人参与决策影响因素的研究模型。在此基础上，进行了问卷设计、预测试、正式调查和数据分析处理。

通过实证研究发现，病人就医过程中的满意度、医生对病人尊敬、病人感知医生友好对病人感知参与决策行为有正影响作用；病人对医生的信任、家人朋友参与决策对病人感知参与决策行为有负影响作用。感知参与受病人学历和病龄的影响。感知参与和教育水平呈倒“V”字形曲线规律，和病龄之间呈近似“M”形曲线规律。

附录　病人参与决策及其影响因素调查问卷

尊敬的先生/女士：

您好！

非常感谢您在百忙之中抽出时间填写此问卷。我们将对所有的问卷反馈都以保密方式保存，并承诺只进行统计分析，而不根据您提供的信息进行个案分析，因此填写这份问卷不会给您带来任何负面影响。

此项调查是中南大学商学院组织进行，旨在了解病人所感知参与决策程度和病人参与决策的影响因素，研究制定有效的提高医疗服务水平的方法，指导和促进医院提高医疗质量。

1. 以下13个说法，您是否同意，请在括弧内打“√”。

	是	否
(1) 医生问过我是否同意他的决定。	( )	( )
(2) 医生向我详细解释了我的病情和治疗方法。	( )	( )
(3) 医生问过我，我认为引起我疾病的原因有哪些。	( )	( )
(4) 医生鼓励过我，让我说说我关心病情的哪些方面。	( )	( )
(5) 医生鼓励过我，让我对自己疾病的治疗提些建议。	( )	( )
(6) 我要求过医生，让他详细地解释我的治疗方案和流程。	( )	( )
(7) 我要求过医生，让他提出治疗建议。	( )	( )
(8) 我详细描述了自己的疾病症状。	( )	( )
(9) 关于我的疾病症状，我问了医生许多问题。	( )	( )
(10) 我向医生提供了一些治疗建议。	( )	( )
(11) 为了更好地治疗，我坚持某些检查和治疗方案。	( )	( )
(12) 就医生建议的检查或者治疗方案，我提出过我的质疑。	( )	( )
(13) 对于医生制定的检查和治疗方案，我提出过自己赞同或者反对的意见。	( )	( )

2. 您是如何获得各种关于疾病和健康方面的信息的。(　　)(可以多选)

A. 医生告知　B. 家人朋友告知　C. 电视报纸得知　D. 通过互联网获得信息

E. 其他渠道

3. 您觉得以下的信息您最想了解的是（　　）。(选择5个答案)

A. 关于诊疗阶段以及病情发展程度的信息

B. 关于治愈我的疾病可能性的信息

C. 关于疾病治疗方法对我正常的社交活动（如运动、爱好等）的影响的信息

D. 关于如何处理我的疾病对我家人和亲朋好友造成的生理和心理影响的信息

E. 有关如何在家疗养方面的信息（如营养、家庭看护等）

F. 关于如何处理疾病对我平常身体和性行为的影响的信息

G. 关于不同治疗方法和各方法利弊方面的信息

H. 关于我的家人和孩子是否有可能感染这种疾病的信息

I. 关于治疗可能带来的副作用方面的信息

4. 请问您在作出决策时，哪些家人给您提出过意见建议。（　　）（可以多选）

A. 父母　B. 儿女　C. 兄弟姐妹　D. 伯父舅舅姑姑姨母类　E. 侄子外甥类　F. 其他

5. 请问您在作出治疗决策时，哪些朋友给您提出过意见建议。（　　）（可以多选）

A. 同学　B. 同事　C. 网友　D. 师长　E. 学生　F. 其他（　　）

6. 针对以下观点，请在您自己认为合适的看法等级上打“√”。

1—完全不同意；2—比较不同意；3—不确定；4—比较同意；5—完全同意

编号和观点	您的看法				
A1. 总的来说，我对于我获得的信息较为满意	1	2	3	4	5
B1. 我怀疑医生是否真正关心我	1	2	3	4	5
A3. 我可以轻松方便地与医生反复讨论病情	1	2	3	4	5
C1. 医生看起来十分关心我	1	2	3	4	5
A5. 我确信就医过程中作出的决策对我来说是正确的	1	2	3	4	5
C4. 医生在与我交谈的时候，让我觉得自己很有存在感	1	2	3	4	5
B6. 我相信医生对我的医疗判断	1	2	3	4	5
A8. 我了解我的治疗方案	1	2	3	4	5
D6. 医生鼓励过我，让我说说我关心病情的哪些方面	1	2	3	4	5
B10. 如果我的治疗过程中出现差错，我相信医生会告诉我	1	2	3	4	5
A2. 关于哪种治疗对我来说是最好的，我和医生达成了一致意见	1	2	3	4	5
B2. 医生经常优先考虑我的需要	1	2	3	4	5
E2. 我向医生提供了一些治疗建议	1	2	3	4	5
B4. 如果医生告诉我某件事情，我认为那件事肯定是正确的	1	2	3	4	5
A7. 我非常清楚哪种治疗方案对我最好	1	2	3	4	5
B3. 我十分信任医生，所以我总是试图遵循他的建议	1	2	3	4	5
B8. 我相信医生在处理治疗问题时会将我的医疗需求放在首位	1	2	3	4	5

续表

编号和观点	您的看法				
D2. 我的医生对我的态度让我感觉很温暖	1	2	3	4	5
A10. 有关治疗方案的选择显示了哪些东西对于我来说是最重要的	1	2	3	4	5
B11. 我有时候担心医生会泄露我们之间谈论的一些完全隐私的信息	1	2	3	4	5
A4. 对于就医过程中作出决策的方式我感到很满意	1	2	3	4	5
C2. 医生十分尊重我	1	2	3	4	5
D3. 医生问过我是否同意他的决定	1	2	3	4	5
A6. 对于医生能让我充分了解与决策有关的重要信息，我感到满意	1	2	3	4	5
C5. 医生在为我做检查或问我问题时尊重我的隐私	1	2	3	4	5
D1. 我的医生对我很友好	1	2	3	4	5
B9. 在与我类似的疾病治疗方面，我的医生是真正的专家	1	2	3	4	5
C3. 医生用我喜欢的名字称呼我	1	2	3	4	5
E4. 就医生建议的检查或者治疗方案，我提出过我的质疑	1	2	3	4	5
D5. 医生问过我，我认为引起我疾病的原因有哪些	1	2	3	4	5
A9. 我觉得有关治疗方案的选择是十分明智的	1	2	3	4	5
D7. 医生鼓励过我，让我对自己疾病的治疗提些建议	1	2	3	4	5
E1. 关于我的疾病症状，我问了医生许多问题	1	2	3	4	5
B7. 对于与治疗有关的事情，我感觉医生没有全力地做所有他应该做的	1	2	3	4	5
E3. 为了更好地治疗，我坚持某些检查和治疗方案	1	2	3	4	5
D4. 医生向我详细解释了我的病情和治疗方法	1	2	3	4	5
B5. 有时候我不相信医生，而且想寻求另外的选择	1	2	3	4	5
E5. 对于医生制定的检查和治疗方案，我提出过自己赞同或者反对的意见	1	2	3	4	5

7. 请问您的性别是（　　）。

A. 男　　B. 女

8. 请问您的年龄是（　　）。

A. 18 ~ 25 岁　B. 26 ~ 50 岁　C. 51 ~ 65 岁　D. 66 岁及以上

9. 请问您的最高学历是（　　）。

A. 小学及以下　B. 初中学历　C. 高中学历　D. 大专或者本科学历

E. 硕士及以上

10. 请问您知道患有这种疾病到现在有（　　）。

A. 1 个月　B. 半年　C. 1 年　D. 3 年　E. 5 年　F. 5 年以上

11. 请问您所在的地区是（　　）。

A. 广州　B. 长沙　C. 克拉玛依　D. 衡阳　E. 天津　F. 其他

12. 请问您的工作类型是（　　）。

A. 农民　B. 民工　C. 白领　D. 个体工商户　E. 失业或者待业人员

F. 退休人员　G. 自由职业者　H. 学生　I. 其他

13. 请问您的月收入是（　　）元人民币。

A. 1000 及以下　B. 1000 ~ 3999　C. 4000 ~ 6999　D. 7000 ~ 9999

E. 10000 ~ 19999　F. 2 万及以上

谢谢您的合作！

参考文献

[1] Clement S., Ibrahim S., Crichton N., Wolf M., and Rowlands G. Complex interventions to improve the health of people with limited literacy: A systematic review [J]. Patient Education and Counseling, 2009, 75: 340 - 351.

[2] Biecer C., Muller K. G., Blumenstiel K., Schneider A., Richter A., Wilke S.. Long - term effects of a shared decision - making intervention on physician - patient interaction and outcome in fibromyalgia: A qualitative and quantitive one year follow - up of a randomized controlled trial [J]. Patient Education and Counseling, 2006, 63: 357 - 366.

[3] Hochlehnert A., Richter A., Bludau H. B., Bieber C., Blumenstiel K., and Mueller K.. A computer - based information - tool for chronic pain patients. Computerized information to support the process of share decision - making [J]. Patient Education and Counseling, 2006, 61: 92 - 98.

[4] Henderson S.. Power imbalance between nurses and patients: a potential inhibitor of partnership in care [J]. Journal of Clinical Nursing, 2003, 12 (4): 501 - 508.

[5] Hibbard J. H., Peters E., Slovic P., and Tusler M.. Can patients be part of the solution? Views on their role in preventing medical errors [J]. Medical Care Research Review, 2005, 62 (5): 601 - 616.

[6] Guadagnoli E., and Ward P.. Patient participation in decision - making [J]. Social Science & Medicine, 1998, 47 (3): 329 - 339.

[7] Ekdahl A. W., Andersson L., and Friedrichsen M.. "They do what they think is the best for me." Frail elderly patients' preferences for participation in their care during hospitalization [J]. Patient Education and Counseling, 2010, 80: 233 - 240.

[8] Wetzels R., Harmsen M., Van Weel C., Grol R., and Wensing M.. Interventions for improving older patients' involvement in primary care episodes (Review)

[J]. The Cochrane Collabororation, 2008, 4: 1 - 29.

[9] Bastiaens H., Royen P. V., Pavlic D. R., Victor Raposo V., and Baker R.. Older people's preferences for involvement in their own care: A qualitative study in primary health care in 11 European countries [J]. Patient Education and Counseling, 2007, 68: 33 - 42.

[10] Levinson W., Kao A., Kuby A., Thisted R. A.. Not all patients want to participate in decision making: a national study of public preferences [J]. Journal of General Internal Medicine. 2005, 20 (6): 531 - 535.

[11] Gaston C. M., and Mitchell G.. Information giving and decision - making in patients with advanced cancer: a systematic review [J]. Social Science & Medicine, 2005, 61 (10): 2252 - 2264.

[12] Pinquart M., and Duberstein P. R. Information needs and decision - making processes in older cancer patients [J]. Critical Reviews in Oncology/Hematology, 2004, 51: 69 - 80.

[13] Arora N. K., McHorney C. A.. Patient preferences for medical decision making: who really wants to participate? [J]. Medical Care, 2000, 38: 335 - 341.

[14] Degner L. F., and Sloan J. A.. Decision making during serious illness: What role do patients really want to play? [J]. Journal of Clinical Epidemiology, 1992, 45 (9): 941 - 950.

[15] Hawley S. T., Lantz P. M., Janz N. K., Salem B., Morrow M., Schwartz K., et al.. Factors associated with patient involvement in surgical treatment decision making for breast cancer [J]. Patient Education and Counseling, 2007, 65 (3): 387 - 395.

[16] Neame R., Hammond A., and Deighton C.. Need for in - formation and for involvement in decision making among patients with rheumatoid arthritis: A questionnaire survey [J]. Arthritis Care and Research, 2005, 53 (2): 249 - 255.

[17] Nomura K., Ohno M., Fujinuma Y. and Ishikawa H.. Patient autonomy preferences among hypertensive outpatients in a primary care setting in Japan [J]. Internal Medicine, 2007, 46 (17): 1403 - 1408.

[18] Stiggelbout A. M., and Kiebert G. M.. A role for the sick role: patient preferences regarding information and participation in clinical decision - making [J]. CMAJ, 1997, 157 (4): 383 - 389.

[19] Arora N. K., and McHorney C. A.. Patient preferences for medical decision making: who really wants to participate? [J]. Medical Care, 2000, 38 (3): 335 -

341.

[20] Mansell D. , Poses R. M. , Kazis L. , and Duefield C. A. . Clinical factors that influence patients' desire for participation in decisions about illness [J]. Archital Internal Medicine, 2000, 160 (19): 2991 -2996.

[21] Jones I. R. , Berney L. , Kelly M. , Doyal L. , Griffiths C. , Feder G. , Hillier S. , Rowlands G. , and Curtis S. . Is patient involvement possible when decisions involve scarce resources? A qualitative study of decision - making in primary care [J]. Social Science & Medicine, 2004, 59: 93 - 102.

[22] Kraetschmer N. , Sharpe N. , Urowitz S. , and Deber R. B. . How does trust affect patient preferences for participation in decision - making? [J]. Health Expectation 2004, 7 (4): 317 -326.

[23] Thompson S. C. , Pitts J. S. , and Schwankovsky L. . Preferences for involvement in medical decision - making: situational and demographic influences [J]. Patient Education and Counseling, 1993, 22 (3): 133 - 140.

[24] Paez K. A. . Cultural competence and the patient - children relationship [D]. 2008, 5.

[25] Beach M. C. , Duggan P. S. , Cassel C. . K, and Geller G. . What does 'Respect' mean? Exploring the moral obligation of health professionals to respect patients [J]. Society of General Internal Medicine, 2007, 22: 692 -695.

[26] Beach M. C. , Roter D. . L, Wang N. Y. , Duggan P. S. , Cooper L. A. . Are physicians' attitudes of respect accurately perceived by patients and associated with more positive communication behaviors? [J]. Patient Education and Counseling, 2006, 62: 347 -354.

[27] Blanchard J. , and Lurie N. . RESPECT: Patient reports of disrespect in the health care setting and its impact on care [J]. The Journal of Family Practice, 2004, 53 (9): 721 -722.

[28] Laskin D. . The doctor - patient relationship: a potential communication gap [J]. Journal of oral surgery, 1979, 37 (11): 786 -790.

[29] Barbat L. D. . Orthodontic TMJ litigation in the 1990s: an ounce of prevention is worth a pound of cure [J]. American Journal of Orthodontics and Dentofacial Orthop, 1992, 101 (6): 97 -98.

[30] Beach M. C. , Sugarman J. , Johnson R. L. , et al. . Do patient treated with dignity report higher satisfaction, adherence, and receipt of preventive care? [J]. Annals of Family Medicine, 2005, 3 (4): 331 -338.

[31] Crow R., Gage H., Hampson S., Hart J., Kimber A., Storey L., Thomas H.. The measurement of satisfaction with healthcare: Implications for practice from a systemactic review of the literature [J]. Health Technology Assessment, 2002, 6 (32): 1-6.

[32] Krupat E., Rosenkranz S. L., Yeager C. M., Barnard K., Putnam S. M., and Inui T. S.. The practice orientations of physicians and patients: The effect of doctor-patient congruence on satisfaction [J]. Patient Education and Counseling, 2000, 39 (1): 49-59.

[33] DeBusk R. F., Miller N. H., Superko H. R., Dennis C. A., Thomas R. J., Ler H. T., et al.. A case-management system for coronary risk factor modification after acute myocardial infarction [J]. Annals of Internal Medicine, 1994, 120 (9): 721-729.

[34] Pearson S. D., Raeke L. H.. Patients' trust in physicians: many theories, few measures, and little data [J]. Journal of General Internal Medicine, 2000, 15: 509-513.

[35] Englehardt H.. The Foundations of Bioethics [M]. New York: Oxford University Press, 1996.

[36] Cassell E.. Teaching the fundamentals of primary care [J]. The Milbank Quarterly, 1995, 73: 373-405.

[37] David H., Thom, Mark A., Hall L.. Gregory Pawlson. Measuring patients' trust in physicians when assessing quality of care [J]. Health Affairs, 2004, 23 (4): 124-132.

[38] Brody H.. The Healer's Power [M]. New Haven: Yale University Press, 1992.

[39] Kim M. S., Smith D. H., Gu Y.. Medical Decision Making and Chinese Patients' Self-Construals [J]. Health Communication, 2009, 9: 249-260.

[40] Tsai D. F. C.. The bioethical principles and Confucius moral philosophy [J]. Journal of Medical Ethics, 2005, 31 (3): 159-163.

[41] Chang S. J., Lee K. J., Kim I. S., Lee W. H.. Older Korean people's desire to participate in health care decision making [J]. Nurse Ethics, 2008, 75 (1): 73-89.

[42] 张鸣明，王莉，何俐，李静，董碧蓉，万朝敏，卫茂玲，杨家红．病人参与循证医学现状调查分析 [J]. 中国询证医学，2003，3 (4)：284-286.

[43] 刘凤兰．乳腺癌病人的社会参与状况及其影响因素 [J]. 护理研究，

2008, 22 (9): 2286 - 2288.

[44] Edwards A., Elwyn G., Hood K., Robling M., Atwell C., Holmes - Rovner M., et al.. The development of COMRADE - a patient - based outcome measure to evaluate the effectiveness of risk communication and treatment decision making in consultations [J]. Patient Education and Counselling, 2003, 50: 311 - 322.

[45] Anderson L. A., and Dedrick R. F.. Development of the trust in physician scale: a measure to assess interpersonal trust in patient - physician relationships [J]. Psychological reports, 1990, 67: 1091 - 1100.

[46] Lerman C. E., Brody D. S., Caputo G. C., Smith D. G., Lazaro C., Heidi G.. Patient' perceived involvement in care scale: relationship to attitudes about illness and medical care [J]. Journal of General Internal Medicine, 1990, 5 (1): 29 - 33.

[47] Nunnally J. C.. Psychometric Theory [M]. New York: McGraw - Hill, NY, 1967.

第五章　我国医生促进病人参与的现状研究

本章旨在得到我国医生促进病人参与的现状。为此，首先设计问卷并进行预测试，接着以医生和病人为调查对象，进行大规模数据收集及数据分析，从而得到医生促进病人参与的现状。

第一节　医生促进病人参与的作用的研究现状分析

医生促进病人参与是积极的医生行为，其目的是为病人提供满足病人价值观、需求以及偏好的医疗服务，让病人能够充分提供自身的疾病信息，并积极参与和自身健康相关的医疗活动。医生通过提高病人在医疗活动中的参与度，可以进一步改善满意感、信任感及控制感等病人就医过程中的心理状态。

Carol 等[1]研究发现病人满意度与医生促进病人参与的程度正相关，尤其是对女性病人而言，即使她们参与医疗服务的意愿并不强烈，医生的促进行为也会对她们的治疗效果产生正面影响，并且为她们带来更强烈的满意感。类似的，Martin 等[2]指出，病人满意度与病人感知的医生促进程度高度相关。当医生鼓励病人提出问题和表达看法时，病人对医生更加满意。Greenfield 等[3]也认为医生促进病人参与能够带来病人心理健康状况的改善，提升病人的满意度。当医生促进病人参与医疗活动时，可以为病人提供更多的医疗信息和知识，让病人对自身的病情有清晰的把握，感受到医生的尊重与支持，进而获得满意感的提升。

医生促进病人参与对病人信任的重要作用也在研究中得以证实。Thom 等[4]使用焦点小组访谈的方式，通过定性分析初步得出医生行为可以改变病人信任度，其中的医生行为就包含了与病人参与相关的医生促进行为。随后他又使用问卷调查的方法，具体分析医生行为与病人信任的关系，发现医生鼓励病人提问、

平等地与病人讨论问题等行为能增加病人对医生的信任感[5]。Fiscella 等[6]也指出病人信任与医生的语言行为具有相关性。医生对病人疾病经验的探索，鼓励病人对自身疾病情况的表达以及鼓励病人参与治疗信息的交流等行为均可提高病人的信任等级。医生促进病人参与医疗活动，可以减少医患之间由于信息不对称而造成的认知冲突。病人充分行使自己的权利，能够改变一直以来服从性消费的被动局面，提高对医疗专业问题的认知水平。认知水平是信任感产生的重要前提，随着病人认知水平的改善，病人对医生的信任度也自然会有所提高。

医生促进病人参与是医生与病人互动的过程，当医生提供足够的医疗信息，并详细地解释各种医疗方案时，病人对自身健康状况的理解得到强化，进而可以提高内部控制感；同样，医生和病人不断地互动可以使两者建立友好关系，通过积极正面的情感互动可以提高病人在陌生医疗环境中的外部控制感。Mishel 等[7]的疾病不确定性理论从一个侧面证明了医生促进病人参与对病人感知控制的影响，当医生提供准确的信息并通过这些信息分析病人的疾病经历时，可以减少病人的不确定性，从而提高病人对治疗过程的控制感。Zachariae 等[8]指出病人参与医疗决策等活动是病人自我效能感的重要体现。通过对癌症病人的调查分析发现，医生倾听病人诉说、告知病人信息并鼓励病人提出问题能提高病人对疾病的控制感。Neeraj 等[9]研究医生参与式决策风格与病人心理状态的关系时，同样发现医生促进病人参与决策等的行为可以提高病人的控制感，使得病人的心理状态向积极健康的方向发展。

总之，国外研究发现医生促进病人参与可以提高病人满意感、信任感及控制感等病人就医过程中的心理状态，具有积极的作用。

第二节　问卷设计及预测试

一、问卷设计

在本章中，我们设计了两份问卷，分别对医生和病人进行数据收集。医生问卷用于调查医生感知自身促进病人参与的行为状况及其影响因素；病人问卷用于调查病人感知以及期望的医生促进病人参与的程度。

有关现状调查的量表主要来自国内外已有且较为成熟的有关量表，并在此基础上根据访谈和专家评定结果进行修正得到。以下是量表的来源及具体内容。

1. 医生促进病人参与

对于医生促进病人参与的现状，我们将从医生主观评估和病人客观感知两个角度进行测量。为了便于区分，我们将其分别命名为医生感知医生促进病人参与以及病人感知医生促进病人参与。本研究将采用 Martin 等[2] 的 Facilitation of Patient Involvement Scale 量表度量病人感知医生促进病人参与，并删除了一条与研究内容不相符的测量项目。对于医生感知医生促进病人参与的测量题项，在参考 Elwyn 等[10] 及 Emma Melbourne 等[11] 开发的量表并征询部分医生及病人意见之后，为了便于比较医生感知医生促进病人参与和病人感知医生促进病人参与的现状，我们采取和病人感知医生促进病人参与量表相一致的量表测量医生感知医生促进病人参与，即在 Martin 量表的基础上从医生的角度修正得到测量医生感知医生促进病人参与的量表。具体题项如表 5－1、表 5－2 所示。

表 5－1　病人感知医生促进病人参与的测量题项

测量题项
1. 医生会为我提供能够让我作出恰当治疗决定所需要的全部信息
2. 在选择治疗方案时，医生重视我的意见
3. 当开新药处方时，医生会询问我在新药的疗效和副作用方面是否存在什么疑问
4. 医生鼓励我，让我提出问题
5. 医生会向我解释各种治疗方案，以便我在知情的情况下作出选择
6. 医生鼓励我，让我说出在治疗过程中所有关心的问题
7. 医生鼓励我，让我说出对于自身治疗状况的意见
8. 医生会帮助我，让我更容易在治疗方案讨论中说出我所关心的问题

表 5－2　医生感知医生促进病人参与的测量题项

测量题项
1. 我会为病人提供能够让他/她作出恰当治疗决定所需要的全部信息
2. 在选择治疗方案时，我会重视病人的意见
3. 当开新药处方时，我会询问病人在新药的疗效和副作用方面是否存在什么疑问
4. 我会鼓励病人提出问题
5. 我会向病人解释各种治疗方案，以便病人在知情的情况下作出选择
6. 我会鼓励病人，让他/她说出在治疗过程中所有关心的问题
7. 我会鼓励病人，让他/她说出对于自身治疗状况的意见
8. 我会帮助病人，让他/她更容易在治疗方案的讨论中说出他/她所关心的问题

2. 病人对医生促进病人参与的期望

本文将选取 Lerman 等[12] 的 Perceived Involvement in Care Scale 量表中针对病人感知医生促进行为的测量题项度量病人对医生促进病人参与的期望。具体项目如表 5－3 所示。通过衡量病人对表 5－3 中 5 种典型的医生行为的期望程度，从总体上判断病人对医生促进病人参与的期望程度。

表 5-3　病人对医生促进病人参与期望的测量题项

1. 医生询问我是否同意他的决定
2. 医生向我详细解释我的病情和治疗方法
3. 医生询问我，让我说出我所认为引起自身疾病的原因有哪些
4. 医生鼓励我，让我说出我关心自身病情的哪些方面
5. 医生鼓励我，让我对自己的疾病治疗提出建议

医生及病人问卷所有测量项目均采用 LIKERT 的五点量表度量。医生及病人基本情况的调查也属于问卷设计的一部分。通过与医生及医学专业研究生的反复讨论交流，从医生及病人的哪些基本情况可能会影响医生感知医生促进病人参与以及病人感知医生促进病人参与的角度出发，我们选取医生性别、年龄、工作年限、科室度量医生基本特征，并选取病人性别、年龄、学历水平、收入水平、职业度量病人基本特征。此外，对各个特征变量的划分标准也进行了充分考虑。其中，医生的工作年限分为 2 年及以下、3~5 年、6~10 年、11~20 年、21 年及以上；科室分为内科、外科、儿科、妇科、急诊科及其他；病人年龄分为 18~25 岁、26~50 岁、51~65 岁、66 岁及以上；病人学历分为小学及以下、初中学历、高中学历、大专或者本科学历、硕士及以上；病人月收入则分为 1000 元及以下、1000~3999 元、4000~6999 元、7000~9999 元、10000 元及以上；病人职业分为学生、公职人员、自由职业者、个体户、工人、退休人员、农民。

二、问卷预测试

由于我们所用量表中的部分国外量表是在国内初次使用，并且针对研究内容进行了部分删减，因而有必要通过预测试对量表进行可靠性和有效性检验，以便优化量表，确保正式调查的成功进行。预测试选取了安徽省立医院医生以及湘雅医学院在读硕士研究生（有 2 年以上临床实习经验）作为医生样本进行调查，选择安徽省立医院及湘雅二医院的就诊病人作为病人样本进行调查。预测试共回收有效医生问卷 53 份，有效病人问卷 60 份，问卷的有效回收率为 86% 和 78%，样本的描述性统计结果如表 5-4、表 5-5 所示。

表 5-4　医生样本的描述性统计结果

病人样本	性别		学历			年龄			
	男	女	专科	本科	硕士	20~30 岁	31~40 岁	41~50 岁	51 岁及以上
人数	33	20	9	23	21	27	14	9	3
比例(%)	62.26	37.74	16.98	43.40	39.62	50.94	26.41	16.98	5.67

表 5-5 病人样本的描述性统计结果

病人样本	性别		学历			年龄			
	男	女	初中	高中	专科/本科	18~25 岁	26~50 岁	51~65 岁	66 岁及以上
人数	34	26	9	19	32	31	40	11	2
比例(%)	56.67	43.33	15.00	31.67	53.33	51.67	26.67	18.33	3.33

基于预测试回收得到的有效问卷，我们进行了效度和信度分析。

1. 预测试效度分析

效度检验旨在衡量量表是否能够准确测量出所需测量变量的程度，我们在此将检验量表的内容效度和结构效度。

内容效度是测试工具的内容在多大程度上反映或者代表了研究者所需测量的变量。内容效度通常要求测量量表包含所要考察变量的关键成分，具有能够涵盖关键成分的测验题项。对内容效度的检验一般主要考察测量项目的代表性、涵盖变量的理论边界及对应关系、测量项目的分配比例是否反映了变量的各个成分。首先，本研究问卷的测量题项主要出自于国外较为成熟的同类量表，内容效度已经在使用中得到了验证。其次，本问卷的设计经过著作者和研究生同学们的屡次翻译和讨论，得到了大家的一致认同。此外，问卷还得到资深的医疗工作人员及长期住院病人的认可。因此，有理由相信本研究所使用的问卷具有良好的内容效度。

结构效度是用来检验测量工具是否可以真正测量出所要测量的变量。预测试将运用 SPSS17.0 统计软件对现状研究使用的 3 个分量表进行因子分析以检验问卷的结构效度。首先，计算 KMO 值和进行 Bartlett 球体检验，以检验 3 个分量表是否适合进行因子分析，结果如表 5-6 所示。KMO 值依次为 0.802、0.725、0.712，且各量表的 Bartlett 球体检验的显著性概率 P 均为 0.000，小于 0.01，因此可以进行因子分析。

表 5-6 分量表的 KMO 值及 Bartlett 球体检验

变量	KMO 值	Bartlett 球体检验
		近似卡方（df，Sig）
医生感知医生促进病人参与	0.802	342.757（28，0.000）
病人感知医生促进病人参与	0.725	123.145（28，0.000）
病人对医生促进病人参与的期望	0.712	69.665（10，0.000）

接着我们采用主成分分析法、方差最大正交旋转法及特征值大于 1 的标准进行探索性因子分析。

（1）医生感知医生促进病人参与的因子分析。运用主成分分析法对医生感知医生促进病人参与进行探索性因子分析，经过正交旋转后，得到因子分析结果如表5－7所示。各测量题项的因子载荷值均大于0.5，量表有很好的结构效度，并且两因子对变异量的解释程度分别为46.88%和17.91%，累计解释度为64.79%，说明该量表的设计较为合理。

表5－7　医生感知医生促进病人参与的因子分析

	因子载荷	
	1	2
DF7. 我会鼓励病人，让他/她说出对于自身治疗状况的意见	0.765	
DF3. 当开新药处方时，我会询问病人在新药的疗效和副作用方面是否存在什么疑问	0.748	
DF8. 我会帮助病人，让他/她更容易在治疗方案的讨论中说出他/她所关心的问题	0.744	
DF4. 我会鼓励病人提出问题	0.744	
DF6. 我会鼓励病人，让他/她说出在治疗过程中所有关心的问题	0.711	
DF2. 在选择治疗方案时，我会重视病人的意见	0.691	
DF1. 我会为病人提供能够让他/她作出恰当治疗决定所需要的全部信息		0.791
DF5. 我会向病人解释各种治疗方案，以便病人在知情的情况下作出选择		0.776
总解释变异量	46.88%	64.79%

（2）病人感知医生促进病人参与的因子分析。运用主成分分析法对病人感知医生促进病人参与分量表进行探索性因子分析，经过正交旋转后，得到因子分析结果如表5－8所示。各测量题项的因子载荷值均大于0.5，量表有很好的结构效度，而且单因子对变异量的解释程度为58.38%，说明该量表的设计较为合理。

表5－8　病人感知医生促进病人参与的因子分析

测量项目	因子载荷值
	1
PP4. 医生鼓励我，让我提出问题	0.819
PP2. 在选择治疗方案时，医生重视我的意见	0.769
PP3. 当开新药处方时，医生会询问我在新药的疗效和副作用方面是否存在什么疑问	0.740
PP1. 医生会为我提供能够让我作出恰当治疗决定所需要的全部信息	0.672
PP5. 医生会向我解释各种治疗方案，以便我在知情的情况下作出选择	0.638
PP7. 医生鼓励我，让我说出对于自身治疗状况的意见	0.619
PP8. 医生会帮助我，让我更容易在治疗方案讨论中说出我所关心的问题	0.574
总解释变异量	58.38%

（3）病人对医生促进病人参与期望的因子分析。运用主成分分析法对病人对医生促进病人参与的期望进行探索性因子分析，经过正交旋转后，得到因子分析结果如表5－9所示。量表各测量题项的因子载荷值均大于0.5，有很好的结构效度，并且两因子对变异量的解释程度分别为40.49%和24.89%，累计解释度为65.38%，说明该量表的设计较为合理。

表5－9　病人对医生促进病人参与的期望的因子分析

测量项目	因子载荷值	
	1	2
PE1. 医生询问我是否同意他的决定	0.831	
PE4. 医生鼓励我，让我说出我关心自身病情的哪些方面	0.822	
PE2. 医生向我详细解释我的病情和治疗方法	0.643	
PE5. 医生鼓励我，让我对自己的疾病治疗提出建议		0.817
PE3. 医生询问我，让我说出我所认为引起自身疾病的原因有哪些		0.593
总解释变异量	40.49%	65.38%

2. 预测试的信度分析

在测量中，通常会使用信度来评价测量结果的一致性、稳定性及可靠性，并估计测量误差对整体测量结果的影响。本研究主要是测量内部一致性信度。目前最常用的衡量方法是Cronbach's α系数。Cronbach's α系数越大，其共同变异量就越大，则表示该量表的各个项目的相关性越高，即内部一致性越高。内部一致性并非越高越好，需要平衡内部一致性与内容完整性之间的关系。

诸多学者表示，Cronbach's α系数大于0.6时，量表的内部一致性信度已基本可以接受。通过使用SPSS统计软件对预测试小样本数据进行信度分析，结果如表5－10所示，各分量Cronbach's α系数值分别为0.836、0.786、0.813，均大于0.7，各量表的信度较好。

表5－10　各分量表的信度分析汇总

分量表	Cronbach's α系数
医生感知医生促进病人参与	0.836
病人感知医生促进病人参与	0.786
病人对医生促进病人参与的期望	0.813

第三节　问卷收集及样本描述

一、问卷收集

由于经济及文化水平的差距，不同地区的医生及病人的观点和行为可能会有所不同。在考虑问卷收集便利性且不失代表性的前提下，选定全国6个城市作为调研区域。6个城市分别为南京、盐城、合肥、宣城、长沙及北京。调研区域涵盖了华北、华中和华东地区。考虑到医院级别可能会对医生服务水平及病人感知服务状况产生影响，因此我们选取了不同级别的医院采集样本数据。由于一级医院在医疗服务设施及服务能力上不是十分具有代表性，且规模较小，本研究抽取的调查对象主要来自三级医院及二级医院，但为确保样本的全面性也随机调查了部分一级医院。本次调查在6个城市中主要选取的医院共有12所，其中有2所部属三级甲等医院，2所省级三级甲等医院，1所市级三级甲等医院，6所二级甲等医院，1所二级乙等医院。调查对象为这些地区所选医院中具有一定临床工作经验的医生及各医院里正在就医的门诊或住院病人。

为确保大样本调查及数据分析的成功，本研究采取现场对医生和病人发放问卷的方式。在取得医院相关管理人员支持的情况下，由研究者现场对被调查者进行研究内容的解释说明并发放问卷；对无法取得管理人员支持的医院，研究者委托从事医疗服务工作的朋友担任调查员在工作现场发放问卷，对其进行研究目的、内容、意义和方法的讲解，以便他们合理地展开调查。调查问卷发放后会及时回收，研究者无法到场发放的问卷，由调查员统一回收后通过快递寄送。正式调查时间为2012年6月至8月，总发放问卷960份，发放给医生和病人的问卷各为480份，回收问卷数量为721份，获得有效问卷614份，其中有效医生样本316份，有效病人样本298份，问卷的有效回收率为63.96%。

对于有效问卷数量的确定，Bartlett提出的标准被普遍接受，他认为测量题项与样本量之间的比例应能够保持在1:5以上，最好达到1:10。本研究医生量表的总题量为40个，病人量表的总题量为13个。由于医生群体的特殊性，问卷收集较为困难，其比例保持在了1:5以上；病人问卷达到了最佳比例即1:10以上。总体而言，样本数基本符合问卷要求的数量原则。此外，本研究还严格控制问卷的有效性。如果问卷没有填答完整，存在漏填或多填都视为无效，而且若受试者未认真填答问卷，出现千篇一律的答案也被视为无效。

二、样本的描述性统计

以下分别对医生和病人样本进行描述性统计。

1. 医生样本的描述性统计

316份有效医生样本的描述性统计结果如表5-11所示。由该表可知，男性189人，占调查人数的59.8%，女性127人，占调查人数的40.2%。由于我国现有医院中男女医生比例普遍为男性高于女性，因此医生的性别比例是合理的。

从医生样本的年龄和工作年限看，医生年龄和工作年限应该具有一致性，通常情况下年龄越大的医生工作年限越长。本次调查中医生的年龄与工作年限的分布与现阶段大多数医院的医生状况较为吻合。

从医生样本的学历看，样本学历分为专科、本科、硕士、博士4个类别，其中本科以上的样本数有82.9%，占绝大多数，并且本科学历的医生居多，这与医疗服务的专业性要求的高学历是一致的。

从医生样本所属科室来看，由于内外科中包含科室较多，范围较广，医生也相应较多，因此样本数据显示内外科医生数目较多。

表5-11　医生样本基本资料统计

个体特征	分段	频数	所占百分比(%)	个体特征	分段	频数	所占百分比(%)
性别	男	189	59.8	学历	专科	54	17.1
	女	127	40.2		本科	183	57.9
年龄	20~30岁	86	27.2		硕士	68	21.5
	31~40岁	105	33.2		博士	11	3.5
	41~50岁	92	29.1	科室	外科	82	25.9
	51岁及以上	33	10.4		内科	125	39.6
工作年限	2年及以下	52	16.5		儿科	38	12.0
	3~5年	63	19.9		妇科	31	9.8
	6~10年	97	30.7		急诊科	28	8.9
	11~20年	68	21.5		其他	12	3.8
	21年及以上	36	11.4				

2. 病人样本的描述性统计

298份有效病人样本的描述性统计结果如表5-12所示。从病人样本的性别来看，其中男性168人，占调查人数的56.4%，女性130人，占调查人数的43.6%，男性数量略高于女性数量，基于人口学特征我国男性比例高于女性比例，因此样本中男女比例是符合总体人口特征的。

表 5-12　病人样本基本资料统计

个体特征	分段	频数	所占百分比（%）	个体特征	分段	频数	所占百分比（%）
性别	男	168	56.4	年龄	18~25 岁	71	23.8
	女	130	43.6		26~50 岁	135	45.3
学历	小学及以下	23	7.7		51~65 岁	53	17.8
	初中学历	34	11.4		66 岁及以上	39	13.1
	高中学历	81	27.2	职业类型	学生	47	15.8
	本科或大专学历	133	44.6		白领	55	18.5
	硕士及以上	27	9.1		公职人员	43	14.4
收入水平	1000 元及以下	78	26.2		自由职业者	30	10
	1000~3999 元	121	40.6		个体户	26	8.7
	4000~6999 元	67	22.4		工人	31	10.4
	7000~10000 元	19	6.4		退休人员	30	10.1
	1 万元及以上	13	4.4		农民	36	12.1

从病人样本的年龄来看，年龄分布较为均匀，几乎各年龄层面的病人都有所涵盖。由于中年人年龄跨度比较大，因此以 26~50 岁的病人居多也是比较合理的。

从病人样本的学历来看，学历普遍为高中学历和本科或大专学历，本次调查集中于城市，没有调查农村地区。对于城市，高中及本科或者大专学历是普遍教育水平，因此本调查的学历分布合理，符合总体特征。

从病人样本的月收入来看，收入水平集中在 1000~3999 元，考虑中国现阶段尤其是中部城市月收入水平普遍处于此阶层，调查对象的月收入亦集中体现在此阶层，因此调查对象的月收入符合总体特征。

从病人样本的职业而言，普遍为白领、学生和公职人员，且各工作类型的人数相差不大，考虑到本研究涉及的医院级别不同，人们的个体特征较为丰富，各方面的职业都有所涉及，因此职业分布也是合理的。

第四节　数据分析

一、信度和效度分析

我们将对正式调查使用的量表进行效度和信度分析。

1. 正式调查的效度分析

（1）聚合效度。聚合效度是检验测量同一变量的不同题项的一致性。如果某题项的总相关系数 CITC 小于 0.3 或者删除此题项后 Cronbach's α 值增加，那么此题项应予以删除。通过使用 SPSS17.0 统计软件对样本数据进行分析，结果如表 5-13 所示。由该表可知，各个变量的 CITC 值均大于 0.4，Cronbach's α 值均大于 0.65，且删除各项目后的 Cronbach's α 值均没有增加，说明各变量的聚合效度良好。

表 5-13　现状研究各量表的聚合效度评估

变量	变量 Cronbach's α 值	测量项目编号	CITC 值	项目删除后的 Cronbach's α 值	评价
医生感知医生促进病人参与	0.814	DP1	0.401	0.810	合理
		DP2	0.525	0.793	合理
		DP3	0.620	0.780	合理
		DP4	0.623	0.778	合理
		DP5	0.398	0.810	合理
		DP6	0.555	0.789	合理
		DP7	0.541	0.791	合理
		DP8	0.573	0.786	合理
病人感知医生促进病人参与	0.800	PP1	0.526	0.775	合理
		PP2	0.520	0.776	合理
		PP3	0.478	0.784	合理
		PP4	0.420	0.791	合理
		PP5	0.574	0.769	合理
		PP6	0.546	0.773	合理
		PP7	0.425	0.790	合理
		PP8	0.606	0.762	合理
病人对医生促进病人参与的期望	0.668	PE1	0.410	0.646	合理
		PE2	0.484	0.631	合理
		PE3	0.517	0.514	合理
		PE4	0.535	0.584	合理
		PE5	0.635	0.430	合理

（2）区分效度。我们分两步检验各量表的区分效度。首先，分别对 3 个分量表进行 KMO 值测度和进行 Bartlett 球体检验分析，结果如表 5-14 所示。由该表

可知，3个分量表的KMO值依次为0.823、0.797、0.755，均大于0.5；并且各量表的Bartlett球体检验的P值均为0.000，小于0.01，因此可以进行因子分析。

表5-14　分量表的KMO值及Bartlett球体检验

变量	KMO值	Bartlett球体检验
		近似卡方（df，Sig）
医生感知医生促进病人参与	0.823	741.620（28，0.000）
病人感知医生促进病人参与	0.797	632.142（28，0.000）
病人对医生促进病人参与的期望	0.755	279.920（10，0.000）

其次，使用SPSS17.0采用主成分分析法、方差最大正交旋转法及特征值大于1的标准进行探索性因子分析。

对问卷中的医生感知医生促进病人参与分量表进行因子分析，结果如表5-15所示，因子载荷均大于0.5，且两个因子对方差的解释量分别为43.73%和15.60%，累计解释量为59.33%，因子分析结果良好。

表5-15　医生促进病人参与的因子分析

测量项目	因子载荷		方差解释量（%）	累计方差解释量（%）
	1	2		
DF4	0.751		43.73	43.73
DF3	0.749			
DF8	0.708			
DF6	0.687			
DF7	0.677			
DF2	0.665			
DF1		0.727	15.60	59.33
DF5		0.725		

对问卷中的病人感知医生促进病人参与分量表进行因子分析，结果如表5-16所示，因子载荷均大于0.5，单因子对方差的解释量为42.21%，因子分析结果良好。

对问卷中的病人对医生促进病人参与的期望量表进行因子分析，结果如表5-17所示，因子载荷均大于0.5，且两个因子对方差的解释量分别为41.61%和22.50%，累计解释量为64.11%，因子分析结果良好。

表 5－16　病人感知医生促进病人参与的因子分析

测量项目	因子载荷	累计方差解释量（%）
	1	
PP8	0.731	42.21
PP6	0.715	
PP5	0.681	
PP1	0.675	
PP2	0.660	
PP3	0.610	
PP7	0.545	
PP4	0.554	

表 5－17　病人对医生促进病人参与的期望的因子分析

测量项目	因子载荷	累计方差解释量（%）	
	1		
PE1	0.866	41.61	41.61
PE4	0.8189		
PE2	0.584		
PE3	0.770	22.50	64.11
PE5	0.699		

2. 正式调查的信度分析

按照一般判断标准，Cronbach's α 系数大于 0.6 的问卷信度是可以接受的。现状研究各分量表的 Cronbach's α 系数如表 5－18 所示，Cronbach's α 值分别为 0.814、0.800、0.668，均大于 0.6，因此各变量的测量量表具有良好的一致性和稳定性，能够保证正式数据调查的可靠性。

表 5－18　各分量表的信度分析汇总

分量表	Cronbach's α 系数
医生感知医生促进病人参与	0.814
病人感知医生促进病人参与	0.800
病人对医生促进病人参与的期望	0.668

二、描述性统计分析

1. 医生感知医生促进病人参与的描述性统计分析

医生感知医生促进病人参与的描述性分析结果如表5－19所示。由该表可知，医生感知自身促进病人参与的总体平均得分为3.69，高于3分的中间水平。

其中“我会为病人提供能够让他/她作出恰当治疗决定所需要的全部信息”、“当开新药处方时我会询问病人在新药的疗效和副作用方面是否存在什么疑问”、“我会向病人解释各种治疗方案，以便病人在知情的情况下作出选择”3个测量题项的得分均值较高，分别是4.04、3.85、3.98，高出总体平均水平。以“基本同意”和“完全同意”作为医生采取促进病人参与行为的判断标准，分别有82.0%、73.7%、79.7%的医生认为其在日常服务的过程中能够做到上述行为。

剩下5个测量题项的得分均值要低于总体均值水平，其中“我会帮助病人，让他/她更容易在治疗方案的讨论中说出他/她所关心的问题”、“我会鼓励病人提出问题”这两个测量题项的得分较低，分别为3.40、3.41，且仅有47.1%以及47.9%的医生认为其在日常服务过程中实践了这两种行为，人数比例均占总人数的半数以下。

表5－19　医生感知医生促进病人参与的描述性统计分析结果

项目与观点		频数	百分比（%）	累计百分比（%）	列平均数	总平均数
我会为病人提供能够让他/她作出恰当治疗决定所需要的全部信息	完全不同意	0	0	0	4.04	3.69
	不同意	3	0.9	0.9		
	不好说	54	17.1	18.0		
	基本同意	186	58.9	76.9		
	完全同意	73	23.1	100.0		
在选择治疗方案时，我会重视病人的意见	完全不同意	0	0	0	3.68	
	不同意	13	4.1	4.1		
	不好说	104	32.9	37.0		
	基本同意	168	53.2	90.2		
	完全同意	31	9.8	100.0		
当开新药处方时，我会询问病人在新药的疗效和副作用方面是否存在什么疑问	完全不同意	0	0	0	3.85	
	不同意	11	3.5	3.5		
	不好说	72	22.8	26.3		
	基本同意	185	58.5	84.8		
	完全同意	48	15.2	100.0		

续表

项目与观点		频数	百分比（%）	累积百分比（%）	列平均数	总平均数
我会鼓励病人提出问题	完全不同意	3	0.9	0.9	3.41	3.69
	不同意	33	10.4	11.3		
	不好说	129	40.8	52.1		
	基本同意	132	41.8	93.9		
	完全同意	19	6.1	100.0		
我会向病人解释各种治疗方案，以便病人在知情的情况下作出选择	完全不同意	0	0	0	3.98	
	不同意	5	1.6	1.6		
	不好说	59	18.7	20.3		
	基本同意	188	59.5	79.8		
	完全同意	64	20.2	100.0		
我会鼓励病人，让他/她说出治疗过程中所有关心的问题	完全不同意	1	0.3	0.3	3.56	
	不同意	15	4.7	5.0		
	不好说	134	42.4	47.4		
	基本同意	136	43.1	90.5		
	完全同意	30	9.5	100.0		
我会鼓励病人，让他/她说出对于自身治疗状况的意见	完全不同意	1	0.3	0.3	3.62	
	不同意	17	5.4	5.7		
	不好说	113	35.8	41.5		
	基本同意	155	49.0	90.5		
	完全同意	30	9.5	100.0		
我会帮助病人，让他/她更容易在治疗方案的讨论中说出他/她所关心的问题	完全不同意	7	2.2	2.2	3.40	
	不同意	23	7.3	9.5		
	不好说	137	43.4	52.9		
	基本同意	133	42.0	94.9		
	完全同意	16	5.1	100.0		

2. 病人感知医生促进病人参与的描述性统计分析

病人感知医生促进病人参与的描述性统计结果如表 5－20 所示。由该表可知，病人感知医生促进病人参与的总体平均得分为 3.44，相对医生群体的调查结果来说稍低，但仍高于 3 分的中间分值。

其中，“A. 医生会为我提供能够让我作出恰当治疗决定所需要的全部信息”、

“B. 当开新药处方时，医生会询问我对新药的疗效和副作用方面是否存在什么疑问”、“C. 医生会向我解释各种治疗方案，以便我在知情的情况下作出选择”3个测量题项的得分均值较高，分别是3.73、3.56、3.75，均高出总体平均水平。此外，以“比较符合”、“完全符合”作为病人确切感知到医生促进病人参与行为的判断标准，分别有68.4%、61.1%、70.1%的病人认为是比较符合其实际医疗经历的，比例均超过总体样本的半数以上。

“D. 选择治疗方案时，医生重视我的观点”、“E. 医生鼓励我，让我提出问题”、“F. 医生鼓励我，让我说出对于自身治疗状况的意见”、“G. 医生鼓励我，让我说出在治疗过程中所有关心的问题”、“H. 医生会帮助我，让我更容易在治疗方案讨论中说出我所关心的问题”这5个测量题项的得分均值相对较低，认为符合其实际医疗经历的病人所占比例分别为46.0%、37.5%、44.7%、54.3%和46.0%。

表5－20　病人感知医生促进病人参与的描述性统计

项目与观点		频数	百分比（%）	累计百分比（%）	列平均数	总平均数
A. 医生会为我提供能够让我作出恰当治疗决定所需要的全部信息	完全不符合	0	0	0	3.73	3.44
	不符合	24	8.1	8.1		
	不确定	70	23.5	31.6		
	比较符合	167	56.0	87.6		
	完全符合	37	12.4	100.0		
D. 选择治疗方案时，医生重视我的观点	完全不符合	2	0.7	0.7	3.32	
	不符合	55	18.4	19.1		
	不确定	104	34.9	54.0		
	比较符合	121	40.6	94.6		
	完全符合	16	5.4	100.0		
B. 当开新药处方时，医生会询问我对新药的疗效和副作用方面是否存在什么疑问	完全不符合	6	2.0	2.0	3.56	
	不符合	33	11.1	13.1		
	不确定	77	25.8	38.9		
	比较符合	153	51.3	90.2		
	完全符合	29	9.8	100.0		
E. 医生鼓励我，让我提出问题	完全不符合	2	0.7	0.7	3.17	
	不符合	61	20.5	21.1		
	不确定	123	41.3	62.4		
	比较符合	108	36.2	98.7		
	完全符合	4	1.3	100.0		

续表

<table>
<tr><th colspan="2">项目与观点</th><th>频数</th><th>百分比（%）</th><th>累积百分比（%）</th><th>列平均数</th><th>总平均数</th></tr>
<tr><td rowspan="5">C. 医生会向我解释各种治疗方案，以便我在知情的情况下作出选择</td><td>完全不符合</td><td>0</td><td>0</td><td>0</td><td rowspan="5">3.75</td><td rowspan="20">3.44</td></tr>
<tr><td>不符合</td><td>17</td><td>5.7</td><td>5.7</td></tr>
<tr><td>不确定</td><td>72</td><td>24.2</td><td>29.9</td></tr>
<tr><td>比较符合</td><td>178</td><td>59.7</td><td>89.6</td></tr>
<tr><td>完全符合</td><td>31</td><td>10.4</td><td>100.0</td></tr>
<tr><td rowspan="5">G. 医生鼓励我，让我说出在治疗过程中所有关心的问题</td><td>完全不符合</td><td>1</td><td>0.3</td><td>0.3</td><td rowspan="5">3.43</td></tr>
<tr><td>不符合</td><td>38</td><td>12.8</td><td>13.1</td></tr>
<tr><td>不确定</td><td>97</td><td>32.6</td><td>45.7</td></tr>
<tr><td>比较符合</td><td>155</td><td>52.0</td><td>97.7</td></tr>
<tr><td>完全符合</td><td>7</td><td>2.3</td><td>100.0</td></tr>
<tr><td rowspan="5">F. 医生鼓励我，让我说出对于自身治疗状况的意见</td><td>完全不符合</td><td>1</td><td>0.3</td><td>0.3</td><td rowspan="5">3.29</td></tr>
<tr><td>不符合</td><td>51</td><td>17.1</td><td>17.4</td></tr>
<tr><td>不确定</td><td>113</td><td>37.9</td><td>55.3</td></tr>
<tr><td>比较符合</td><td>128</td><td>43.0</td><td>98.3</td></tr>
<tr><td>完全符合</td><td>5</td><td>1.7</td><td>100.0</td></tr>
<tr><td rowspan="5">H. 医生会帮助我，让我更容易在治疗方案讨论中说出我所关心的问题</td><td>完全不符合</td><td>2</td><td>0.7</td><td>0.7</td><td rowspan="5">3.27</td></tr>
<tr><td>不符合</td><td>60</td><td>20.1</td><td>20.8</td></tr>
<tr><td>不确定</td><td>99</td><td>33.2</td><td>54.0</td></tr>
<tr><td>比较符合</td><td>131</td><td>44.0</td><td>98.0</td></tr>
<tr><td>完全符合</td><td>6</td><td>2.0</td><td>100.0</td></tr>
</table>

3. 病人对医生促进病人参与期望的描述性统计分析

病人对医生促进病人参与期望的描述性统计结果如表 5－21 所示。由该表可知，病人对医生促进病人参与期望的总体平均得分为 3.84，高于 3 分的中间分值，

表 5－21　病人期望的描述性统计

<table>
<tr><th colspan="2">项目与观点</th><th>频数</th><th>百分比（%）</th><th>累计百分比（%）</th><th>列平均数</th><th>总平均数</th></tr>
<tr><td rowspan="5">医生询问我是否同意他的决定</td><td>非常不希望</td><td>0</td><td>0</td><td>0</td><td rowspan="5">4.08</td><td rowspan="5">3.84</td></tr>
<tr><td>不希望</td><td>0</td><td>0</td><td>0</td></tr>
<tr><td>无所谓</td><td>41</td><td>13.8</td><td>13.8</td></tr>
<tr><td>希望</td><td>191</td><td>64.1</td><td>77.9</td></tr>
<tr><td>非常希望</td><td>66</td><td>22.1</td><td>100.0</td></tr>
</table>

续表

项目与观点		频数	百分比（%）	累计百分比（%）	列平均数	总平均数
医生向我详细解释我的病情和治疗方法	非常不希望	0	0	0	4.43	3.84
	不希望	1	0.3	0.3		
	无所谓	13	4.4	4.7		
	希望	141	47.3	52.0		
	非常希望	143	48.0	100.0		
医生询问我，让我说出我认为引起疾病的原因有哪些	非常不希望	22	7.4	7.4	3.33	
	不希望	18	6.0	13.4		
	无所谓	134	45.0	58.4		
	希望	86	28.8	87.2		
	非常希望	38	12.8	100.0		
医生鼓励我，让我说出我关心自身病情的哪些方面	非常不希望	8	2.7	2.7	3.87	
	不希望	6	2.0	4.7		
	无所谓	64	21.5	26.2		
	希望	159	53.3	79.5		
	非常希望	61	20.5	100.0		
医生鼓励我，让我对自己的疾病治疗提出建议	非常不希望	16	5.4	5.4	3.47	
	不希望	50	16.8	22.2		
	无所谓	59	19.7	41.9		
	希望	125	42.0	83.9		
	非常希望	48	16.1	100.0		

且程度较高，说明病人希望医生能在医疗服务过程中作出促进病人参与的行为。

在5个测量题项中，“医生询问我是否同意他的决定”、“医生向我详细解释我的病情和治疗方法”这2个测量题项的得分均值较高，分别是4.08、4.43。以“希望”与“非常希望”2个选项作为病人对医生促进行为较高期望水平的判断标准，各有86.2%、95.3%的病人对这两种促进行为表示了较高的期望。

“医生询问我，让我说出我认为引起疾病的原因有哪些”、“医生鼓励我，让我对自己的疾病治疗提出建议”这两个测量题项的得分均值却相对较低，分别为3.33、3.47，低于总体平均水平，而且仅有41.6%的病人希望医生在其就医过程中询问其疾病的原因，有58.1%的病人希望医生鼓励其提供建议。

三、变量的差异性分析

1. 医生感知医生促进病人参与的差异性分析

此处变量的差异性分析主要针对医生特征，包括医生的性别、年龄、学历、工作年限和科室。在进行问卷数据整理后，进行独立样本 t 检验及单因素方差分析，用于判断医生感知医生促进病人参与在医生特征上是否存在显著性差异。

（1）按医生性别的差异性分析。在 316 组有效医生样本中，男性占 59.8%，女性占 40.2%，组统计量结果如表 5－22 所示。运用独立样本 t 检验考察不同性别的医生对自身促进病人参与的感知是否存在差异。t 检验结果如表 5－23 所示。由该表中可知，方差齐性 Levene 检验结果的 F 统计量的值为 2.836，显著性水平的 P 值（Sig）为 0.0931 >0.05，因此可以认为两组的方差没有显著性差异，方差具有齐性。

由于上述检验说明方差具有齐性，独立样本 t 检验将选取假设方差齐性的结果。t 值为－1.024，P 值为 0.307。P 值大于 0.05，虽然女性医生的得分均值（$\bar{x}$ = 3.7303）略高于男性医生的得分均值（$\bar{x}$ = 3.6739），但不同性别的医生对自身促进病人参与的感知不存在统计学意义上的显著差异。

表 5－22　组统计量——医生性别

	性别	N	均值	标准差	均值标准误
医生	男	189	3.6739	0.45153	0.03284
	女	127	3.7303	0.51909	0.04606

表 5－23　独立样本 t 检验——医生性别

		方差齐性 Levene 检验		均值 t 检验						
		F	Sig	t	df	Sig（双侧）	平均差	标准误差	95%　置信区间	
									下限	上限
医生感知	方差齐性	2.836	0.0931	－1.024	314	0.307	－0.05637	0.05505	－0.16469	0.05194
	方差非齐性			－0.996	244.359	0.320	－0.05637	0.05657	－0.16780	0.05506

（2）按医生学历水平的差异性分析。为检测不同学历水平的医生对促进病人参与的感知是否存在显著性差异，我们将采用 4 个不同的学历水平进行分析，分别为专科、本科、硕士及博士。

方差分析结果如表 5－24 所示。由该表可知，F 检验显著性水平为 0.529 >

0.05，说明不同学历水平医生的促进行为的均值不存在显著差异，学历水平对医生促进病人参与没有影响。方差齐性检验 P = 0.294 > 0.05，说明不同学历水平的医生其促进病人参与行为在方差上不存在显著性的差异，方差具有齐性。因此，选用 Games - Howell 方法进行多重比较分析。分析结果如表 5 - 25 所示。由该表可知，4 种学历水平的医生在促进病人参与行为上均未表现出差异性。

表 5 - 24 方差分析表——医生学历水平

	方差和	自由度	均方差	F	显著水平	方差齐性检验	
组内	0.512	3	0.171	0.740	0.529	Levene 统计	Sig
组间	72.008	312	0.231			1.243	0.294
总计	72.520	315					

表 5 - 25 Games - Howell 分析——医生学历水平

(I) 学历	(J) 学历	平均差（I - J）	误差	Sig	95% 置信区间	
					最低值	最高值
专科	本科	-0.06541	0.06947	0.783	-0.2472	0.1164
	硕士	-0.00468	0.08873	1.000	-0.2359	0.2265
	博士	0.10455	0.19087	0.945	-0.4599	0.6690
本科	专科	0.06541	0.06947	0.783	-0.1164	0.2472
	硕士	0.06073	0.07337	0.841	-0.1308	0.2523
	博士	0.16996	0.18423	0.794	-0.3868	0.7268
硕士	专科	0.00468	0.08873	1.000	-0.2265	0.2359
	本科	-0.06073	0.07337	0.841	-0.2523	0.1308
	博士	0.10923	0.19232	0.940	-0.4571	0.6755
博士	专科	-0.10455	0.19087	0.945	-0.6690	0.4599
	本科	-0.16996	0.18423	0.794	-0.7268	0.3868
	硕士	-0.10923	0.19232	0.940	-0.6755	0.4571

注：* P = 0.05。

（3）按医生工作年限的差异性分析。通常情况下，医生的年龄与工作年限具有相互对应的关系，即年龄越大的医生工作年限越长。因此本研究仅考虑具有不同工作年限的医生对自身促进病人参与行为的感知是否存在显著性差异，并采用 5 个不同的医龄等级进行分析，分别为 2 年及以下、3 ~ 5 年、6 ~ 10 年、11 ~ 20 年、21 年及以上。

方差分析结果如表 5 - 26 所示。由该表可知，F 检验的显著性水平为 0.001，小于0.005，说明工作年限对医生感知自身促进行为有影响。方差齐性检验P=0.002，小于0.05，即方差不具有齐性，应选取最小显著差异法LSD进行多重比较分析。分析结果如表5－27所示。由该表可知，6年以下工作年限的医生与6年及以上工作年限的医生在医生促进病人参与的感知上存在显著性差异。

表5－26　方差分析表——医生工作年限

	方差和	自由度	均方差	F	显著水平	方差齐性检验	
组内	4.365	4	1.091	4.979	0.001	Levene 统计	Sig
组间	68.156	311	0.219			4.375	0.002
总计	72.521	315					

表5－27　LSD多重比较分析——医生工作年限

（I）工作年限	（J）工作年限	平均差（I－J）	误差	Sig	95%　置信区间	
					最低值	最高值
2年及以下	3～5年	－0.04289	0.08850	0.628	－0.2170	0.1312
	6～10年	－0.27034*	0.08097	0.001	－0.4297	－0.1110
	11～20年	－0.22677*	0.08645	0.009	－0.3969	－0.0567
	21年及以上	－0.30809*	0.10109	0.003	－0.5070	－0.1092
3～5年	2年及以下	0.04289	0.08850	0.628	－0.1312	0.2170
	6～10年	－0.22745*	0.07612	0.003	－0.3772	－0.0777
	11～20年	－0.18388*	0.08192	0.025	－0.3451	－0.0227
	21年及以上	－0.26520*	0.09725	0.007	－0.4566	－0.0739
6～10年	2年及以下	0.27034*	0.08097	0.001	0.1110	0.4297
	3～5年	0.22745*	0.07612	0.003	0.0777	0.3772
	11～20年	0.04357	0.07373	0.555	－0.1015	0.1886
	21年及以上	－0.03775	0.09046	0.677	－0.2157	0.1402
11～20年	2年及以下	0.22677*	0.08645	0.009	0.0567	0.3969
	3～5年	0.18388*	0.08192	0.025	0.0227	0.3451
	6～10年	－0.04357	0.07373	0.555	－0.1886	0.1015
	21年及以上	－0.08133	0.09539	0.395	－0.2690	0.1064
21年及以上	2年及以下	0.30809*	0.10109	0.003	0.1092	0.5070
	3～5年	0.26520*	0.09725	0.007	0.0739	0.4566
	6～10年	0.03775	0.09046	0.677	－0.1402	0.2157
	11～20年	0.08133	0.09539	0.395	－0.1064	0.2690

注：*P=0.05。

（4）按医生科室的差异性分析。为检测不同科室的医生对自身促进病人参与的感知是否存在显著性差异，我们将采用6种不同的医生科室类型进行分析，分别为外科、内科、儿科、妇科、急诊科及其他。

方差分析结果如表5-28所示。由该表可知，F检验显著性水平为0.010，小于0.05，说明科室类型对医生感知自身促进病人参与的行为有影响。方差齐性检验P=0.015，小于0.05，即方差不具有齐性，选取最小显著差异法LSD进行多重比较分析，分析结果如表5-29所示。结果显示，急诊科的医生与其他科室的医生相比，感知自身促进病人参与的行为存在显著差异。其他各科室的医生感知自身促进病人参与的行为不存在显著差异。

表5-28　方差分析表——医生科室

	方差和	自由度	均方差	F	显著水平	方差齐性检验	
组内	3.408	5	0.682	3.057	0.010	Levene 统计	Sig
组间	69.113	310	0.223			2.871	0.015
总计	72.521	315					

表5-29　LSD多重比较分析——医生科室

(I) 科室	(J) 科室	平均差（I-J）	均方差	Sig	95%　置信区间	
					最低值	最高值
外科	内科	-0.04468	0.06710	0.506	-0.1767	0.0873
	儿科	0.06916	0.09266	0.456	-0.1132	0.2515
	妇科	-0.11930	0.09955	0.232	-0.3152	0.0766
	急诊科	0.27428*	0.10335	0.008	0.0709	0.4776
	其他	0.19690	0.14594	0.178	-0.0903	0.4841
内科	外科	0.04468	0.06710	0.506	-0.0873	0.1767
	儿科	0.11384	0.08747	0.194	-0.0583	0.2859
	妇科	-0.07461	0.09474	0.432	-0.2610	0.1118
	急诊科	0.31896*	0.09872	0.001	0.1247	0.5132
	其他	0.24158	0.14270	0.091	-0.0392	0.5224
儿科	外科	-0.06916	0.09266	0.456	-0.2515	0.1132
	内科	-0.11384	0.08747	0.194	-0.2859	0.0583
	妇科	-0.18846	0.11427	0.100	-0.4133	0.0364
	急诊科	0.20512	0.11760	0.082	-0.0263	0.4365
	其他	0.12774	0.15635	0.415	-0.1799	0.4354

续表

(I) 科室	(J) 科室	平均差 (I-J)	均方差	Sig	95% 置信区间	
					最低值	最高值
妇科	外科	0.11930	0.09955	0.232	-0.0766	0.3152
	内科	0.07461	0.09474	0.432	-0.1118	0.2610
	儿科	0.18846	0.11427	0.100	-0.0364	0.4133
	急诊科	0.39358*	0.12310	0.002	0.1514	0.6358
	其他	0.31620*	0.16053	0.050	0.0003	0.6321
急诊科	外科	-0.27428*	0.10335	0.008	-0.4776	-0.0709
	内科	-0.31896*	0.09872	0.001	-0.5132	-0.1247
	儿科	-0.20512	0.11760	0.082	-0.4365	0.0263
	妇科	-0.39358*	0.12310	0.002	-0.6358	-0.1514
	其他	-0.07738	0.16291	0.635	-0.3979	0.2432
其他	外科	-0.19690	0.14594	0.178	-0.4841	0.0903
	内科	-0.24158	0.14270	0.091	-0.5224	0.0392
	儿科	-0.12774	0.15635	0.415	-0.4354	0.1799
	妇科	-0.31620*	0.16053	0.050	-0.6321	-0.0003
	急诊科	0.07738	0.16291	0.635	-0.2432	0.3979

注：* P = 0.05。

2. 病人感知医生促进病人参与的差异性分析

此处变量差异性分析主要针对病人特征，包括病人的性别、年龄、学历水平、收入水平和职业类型。进行问卷数据整理后，进行独立样本 t 检验及单因素方差分析以判断病人感知医生促进病人参与在病人特征上是否存在显著性差异。

(1) 按病人性别的差异性分析。在 298 组有效病人样本中，男性占 56.4%，女性占 43.6%，组统计量结果如表 5-30 所示。运用独立样本 t 检验考察不同性别的病人对医生促进病人参与行为的感知是否存在显著性差异。

t 检验结果如表 5-31 所示。由该表可知，方差齐性 Levene 检验的 F 统计量的值为 0.031，显著性水平的 P 值 (Sig) 为 0.861，大于 0.05，则可以认为两组方差没有显著性差异，方差具有齐性。

独立样本 t 检验说明方差具有齐性，从而选取假设方差齐性的 t 值为 -1.563，P 值为 0.119，大于 0.05，因此病人感知医生促进病人参与在病人性别上不存在显著差异。

表 5-30 组统计量——病人性别

	性别	N	均值	标准差	均值标准误
病人	男	168	3.3958	0.5042	0.03890
	女	130	3.4894	0.5234	0.04591

表 5-31 独立样本 t 检验——病人性别

		方差齐性 Levene 检验		均值 t 检验						
		F	Sig	t	df	Sig（双侧）	平均差	标准误差	95% 置信区间 下限	95% 置信区间 上限
病人感知	方差齐性	0.031	0.861	-1.563	296	0.119	-0.09359	0.05989	-0.21145	0.02427
	方差非齐性			-1.555	272.312	0.121	-0.09359	0.06017	-0.21206	0.02488

（2）按病人年龄的差异性分析。为检测不同年龄的病人对医生促进病人参与的感知是否存在显著性差异，我们将病人年龄划分为 4 个不同的年龄段进行分析，分别为 18~25 岁、26~50 岁、51~65 岁、66 岁及以上。

方差分析结果如表 5-32 所示。由该表可知，F 检验的显著性水平为 0.006，小于 0.05，说明病人年龄对病人感知医生促进病人参与有影响。方差齐性检验 P=0.026，小于 0.05，即方差不具有齐性，选取最小显著差异法 LSD 进行多重比较分析，分析结果如表 5-33 所示。结果表明，18~25 岁、26~50 岁以及 51~65 岁的病人差异性检验结果较为显著，但是 66 岁及以上的病人与其他几个年龄段的病人之间不存在显著差异。

表 5-32 方差分析表——病人年龄

	方差和	自由度	均方差	F	显著水平	方差齐性检验	
组内	3.206	3	1.069	4.176	0.006	Levene 统计	Sig
组间	75.239	294	0.256			3.127	0.026
总计	78.445	297					

表 5-33 LSD 多重比较分析——病人年龄

（I）年龄	（J）年龄	平均差（I-J）	误差	Sig	95% 置信区间 最低值	95% 置信区间 最高值
18~25 岁	26~50 岁	-0.18788*	0.07402	0.012	-0.3335	-0.0422
	51~65 岁	-0.31076*	0.09206	0.001	-0.4920	-0.1296
	66 岁及以上	-0.11336	0.09898	0.253	-0.3081	0.0814

续表

(I) 年龄	(J) 年龄	平均差 (I-J)	误差	Sig	95% 置信区间	
					最低值	最高值
26~50岁	18~25岁	0.18788*	0.07402	0.012	0.0422	0.3335
	51~65岁	-0.12289	0.08274	0.139	-0.2857	0.0399
	66岁及以上	0.07452	0.09037	0.410	-0.1033	0.2524
51~65岁	18~25岁	0.31076*	0.09206	0.001	0.1296	0.4920
	26~50岁	0.12289	0.08274	0.139	-0.0399	0.2857
	66岁及以上	0.19741	0.10566	0.063	-0.0105	0.4053
66岁及以上	18~25岁	0.11336	0.09898	0.253	-0.0814	0.3081
	26~50岁	-0.07452	0.09037	0.410	-0.2524	0.1033
	51~65岁	-0.19741	0.10566	0.063	-0.4053	0.0105

注：* P=0.05。

(3) 按病人学历水平的差异性分析。为检测不同学历水平的病人对医生促进病人参与的感知是否存在显著性差异，我们将采用5个不同的病人学历阶段进行分析，分别为小学及以下、初中、高中、本科或大专、硕士及以上。

方差分析结果如表5-34所示。由该表可知，F的显著性水平为0.081，大于0.05，说明不同学历的病人感知医生促进病人参与行为不存在显著性差异。方差齐性检验P=0.228，也大于0.05，说明方差具有齐性，进行Games-Howell多重比较分析，分析结果如表5-35所示。由该表可知，5种学历水平的病人感知到的医生促进程度均不存在显著差异。

表5-34 方差分析表——病人学历水平

	方差和	自由度	均方差	F	显著水平	方差齐性检验	
组内	2.185	4	0.546	2.098	0.081	Levene 统计	Sig
组间	76.260	293	0.260			1.418	0.228
总计	78.445	297					

(4) 按病人收入水平的差异性分析。为考察不同收入水平的病人对医生促进病人参与的感知是否存在显著性差异，我们采用5个不同的病人收入等级进行分析，分别为1000元及以下、1000~3999元、4000~6999元、7000~10000元、1万元及以上。

方差分析结果如表5-36所示。由该表可知，F的显著性水平为0.000，小于0.05，说明病人收入水平对病人感知医生促进行为的影响显著。方差齐性检验P=0.003，小于0.01，即方差不具有齐性，选用最小显著差异法LSD进行多重比较分析，分析结果如表5-37所示。由该表可知，收入水平在4000~6999元的

表 5-35 Games-Howell 分析——病人学历水平

(I) 学历	(J) 学历	平均差 (I-J)	误差	Sig	95% 置信区间	
					最低值	最高值
小学及以下	初中	0.13330	0.14126	0.879	-0.2646	0.5313
	高中	-0.10505	0.10623	0.859	-0.4078	0.1977
	本科或大专	-0.06326	0.09857	0.967	-0.3479	0.2214
	硕士及以上	0.12057	0.13025	0.886	-0.2486	0.4897
初中	小学及以下	-0.13330	0.14126	0.879	-0.5313	0.2646
	高中	-0.23835	0.12361	0.315	-0.5869	0.1102
	本科或大专	-0.19656	0.11709	0.457	-0.5291	0.1360
	硕士及以上	-0.01273	0.14477	1.000	-0.4197	0.3942
高中	小学及以下	0.10505	0.10623	0.859	-0.1977	0.4078
	初中	0.23835	0.12361	0.315	-0.1102	0.5869
	本科或大专	0.04179	0.07099	0.977	-0.1541	0.2377
	硕士及以上	0.22562	0.11085	0.266	-0.0889	0.5402
本科或者大专	小学及以下	0.06326	0.09857	0.967	-0.2214	0.3479
	初中	0.19656	0.11709	0.457	-0.1360	0.5291
	高中	-0.04179	0.07099	0.977	-0.2377	0.1541
	硕士及以上	0.18383	0.10353	0.403	-0.1131	0.4807
硕士及以上	小学及以下	-0.12057	0.13025	0.886	-0.4897	0.2486
	初中	0.01273	0.14477	1.000	-0.3942	0.4197
	高中	-0.22562	0.11085	0.266	-0.5402	0.0889
	本科或大专	-0.18383	0.10353	0.403	-0.4807	0.1131

注：* P=0.05。

病人与收入4000元以下的病人相比，感知到的医生促进行为具有显著性差异，且收入1万元以上与1000~3999元之间的病人相比，感知到的医生促进行为也存在显著差异。

表 5-36 方差分析表——病人收入水平

	方差和	自由度	均方差	F	显著水平	方差齐性检验	
组内	8.373	4	2.093	8.752	0.000	Levene 统计	Sig
组间	70.072	293	0.239			4.129	0.003
总计	78.445	297					

表5-37 LSD多重比较分析——病人收入水平

(I) 收入	(J) 收入	平均差 (I-J)	误差	Sig	95% 置信区间	
					最低值	最高值
1000元以下	1000~3999元	0.05897	0.07113	0.408	-0.0810	0.1990
	4000~6999元	-0.35558*	0.08146	0.000	-0.5159	-0.1953
	7000~10000元	-0.16603	0.12257	0.177	-0.4073	0.0752
	1万元以上	-0.23718	0.14650	0.107	-0.5255	0.0511
1000~3999元	1000元以下	-0.05897	0.07113	0.408	-0.1990	0.0810
	4000~6999元	-0.41455*	0.07458	0.000	-0.5613	-0.2678
	7000~10000元	-0.22500	0.11811	0.058	-0.4575	0.0075
	1万元以上	-0.29615*	0.14279	0.039	-0.5772	-0.0151
4000~6999元	1000元以下	0.35558*	0.08146	0.000	0.1953	0.5159
	1000~3999元	0.41455*	0.07458	0.000	0.2678	0.5613
	7000~10000元	0.18955	0.12461	0.129	-0.0557	0.4348
	1万元以上	0.11840	0.14821	0.425	-0.1733	0.4101
7000~10000元	1000元以下	0.16603	0.12257	0.177	-0.0752	0.4073
	1000~3999元	0.22500	0.11811	0.058	-0.0075	0.4575
	4000~6999元	-0.18955	0.12461	0.129	-0.4348	0.0557
	1万元以上	-0.07115	0.17422	0.683	-0.4140	0.2717
1万元以上	1000元以下	0.23718	0.14650	0.107	-0.0511	0.5255
	1000~3999元	0.29615*	0.14279	0.039	0.0151	0.5772
	4000~6999元	-0.11840	0.14821	0.425	-0.4101	0.1733
	7000~10000元	0.07115	0.17422	0.683	-0.2717	0.4140

注：*P=0.05。

（5）按病人职业的差异性分析。为考察不同职业的病人对医生促进病人参与的感知是否存在显著性差异，我们采用8个不同的病人工作类型进行分析，分别为学生、白领、公职人员、自由职业者、个体户、工人、退休人员、农民。

方差分析结果如表5-38所示。由该表可知，F显著性水平为0.001，小于0.01，说明不同职业类型的病人对医生促进行为的感知在均值上的差异是显著的。方差齐性检验P=0.187，大于0.05，即方差具有齐性，进行Games-Howell多重比较分析，分析结果如表5-39所示。结果显示白领、个体户、退休人员之间感知到的医生促进行为具有显著差异；农民与退休人员之间感知到的医生促进行为也存在显著差异。

表 5 -38　方差分析表——病人职业

	方差和	自由度	均方差	F	显著水平	方差齐性检验	
组内	6.185	7	0.884	3.546	0.001	Levene 统计	Sig
组间	72.260	290	0.249			1.445	0.187
总计	78.445	297					

表 5 -39　Games - Howell 分析——病人职业

(I) 职业	(J) 职业	平均差 (I - J)	均方差	Sig	95%　置信区间	
					最低值	最高值
学生	白领	-0.07176	0.10473	0.997	-0.3963	0.2528
	公职人员	0.01021	0.09780	1.000	-0.2939	0.3143
	自由职业者	0.07571	0.12239	0.998	-0.3078	0.4592
	个体户	0.35423	0.13356	0.162	-0.0679	0.7764
	工人	0.07678	0.11779	0.998	-0.2915	0.4450
	退休人员	-0.16179	0.10807	0.807	-0.4991	0.1755
	农民	0.24833	0.12375	0.485	-0.1381	0.6347
白领	学生	0.07176	0.10473	0.997	-0.2528	0.3963
	公职人员	0.08197	0.09040	0.985	-0.1981	0.3620
	自由职业者	0.14747	0.11656	0.908	-0.2186	0.5135
	个体户	0.42600*	0.12824	0.034	0.0190	0.8330
	工人	0.14855	0.11172	0.884	-0.2013	0.4984
	退休人员	-0.09003	0.10142	0.986	-0.4066	0.2265
	农民	0.32009	0.11799	0.137	-0.0490	0.6891
公职人员	学生	-0.01021	0.09780	1.000	-0.3143	0.2939
	白领	-0.08197	0.09040	0.985	-0.3620	0.1981
	自由职业者	0.06550	0.11037	0.999	-0.2834	0.4144
	个体户	0.34403	0.12264	0.123	-0.0482	0.7363
	工人	0.06658	0.10525	0.998	-0.2651	0.3983
	退休人员	-0.17200	0.09425	0.606	-0.4680	0.1240
	农民	0.23812	0.11188	0.410	-0.1138	0.5900
自由职业者	学生	-0.07571	0.12239	0.998	-0.4592	0.3078
	白领	-0.14747	0.11656	0.908	-0.5135	0.2186
	公职人员	-0.06550	0.11037	0.999	-0.4144	0.2834
	个体户	0.27853	0.14302	0.526	-0.1732	0.7303
	工人	0.00108	0.12842	1.000	-0.4025	0.4047

续表

(I) 职业	(J) 职业	平均差 (I-J)	均方差	Sig	95% 置信区间	
					最低值	最高值
自由职业者	退休人员	-0.23750	0.11957	0.500	-0.6142	0.1392
	农民	0.17262	0.13390	0.900	-0.2472	0.5925
个体户	学生	-0.35423	0.13356	0.162	-0.7764	0.0679
	白领	-0.42600*	0.12824	0.034	-0.8330	-0.0190
	公职人员	-0.34403	0.12264	0.123	-0.7363	0.0482
	自由职业者	-0.27853	0.14302	0.526	-0.7303	0.1732
	工人	-0.27745	0.13911	0.496	-0.7172	0.1623
	退休人员	-0.51603*	0.13098	0.006	-0.9321	-0.1000
	农民	-0.10591	0.14419	0.996	-0.5602	0.3484
工人	学生	-0.07678	0.11779	0.998	-0.4450	0.2915
	白领	-0.14855	0.11172	0.884	-0.4984	0.2013
	公职人员	-0.06658	0.10525	0.998	-0.3983	0.2651
	自由职业者	-0.00108	0.12842	1.000	-0.4047	0.4025
	个体户	0.27745	0.13911	0.496	-0.1623	0.7172
	退休人员	-0.23858	0.11486	0.442	-0.5998	0.1226
	农民	0.17154	0.12972	0.887	-0.2349	0.5780
退休人员	学生	0.16179	0.10807	0.807	-0.1755	0.4991
	白领	0.09003	0.10142	0.986	-0.2265	0.4066
	公职人员	0.17200	0.09425	0.606	-0.1240	0.4680
	自由职业者	0.23750	0.11957	0.500	-0.1392	0.6142
	个体户	0.51603*	0.13098	0.006	0.1000	0.9321
	工人	0.23858	0.11486	0.442	-0.1226	0.5998
	农民	0.41012*	0.12096	0.025	0.0305	0.7897
农民	学生	-0.24833	0.12375	0.485	-0.6347	0.1381
	白领	-0.32009	0.11799	0.137	-0.6891	0.0490
	公职人员	-0.23812	0.11188	0.410	-0.5900	0.1138
	自由职业者	-0.17262	0.13390	0.900	-0.5925	0.2472
	个体户	0.10591	0.14419	0.996	-0.3484	0.5602
	工人	-0.17154	0.12972	0.887	-0.5780	0.2349
	退休人员	-0.41012*	0.12096	0.025	-0.7897	-0.0305

注：* P=0.05。

3. 病人对医生促进病人参与期望的差异性分析

此处变量差异性分析主要针对病人特征，包括病人的性别、年龄、学历水平、收入水平和职业类型。进行问卷数据整理后，我们运用 SPSS 统计软件分析病人特征对病人对医生促进病人参与期望的影响。

（1）按病人性别的差异性分析。组统计量结果如表 5－40 所示。运用独立样本 t 检验考察不同性别病人对医生促进病人参与的期望是否存在显著性差异。t 检验结果如表 5－41 所示。由该表可知，方差齐性 Levene 检验的 F 统计量的值为 0.377，显著性水平的 P 值（Sig）为 0.540，大于 0.05，说明两组的方差没有显著差异，方差具有齐性。

由于方差具有齐性，因此选取假设方差齐性的 t 值为 －1.146，P 值为 0.253。P 值大于 0.05，说明病人对医生促进病人参与的期望在病人性别上不存在显著差异。

表 5－40　组统计量——病人性别

	性别	N	均值	标准差	均值标准误
病人	男	168	3.8048	0.591336	0.045623
	女	130	3.8785	0.492736	0.043216

表 5－41　独立样本 t 检验——病人性别

		方差齐性 Levene 检验		均值 t 检验						
		F	Sig	t	df	Sig（双侧）	平均差	标准误差	95%　置信区间 下限	95%　置信区间 上限
病人期望	方差齐性	0.377	0.540	－1.146	296	0.253	－0.0737	0.064309	－0.200260	0.052861
	方差非齐性			－1.173	294.351	0.242	－0.0737	0.062841	－0.197375	0.049975

（2）按病人年龄的差异性分析。为检测不同年龄的病人对医生促进病人参与的期望是否存在显著性差异，我们将病人年龄划分为 4 个不同阶段进行分析，分别为 18～25 岁、26～50 岁、51～65 岁、66 岁及以上。

方差分析结果如表 5－42 所示。由该表可知，F 检验的显著性水平为 0.935，大于 0.05，说明病人年龄对病人的期望没有影响。方差齐性检验，P＝0.092，大于 0.05，即方差具有齐性，进行 Games－Howell 多重比较分析，分析结果如表 5－43 所示。由该表可知，各年龄段的病人对医生促进病人参与的期望不存在显著差异。

表 5-42　方差分析表——病人年龄

	方差和	自由度	均方差	F	显著水平	方差齐性检验	
组内	0.132	3	0.044	0.142	0.935	Levene 统计	Sig
组间	91.305	294	0.311			2.171	0.092
总计	91.437	297					

表 5-43　Games-Howell 分析——病人年龄

(I) 年龄	(J) 年龄	平均差 (I-J)	误差	Sig	95%　置信区间	
					最低值	最高值
18~25 岁	-0.025313	0.083867	0.990	-0.24346	0.19284	-0.025313
	-0.005128	0.113071	1.000	-0.30036	0.29010	-0.005128
	0.038211	0.094301	0.977	-0.20792	0.28434	0.038211
26~50 岁	0.025313	0.083867	0.990	-0.19284	0.24346	0.025313
	0.020185	0.100889	0.997	-0.24447	0.28484	0.020185
	0.063525	0.079286	0.854	-0.14413	0.27118	0.063525
51~65 岁	0.005128	0.113071	1.000	-0.29010	0.30036	0.005128
	-0.020185	0.100889	0.997	-0.28484	0.24447	-0.020185
	0.043340	0.109716	0.979	-0.24403	0.33070	0.043340
66 岁及以上	-0.038211	0.094301	0.977	-0.28434	0.20792	-0.038211
	-0.063525	0.079286	0.854	-0.27118	0.14413	-0.063525
	-0.043340	0.109716	0.979	-0.33070	0.24403	-0.043340

注：* P=0.05。

（3）按病人学历水平的差异性分析。为检测不同学历水平的病人对医生促进病人参与行为的感知是否存在显著性差异，我们将病人学历分为5个不同阶段进行分析，分别为小学及以下、初中、高中、本科或大专、硕士及以上。

方差分析结果如表5-44所示。由该表可知，F的显著性水平为0.000，小于0.05，说明不同学历的病人对医生促进病人参与的期望存在显著差异。方差齐

表 5-44　方差分析表——病人学历水平

	方差和	自由度	均方差	F	显著水平	方差齐性检验	
组内	7.157	4	1.789	6.220	0.000	Levene 统计	Sig
组间	84.280	293	0.288			0.851	0.494
总计	91.437	297					

性检验 P = 0.494，大于 0.05，即方差具有齐性，则需进行 Games - Howell 多重比较分析。分析结果如表 5 - 45 所示。由该表可知，本科或大专以上与高中以下学历的病人对医生促进病人参与的期望存在显著差异。

表 5 - 45 Games - Howell 分析——病人学历水平

（I）学历	（J）学历	平均差（I - J）	误差	Sig	95% 置信区间	
					最低值	最高值
小学及以下	初中	-0.008696	0.154091	1.000	-0.44341	0.42601
	高中	-0.170721	0.124395	0.649	-0.52694	0.18549
	本科或大专	-0.351553*	0.116040	0.038	-0.68854	-0.01456
	硕士及以上	-0.504992*	0.146492	0.010	-0.92062	-0.08937
初中	小学及以下	0.008696	0.154091	1.000	-0.42601	0.44341
	高中	-0.162025	0.126427	0.703	-0.51794	0.19389
	本科或大专	-0.342857*	0.118216	0.043	-0.67841	-0.00731
	硕士及以上	-0.496296*	0.148222	0.012	-0.91298	-0.07961
高中	小学及以下	0.170721	0.124395	0.649	-0.18549	0.52694
	初中	0.162025	0.126427	0.703	-0.19389	0.51794
	本科或大专	-0.180832	0.075531	0.123	-0.38939	0.02772
	硕士及以上	-0.334271*	0.117046	0.047	-0.66602	-0.00252
本科或者大专	小学及以下	0.351553*	0.116040	0.038	0.01456	0.68854
	初中	0.342857*	0.118216	0.043	0.00731	0.67841
	高中	0.180832	0.075531	0.123	-0.02772	0.38939
	硕士及以上	-0.153439	0.108124	0.620	-0.46366	0.15678
硕士及以上	小学及以下	0.504992*	0.146492	0.010	0.08937	0.92062
	初中	0.496296*	0.148222	0.012	0.07961	0.91298
	高中	0.334271*	0.117046	0.047	0.00252	0.66602
	本科或大专	0.153439	0.108124	0.620	-0.15678	0.46366

注：* P = 0.05。

（4）按病人收入水平的差异性分析。为检测不同收入水平的病人对医生促进病人参与的期望是否存在显著性差异，我们将病人收入分成 5 个等级进行分析，分别为 1000 元以下、1000 ~ 3999 元、4000 ~ 6999 元、7000 ~ 10000 元、1 万元以上。

方差分析结果如表 5 - 46 所示。由该表可知，F 的显著性水平为 0.028，小于0.05，说明病人收入水平对病人对医生促进行为的期望影响显著。方差齐性检验P=0.000，小于0.05，方差不具有齐性，则选用最小显著差异法LSD进行多重比较分析。如表5-47所示。由该表可知，收入水平在7000~10000元的病人与收入水平6000元以下的病人对医生促进病人参与的期望存在显著性差异。

表5-46　方差分析表——病人收入水平

	方差和	自由度	均方差	F	显著水平	方差齐性检验	
组内	3.367	4	0.842	2.766	0.028	Levene 统计	Sig
组间	89.176	293	0.304			5.621	0.000
总计	92.543	297					

表5-47　LSD多重比较分析——病人收入水平

（I）收入	（J）收入	平均差（I-J）	误差	Sig	95%　置信区间	
					最低值	最高值
1000元以下	1000~3999元	-0.151282	0.080239	0.060	-0.30920	0.00664
	4000~6999元	-0.093571	0.091894	0.309	-0.27443	0.08729
	7000~10000元	-0.434615*	0.138274	0.002	-0.70675	-0.16248
	1万元以上	-0.207692	0.165269	0.210	-0.53296	0.11757
1000~3999元	1000元以下	0.151282	0.080239	0.060	-0.00664	0.30920
	4000~6999元	0.057711	0.084136	0.493	-0.10788	0.22330
	7000~10000元	-0.283333*	0.133244	0.034	-0.54557	-0.02110
	1万元以上	-0.056410	0.161084	0.726	-0.37344	0.26062
4000~6999元	1000元以下	0.093571	0.091894	0.309	-0.08729	0.27443
	1000~3999元	-0.057711	0.084136	0.493	-0.22330	0.10788
	7000~10000元	-0.341045*	0.140571	0.016	-0.61770	-0.06439
	1万元以上	-0.114122	0.167196	0.495	-0.44318	0.21494
7000~10000元	1000元以下	0.434615*	0.138274	0.002	0.16248	0.70675
	1000~3999元	0.283333*	0.133244	0.034	0.02110	0.54557
	4000~6999元	0.341045*	0.140571	0.016	0.06439	0.61770
	1万元以上	0.226923	0.196544	0.249	-0.15989	0.61374
1万元以上	1000元以下	0.207692	0.165269	0.210	-0.11757	0.53296
	1000~3999元	0.056410	0.161084	0.726	-0.26062	0.37344
	4000~6999元	0.114122	0.167196	0.495	-0.21494	0.44318
	7000~10000元	-0.226923	0.196544	0.249	-0.61374	0.15989

注：*P=0.05。

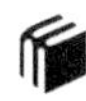

（5）按病人职业的差异性分析。为检测不同职业的病人对医生促进病人参与的期望是否存在显著性差异，我们将病人工作分为8种不同类型进行分析，分别为学生、白领、公职人员、自由职业者、个体户、工人、退休人员、农民。

方差分析结果如表5-48所示。由该表可知，F的显著性水平为0.185，大于0.05，说明不同职业的病人对医生促进病人参与的期望不存在显著性差异。方差齐性检验P=0.455，大于0.05，即方差具有齐性，则需进行Games-Howell多重比较分析。分析结果如表5-49所示。由该表可知，8种职业类型的病人对医生促进病人参与的期望均不存在显著的差异。

表5-48　方差分析表——病人职业

	方差和	自由度	均方差	F	显著水平	方差齐性检验	
组内	3.131	7	0.447	1.451	0.185	Levene 统计	Sig
组间	89.412	290	0.308			0.967	0.455
总计	92.543	297					

表5-49　Games-Howell 分析——病人职业

(I) 职业	(J) 职业	平均差 (I-J)	均方差	Sig	95% 置信区间	
					最低值	最高值
学生	白领	0.019149	0.113502	1.000	-0.33273	0.37103
	公职人员	-0.057595	0.116236	1.000	-0.41857	0.30338
	自由职业者	0.152482	0.123117	0.917	-0.23198	0.53695
	个体户	0.149918	0.136561	0.955	-0.27981	0.57965
	工人	0.248181	0.141881	0.656	-0.19674	0.69310
	退休人员	0.085816	0.124971	0.997	-0.30460	0.47623
	农民	0.216292	0.138314	0.770	-0.21570	0.64828
白领	学生	-0.019149	0.113502	1.000	-0.37103	0.33273
	公职人员	-0.076744	0.105705	0.996	-0.40449	0.25101
	自由职业者	0.133333	0.113228	0.936	-0.22100	0.48767
	个体户	0.130769	0.127718	0.968	-0.27335	0.53489
	工人	0.229032	0.133390	0.676	-0.19114	0.64920
	退休人员	0.066667	0.115241	0.999	-0.29425	0.42759
	农民	0.197143	0.129590	0.793	-0.20892	0.60320

续表

(I) 职业	(J) 职业	平均差 (I－J)	均方差	Sig	95% 置信区间	
					最低值	最高值
公职人员	学生	0.057595	0.116236	1.000	－0.30338	0.41857
	白领	0.076744	0.105705	0.996	－0.25101	0.40449
	自由职业者	0.210078	0.115968	0.615	－0.15315	0.57331
	个体户	0.207513	0.130153	0.751	－0.20401	0.61904
	工人	0.305776	0.135724	0.337	－0.12151	0.73306
	退休人员	0.143411	0.117934	0.924	－0.22619	0.51301
	农民	0.273887	0.131991	0.442	－0.13966	0.68743
自由职业者	学生	－0.152482	0.123117	0.917	－0.53695	0.23198
	白领	－0.133333	0.113228	0.936	－0.48767	0.22100
	公职人员	－0.210078	0.115968	0.615	－0.57331	0.15315
	个体户	－0.002564	0.136334	1.000	－0.43356	0.42843
	工人	0.095699	0.141662	0.997	－0.35029	0.54169
	退休人员	－0.066667	0.124722	0.999	－0.45882	0.32549
	农民	0.063810	0.138089	1.000	－0.36935	0.49697
个体户	学生	－0.149918	0.136561	0.955	－0.57965	0.27981
	白领	－0.130769	0.127718	0.968	－0.53489	0.27335
	公职人员	－0.207513	0.130153	0.751	－0.61904	0.20401
	自由职业者	0.002564	0.136334	1.000	－0.42843	0.43356
	工人	0.098263	0.153491	0.998	－0.38532	0.58184
	退休人员	－0.064103	0.138010	1.000	－0.50015	0.37194
	农民	0.066374	0.150199	1.000	－0.40588	0.53863
工人	学生	－0.248181	0.141881	0.656	－0.69310	0.19674
	白领	－0.229032	0.133390	0.676	－0.64920	0.19114
	公职人员	－0.305776	0.135724	0.337	－0.73306	0.12151
	自由职业者	－0.095699	0.141662	0.997	－0.54169	0.35029
	个体户	－0.098263	0.153491	0.998	－0.58184	0.38532
	退休人员	－0.162366	0.143276	0.947	－0.61324	0.28851
	农民	－0.031889	0.155052	1.000	－0.51790	0.45412
退休人员	学生	－0.085816	0.124971	0.997	－0.47623	0.30460
	白领	－0.066667	0.115241	0.999	－0.42759	0.29425
	公职人员	－0.143411	0.117934	0.924	－0.51301	0.22619

续表

(I) 职业	(J) 职业	平均差 (I-J)	均方差	Sig	95%　置信区间	
					最低值	最高值
退休人员	自由职业者	0.066667	0.124722	0.999	-0.32549	0.45882
	个体户	0.064103	0.138010	1.000	-0.37194	0.50015
	工人	0.162366	0.143276	0.947	-0.28851	0.61324
	农民	0.130476	0.139744	0.981	-0.30777	0.56873
农民	学生	-0.216292	0.138314	0.770	-0.64828	0.21570
	白领	-0.197143	0.129590	0.793	-0.60320	0.20892
	公职人员	-0.273887	0.131991	0.442	-0.68743	0.13966
	自由职业者	-0.063810	0.138089	1.000	-0.49697	0.36935
	个体户	-0.066374	0.150199	1.000	-0.53863	0.40588
	工人	0.031889	0.155052	1.000	-0.45412	0.51790
	退休人员	-0.130476	0.139744	0.981	-0.56873	0.30777

注：* P=0.05。

四、对比分析

以下从两个方面进行对比分析。

1. 病人期望程度与病人感知程度的对比分析

为了深入了解病人对医生促进病人参与的期望程度与实际感知程度之间的差异，将对两者进行对比分析。如表5-50所示，从均值的对比来看，病人期望的促进程度（$\bar{x}=3.8369$）要高于病人感知的医生促进程度（$\bar{x}=3.4367$），说明在实际医疗过程中，医生促进病人参与的行为表现并未切实满足病人的需求。当然，仅从均值比较的角度分析两者之间的差异并不具有较为严格的统计学意义。因此将运用配对样本t检验进一步分析两者之间的差异。具体统计结果如图5-51所示。由该表可知，P=0.000，小于0.05，说明病人期望与实际感知之间的差异具有统计学意义，两者之间存在着显著差异。

表5-50　均值比较——病人期望与病人感知

	均值	N	标准差
病人期望	3.8369	298	0.55083
病人感知	3.4367	298	0.51393

表 5－51　配对样本 t 检验

	均值	标准差	误差	95%置信区间		t	df	Sig（双侧）
				下限	上限			
病人期望 病人感知	0.400252	0.743243	0.043055	0.484983	0.315520	9.296	297	0.000

2. 医生及病人感知状况的对比分析

为了深入了解医生与病人双方对医生促进病人参与感知状况的差异，我们针对两组数据进行均值比较和独立样本 t 检验，结果如表 5－52 所示。由该表 5－52 可知，不论是总体均值还是单个行为的均值，医生感知的促进程度均要高于病人感知的促进程度，且由 t 检验得到的 P 值可以看出，除了行为“解释所有治疗方案”（t＝0.531，p＝0.596）之外，其他各种促进病人参与的行为以及医生促进病人参与行为总体在病人和医生之间均存在显著性差异。

表 5－52　医生及病人之间的对比分析

促进行为简写	医生均值	病人均值	均值差	t 值	Sig
PF1 提供充分信息	4.04	3.73	0.31	7.616	0.000
PF2 重视病人意见	3.68	3.32	0.36	6.468	0.000
PF3 询问病人对使用新药的疑问	3.85	3.56	0.29	5.305	0.000
PF4 鼓励病人提问	3.41	3.17	0.24	5.563	0.000
PF5 解释各种治疗方案	3.98	3.75	0.23	0.531	0.596
PF6 鼓励病人说出关心的问题	3.56	3.43	0.13	5.782	0.000
PF7 鼓励病人说出看法	3.62	3.29	0.33	9.834	0.000
PF8 帮助病人说明关心的问题	3.40	3.27	0.13	4.030	0.000
总体	3.69	3.44	0.25	10.010	0.000

第五节　分析结果讨论

一、描述性分析结果的讨论

通过描述性统计分析，我们得到了医生和病人对医生促进病人参与的感知状况以及病人对医生促进病人参与的期望水平，下面将从 3 个方面进行讨论。

针对医生群体的调查结果显示，医生感知医生促进病人参与得分均值为3.69，与Young等[13]国外学者同类的研究相比，中国医生感知自身促进病人参与的程度较高。说明在医疗实践活动中，医生认为其促进病人参与的行为较多。其中，信息传递以及保障病人知情权方面的行为得分均值较高，而鼓励病人并获取病人观点类的行为得分均值较低。其中的原因可能有两点：第一，在制度层面上，病人接受日常医疗服务时享有知情、选择、同意和拒绝的权利，这是在《医疗机构管理条例》中明确规定的内容。病人知情同意已经从伦理层面需要遵循的道德准则逐渐上升到法律层面的要求，具有一定的强制性。这迫使医生提高了对信息传递以及保障病人知情权的关注度。相反，对医生获取病人建议与观点类的行为没有类似的法律要求。第二，从个人规范的角度考虑，随着大众对医生要求的愈加严格，保障病人知情同意权利等行为也逐渐成为基本医疗服务职责的体现，是医生基本的职业行为。相反，鼓励提问、获取观点类的行为却需要医生更高的职业素养。

病人感知医生促进病人参与的得分均值为3.44，与Carol等[1]针对美国糖尿病人的同类调查结果相比，处于较低水平。病人感知程度较高的医生促进行为主要属于信息传递以及保障病人知情权方面的行为，说明医生较好地保障了病人的基本权利。其中，告知治疗决策信息行为的得分最高，说明医生对待病人的疾病治疗十分谨慎负责，他们会让病人在充分了解治疗所需信息的前提下作出治疗决策。此外，感知程度较低的医生促进病人参与行为属于医生获取病人观点类的行为，这与针对医生调查得到的结果相一致。

病人对医生促进病人参与的期望程度较高，得分均值为3.84。正如Buchanan和Borland等[14]研究发现病人对参与医疗决策有迫切的愿望，张琼文等[15]也指出中国病人的信息需求较高，未得到充分满足。由此可见，病人的参与需求十分强烈，态度较为积极。其中，医生询问病人病因以及医生鼓励病人对疾病治疗提出建议这两种医生促进行为得分较低。其中的原因可能是，这两种行为的实施要求病人具有一定的疾病知识和参与能力，这对某些受教育程度较低或能力不足的病人来说是一个挑战，因而会降低病人在告知病因以及提出建议方面的参与需求。

二、变量差异性分析结果的讨论

我们针对医生感知医生促进病人参与、病人感知医生促进病人参与、病人对医生促进病人参与的期望3个变量进行了差异性分析，所得结果如表5－53所示。由该表可知，医生感知医生促进病人参与在医生工作年限及科室上存在显著性差异；病人感知医生促进病人参与在病人年龄、收入水平以及职业上存在显著性差异；病人对医生促进病人参与的期望在病人学历以及病人收入水平上存在显著性差异。下面从7个方面对这些结果进行讨论。

表5-53　不同特征医生及病人的变量差异性分析结果汇总

医生感知	医生特征				病人感知	病人特征					病人期望	病人特征				
	性别	学历	工作年限	科室		性别	年龄	学历	收入水平	职业		性别	年龄	学历	收入水平	职业
			√	√			√		√	√				√	√	

临床工作年限越长，医生促进病人参与的程度越高。工作年限不同的医生在专业技术能力，实际经验、心理状态等方面存在较大差异，并影响他们的日常工作表现。工作年限在5年以下的医生，由于经验及信心不足可能无法与病人进行深入交流。他们处于逐渐适应工作的阶段，主要关注于如何提高自身的专业水平。工作年限6~10年的医生，在实践经验与工作技能上达到平衡，且有职业发展的需求，因此他们在与病人的交互过程中表现得较为努力。临床工作时间11~20年及20年以上的医生，自我效能感知随着工作经验的积累逐渐提高，他们不仅能和同事配合默契，也更容易获得病人的信任，与病人交流起来得心应手。因此，工作年限较长的医生与刚参加工作的医生相比，在促进病人参与方面表现得更为积极主动。

与其他科室的医生相比，急诊科的医生促进病人参与的程度较低。处于不同科室的医生，其与病人的沟通方式和策略是不同的。由于急诊科医生面对的病人病情较为紧急，需要及时采取措施进行治疗，因此急诊科医生在日常工作中与病人的交流方式可能会与其他科室的医生存在差别，他们更注重根据自己的专业判断及时采取措施应对疾病，而不是让病人表达看法和建议。

不同年龄的病人对医生促进病人参与的感知状况有所不同，其中51~65岁的病人感知程度最高，18~25岁的病人感知程度最低。其中的原因可能是，年长的病人对自身的健康状况更加关注，而且51~65岁正是人们身体保健的关键时期，他们会更加留意医生的行为。

不同收入水平的病人对医生促进病人参与的感知程度也有所不同，其中月收入4000~6999元的病人的感知程度最高。对病人而言，收入水平在某种程度上代表了经济能力和医疗资源的可得性，不同收入水平的病人就医过程所表现出来的状态会有所不同，进而影响医生与病人互动中的行为方式。

对于不同职业的病人，农民和个体户感知医生促进病人参与的程度较低；白领和退休人员感知医生促进病人参与的程度相对较高。职业在某种程度上是个人社会地位的象征，Waitzkin[16]的研究显示，信息接收方所处的社会地位对其信息的获取有显著的影响。因此，医生对病人职业的认同度会影响医生与病人的沟通交流。

不同学历水平的病人对医生促进病人参与的期望程度有所不同，大学本科或专科以上学历的病人期望程度较高。病人学历越高，越容易通过网络或者其他渠道了解更全面的信息，跟医生交流时谈论疾病问题可能更具深度，而且能够参与的医疗活动更广泛，因此他们的参与意愿更强。

收入较高的病人对医生促进病人参与的期望程度较高。高收入的病人信息要求程度高，而且对获取医疗知识的系统性有较为严格的要求，因此他们与低收入的病人相比，更希望全面地了解和把握自己的疾病治疗过程，从而参与医疗活动的期望较高。

三、对比分析结果的讨论

通过均值比较、配对样本 t 检验以及独立样本 t 检验，本书得到病人对医生促进参与的期望与实际感知状况的差异以及医生与病人对医生促进病人参与感知状况的差异。下面针对这些差异从两方面进行讨论。

（1）病人对医生促进病人参与的期望水平高于病人实际的感知水平。在医疗实践中，病人的参与状况有待改善，实际参与程度并未达到病人的期望水平。由此可见，在中国情境下，医生促进病人参与医疗决策等行为还有所欠缺，病人对医生促进病人参与的需求大于供给。由于医生与病人在知识和信息上存在着严重的不对称性，医生会更愿意相信自己的专业技能和经验，可能对促进病人参与持有消极态度，并在服务过程中有所懈怠，最终导致病人的需求得不到满足。

（2）医生及病人对医生促进病人参与的感知存在显著性差异，病人感知医生促进病人参与的程度相对较低。其中，重视病人意见、鼓励病人说出看法等行为的均值差异较大，说明医生愿意在实际医疗服务过程中鼓励病人表达意见并尊重病人观点，但他们意愿传达的效果并不理想，没有让病人获得切实的感知。此外，病人的信息需求与医生传递的信息内容可能存在不对等性，病人期望的信息主要是治疗结果和治疗过程的注意事项等，而医生却倾向于告知治疗步骤或需要病人自行决策的信息。因此提供充分信息行为的均值差值也较大，医生和病人对信息充分性的感知状况有所不同。解释所有治疗方案作为唯一不存在显著性差异的行为，主要包括详细阐释各种治疗方案的利弊、价格、注意事项等内容。它在某种意义上属于医生日常工作职责范畴，同样也是病人们较为关心的医生行为，因此医生能够在治疗方案的解释说明方面具有较好的表现，从而病人与医生之间不存在差异。

第六节　研究结论

医生促进病人参与是充分发挥医生主动性的行为活动，能够切实提高病人在就医过程中的参与度和满意度，减少医疗纠纷发生的可能性。本章基于对医生和病人两个群体的实证研究，了解了医生促进病人参与的基本情况，从服务供需双方的角度分析其存在的差异，得到如下主要结论：

（1）医生及病人对医生促进病人参与的感知状况存在差异。研究结果显示，医生感知自身促进病人参与的程度高于病人感知医生促进其参与的程度。这说明医生促进病人参与的效果并非十分显著，病人没有准确地感受到医生的激励行为。此外，在医生促进病人参与的具体行为中，属于病人知情同意权保障范围内的行为得分较高，而其他促进行为得分相对较低。通过对比分析，解释多种治疗方案的行为在医生及病人之间不存在较显著的差异，说明医生在解释治疗方案方面具有较强的执行力，而其他几种行为活动在两个群体之间则存在显著性差异。

（2）病人对医生促进病人参与的期望程度高于实际感知程度。病人有较强的参与意愿，期待医生能够鼓励其在自身的治疗过程中发挥作用，但医生在促进病人参与方面的表现还有所欠缺。总体而言，病人对医生促进病人参与的需求较为强烈，但在各种具体的促进行为中，病人对医生询问病人病因以及医生鼓励病人对疾病治疗提供建议两种行为的期望程度却相对较低。

（3）综合上述两条可得两方面的差异，一方面医生感知自身促进病人参与的程度高于病人感知医生促进其参与的程度，另一方面病人对医生促进病人参与的期望程度高于实际感知程度。这两方面差异的叠加将导致医患双方的误解，从而可能引起医患纠纷。

（4）从医生特质来看，医生对医生促进病人参与的感知在工作年限及所处科室上存在显著差异，而在性别和学历因素上不存在显著差异。其中，医生的工作年限越长，其促进病人参与的程度就越高。工作年限长的医生有更加丰富的临床经验，长期面对各种不同疾病状况和个性特质的病人，使得他们对自己专业技术水平和临床工作能力更有信心，也更能够理解病人，从病人的角度思考，进而关注病人的需求和看法。在诸多科室中，急诊科的医生促进程度相对较低，这和该科室处理病人的特殊性有很大的关系。

（5）从病人的特质来看，病人对医生促进病人参与的感知在病人年龄、收入水平、职业上存在显著差异，而在病人性别和学历水平上则不存在显著差异。年龄

不同的病人对于疾病的重视程度不同，而收入水平和职业又代表了病人的经济能力和社会地位的差别，这些使得病人就医时选择的医生不同，从而影响他们对医生服务态度及服务水准的感知。此外，病人对医生促进病人参与的期望在病人学历和收入水平上存在显著性差异，而在病人性别、年龄、职业上不存在显著性差异。

第七节 本章小结

本章实证研究了中国情境下医生促进病人参与的现状。首先描述性分析了医生及病人对医生促进病人参与的实际感知状况和病人的期望水平，并通过独立样本 t 检验和方差分析，进行变量的差异性检验，最后进行了对比分析。

研究发现，医生感知自身促进病人参与的程度要高于病人感知的程度，且病人对医生促进病人参与的期望程度也高于病人实际感知的促进程度，这两方面差异的叠加将导致医患双方的误解，从而可能引起医患纠纷。此外，医生感知医生促进病人参与在医生工作年限和科室上表现出显著性差异，病人感知医生促进病人参与在病人年龄、收入水平和职业上表现出显著性差异，病人对医生促进病人参与的期望在病人学历和收入水平上表现出显著性差异。

附录 病人感知医生促进病人参与现状的调查问卷

尊敬的先生/女士：

您好！非常感谢您在百忙之中抽出时间填写此问卷。我们将对所有的问卷反馈都以保密方式保存，并承诺只进行统计分析，而不根据您提供的信息进行单独分析，因此填写这份问卷不会给您带来任何负面影响。

此项调查目的在于了解病人的经历和想法，研究结果将有助于我们提出改善医疗质量的措施。

中南大学商学院

1. 请您根据自己以往的看病经历，在相应的选项中打“√”。选项数字的含义如下：

1——非常不符合 2——不符合 3——不能确定 4——基本符合 5——非常符合

编号及项目	您的看法				
1. 医生会为我提供能够让我作出恰当治疗决定所需要的全部信息	1	2	3	4	5
2. 在选择治疗方案时，医生重视我的意见	1	2	3	4	5
3. 当开新药处方时，医生会询问我在新药的疗效和副作用方面是否存在什么疑问	1	2	3	4	5
4. 医生鼓励我，让我提出问题	1	2	3	4	5
5. 医生会向我解释各种治疗方案，以便我在知情的情况下能够作出选择	1	2	3	4	5
6. 医生鼓励我，让我说出在治疗过程中所有关心的问题	1	2	3	4	5
7. 医生鼓励我，让我说出对于自身治疗状况的意见	1	2	3	4	5
8. 医生会帮助我，让我更容易在治疗方案讨论中说出我所关心的问题	1	2	3	4	5

2. 在将来的就医过程中，请您根据自己所希望的医生行为在相应的选项中打“√”。

（1）医生询问我是否同意他的决定？

A. 非常不希望　B. 不希望　C. 无所谓　D. 希望　　E. 非常希望

（2）医生向我详细解释我的病情和治疗方法。

A. 非常不希望　B. 不希望　C. 无所谓　D. 希望　　E. 非常希望

（3）医生询问我，让我说出我所认为引起自身疾病的原因有哪些？

A. 非常不希望　B. 不希望　C. 无所谓　D. 希望　　E. 非常希望

（4）医生鼓励我，让我说出我关心自身病情的哪些方面？

A. 非常不希望　B. 不希望　C. 无所谓　D. 希望　　E. 非常希望

（5）医生鼓励我，让我对自己的疾病治疗提些建议。

A. 非常不希望　B. 不希望　C. 无所谓　D. 希望　　E. 非常希望

请填写您的基本信息：

1. 请问您的性别是（　　）。

A. 男　　B. 女

2. 请问您的年龄是（　　）。

A. 18～25岁　　B. 26～45岁　　C. 46～65岁　　D. 66岁及以上

3. 请问您的学历水平是（　　）。

A. 小学及以下　B. 初中学历　C. 高中学历　D. 本科或大专学历　E. 硕士及以上

4. 请问您的月收入水平是（　　）。

A. 1000元及以下　B. 1000～3999元　C. 4000～6999元　D. 7000～9999元　E. 10000及元以上

5. 请问您的职业是（　　）？

A. 学生　B. 企业普通员工　C. 政府或事业单位公职人员　D. 自由职业者　E. 个体户　F. 科教工作者　G. 工人　H. 退休人员　I. 农民　J. 其他

问卷到此结束，请您检查是否有题项遗漏，感谢您的支持与合作！

参考文献

[1] Carol G., Robin G., Naihua D., et al. Improverished diabetic paitent whose doctor faciliate their participation in medical decision making are more satisfied with their care [J]. Journal of Generial Internal Medicine, 2002, 17: 866 –874.

[2] Martin L. R., DiMatteo M. R., and Lepper H. S.. Facilitation of Patient Involvement in Care: Correspondence between patient and observer reports [J]. Behavioral Medicine, 2003: 159 –164.

[3] Greenfield S., Kaplan S., Ware J. E. J.. Expanding patient involve – ment in care: Effects on patient outcomes [J]. Annals of Internal Medicine, 1985, 102: 520 –528.

[4] Thom D. H., Campbell B.. Patient – physician trust: an exploratory study [J]. The Journal of Family Practice, 1997, 44: 169 –176.

[5] Thom D. H., Hall M. A., Pawlson L. G.. Measuring patients' trust in physicians when assessing quality of care [J]. Health Affairs, 2004, 23: 124 –132.

[6] Fiscella K., Meldrum S., Franks P., et al.. Patient trust: is it related to patient – centered behavior of primary care physicians? [J]. Medical Care, 2004, 42: 1049 –1055.

[7] Mishel M. H.. Uncertainty in chronic illness [J]. Annual review of nursing research, 1999, 17: 269 –294.

[8] Zachariae R., Pedersen C. G., Jensen A. B., et al.. Association of perceived physician communication style with patient satisfaction, distress, cancer – related self – efficacy, and perceived control over the disease [J]. British Journal of Cancer, 2003, 88: 658 –665.

[9] Neeraj K. A., Kathryn E. W., Marla L. C.. Physicians' decision – making style and psychosocial outcomes among cancer survivors [J]. Patient Education and Counseling, 2009, 77: 404 –412.

[10] Elwyn G., Edwards A., Wensing M., et al.. Shared decision making: developing the OPTION scale for measuring patient involvement [J]. Quality and Safety of Health Care, 2003, 12: 93 –99.

[11] Melbourne E., Sinclair K., Durand M. A., Légaré F., et al.. Developing a

dyadic OPTION scale to measure perceptions of shared decision making [J]. Patient Education and Counseling, 2010, 78: 177 - 183.

[12] Lerman C. E. , Brody D. S. , Caputo G. C. , et al. . Patients' Perceived Involvement in Care Scale: relationship to attitudes about illness and medical care [J]. Journal of General Internal Medicine, 1990, 5: 29 - 33.

[13] Young H. N. , Bell R. A. , Epstein R. M. , et al. Physicians' shared decision - making behaviors in depression care [J]. Archives of Internal Medicine, 2008, 168 (13): 1404 - 1408.

[14] Buchanan J. , Borland R. , Cosolo W. , et al. . Patients' beliefs about cancer management [J]. Support - Care - Cancer, 1996; 4 (2): 110 - 117.

[15] 张琼文，万晓莉等．病人参与临床决策现状调查与分析 [J]．中国循证医学，2010，10 (1)：10 - 13.

[16] Waitzkin H. . Information giving in medical care [J]. Journal of Health and Social Behavior, 1985, 26 (2): 81 - 101.

第六章　医生促进病人参与的影响因素研究

本章旨在得到医生促进病人参与的影响因素。首先将构建医生促进病人参与的影响因素模型，并在此基础上设计调查问卷，针对医生群体进行预测试和正式问卷调查。最后将依据问卷数据处理的结果，验证医生促进病人参与的影响因素模型。

第一节　医生促进病人参与的作用及影响因素的研究现状分析

医疗服务是由一系列连续的医患交互行为组成的，具有生产和消费的不可分离性。医生促进病人参与总是伴随着医生与病人之间的高度接触，它是发生在医患交互过程中的医生行为。通过阅读分析诸多医患交互行为的影响因素的文献可知，医患交互行为除了受到行为自身特点的影响之外，还会受到交互方和具体交互情境的影响，并且这种影响作用通常会由医生的心理状态所主导。鉴于此，本研究从医生自身的能力、信念以及对医疗情境、病人感知的角度对医生促进病人参与的影响因素进行归纳分析，得到以下几个主要的影响因素。

一、人际沟通能力

能力是个体成功完成某项任务所需的天资和习得的才能，它能改变个体完成某项活动的具体行为方式。在组织行为学中，无论是 Robbins 的个体行为理论模型，还是有关个体行为及结果的 MARS 模型，都将能力视为个体行为的一个重要驱动因素。在医疗服务领域，医生与病人交互行为的实现也依赖医生各方面能力的支撑，尤其是人际沟通能力。世界高等医学联合会在《福冈宣言》中强调指出“所有医生都应该具有人际交流和人际关系技能，不能与病人产生共鸣，也是一种无能力的表现”。

人际沟通能力是个体与他人有效进行信息互动的能力，它以实现人际交往为目的，是外在技巧与内在动因的有机结合。个体间的互动行为与人际沟通能力是紧密联系的，如果医生与病人之间的沟通存在障碍，病人的需求得不到理解，医生同样无法准确地传达自己期望表达的信息。Davis 等[1]对英国医生共享决策行为进行了定性分析后指出，良好的人际沟通能力可以让医生更好地辅助病人，降低病人的不确定感，让病人更积极地参与到医疗服务过程中来。Elwyn 等[2]指出医生的人际沟通能力以及知识水平是阻碍医生实现共享决策的两个重要的挑战，当医生感知自身的沟通能力和知识水平不足以促进病人参与时，鼓励病人参与决策的意愿就会降低。Wendy 等[3]也指出病人参与医疗服务的迫切愿望要求医生自我能力的不断提升。通过培训等手段提高医生的人际沟通能力，可使医生正确了解病人的内在主观世界，准确地把握病人的需求，充分展现以“病人为中心”的沟通行为。此外，Monica 等[4]通过与非裔美国人进行焦点小组讨论后得出，人际沟通能力作为影响医生与病人共享决策行为的一个重要因素，相对于医生的专业知识与技能而言，得到了更多医生的认同。具有较高人际沟通能力的医生更愿意积极主动地与病人分享治疗的相关决定，并能够创造一个舒适的环境，让病人在接受医疗服务时变得更加活跃。

二、感知结果

感知结果指个体对于某种行为结果的认知评价，是来自 Triandis 人际行为理论中的概念，它与社会认知理论中的结果预期以及技术接受理论中的感知效用的含义类似。从这些行为理论模型可知，感知结果能够改变个体的行为意愿和行为。感知结果对于医生行为的影响也被较多研究所证实，比如使用决策辅助工具的行为[5]、依从执业指南的行为[6]、共享决策的行为[7]等。

Gaston 等[8]以社会认知理论为关键词整理并总结多篇医生意愿及行为的影响因素文献后得到一个有关医生意愿及行为的影响因素的综合模型，感知结果便是该模型中的一个重要变量。感知结果对医生的行为意愿具有直接的影响，继而也会改变医生在医疗活动中的行为表现。France 等[9]综合各方研究结论得出，感知结果是医疗实践中医生与病人共享决策的重要驱动因素。医生共享决策行为是医生促进病人参与的重要组成部分。由此可知，感知结果可能对医生促进病人参与具有一定的影响作用。Raymond 等[10]在对欧洲 11 个国家的全科医生进行访谈时发现，医生对促进病人参与的结果评估越积极，其与病人共享信息和决策的意愿就越强烈。感知结果是一种态度表现，可以对行为进行解释与预测。医生只有对行为结果持有正确的认知态度，才能提高自身的执行力。

三、感知时间压力

医生对病人诊治时间的长短是衡量医疗服务质量的标准之一。在当前医疗保健需求日益增长的情况下，很多医生的工作强度趋于饱和。他们缺乏充足的时间与病人交流，服务水平也因此呈现下降的趋势。

Charles 等[11]对 108 个肿瘤学家以及 504 个外科医生进行的问卷调查结果显示，有 64.4% 的肿瘤学家以及 37.2% 的外科医生认为，没有足够的时间与病人接触是他们共享决策、促进病人参与、信息沟通、治疗方案选择等活动存在的最大障碍。Edwards 等[12]在对医生进行了半结构化访谈后发现，诸多医生认为时间压力降低了他们与病人共享医疗决策的意愿。由于缺乏足够的时间与病人互动，并且不愿让病人长时间地排队等候，医生可能会寻求比较简短的沟通方式，而不愿意花费较长的时间与病人进行充分交流。Ian 等[13]通过访谈分析后也指出，在医疗服务过程中，时间是一项稀缺资源。很多医生认为时间压力是他们每天都将遇到的问题，而且影响到他们促进病人参与的水平；由于时间压力，他们会更倾向于处理较为被动的病人，以便能够节约时间。此外，France 等[9]对医生共享决策行为的阻碍因素进行总结后指出，在各文献中提及频数最多的阻碍因素是时间压力。Stevenson[14]、Wetzels 等[15]在定性研究后指出，时间压力对医生共享信息、鼓励病人参与决策具有负面影响。Mark 等[16]运用需求—控制—支持模型解释了医生所面临的紧张感，结果显示时间压力可以很好地预测医生的日常紧张感并能加剧这种紧张感。他还指出调整和缓解这些日常压力可以减少医生的紧迫感以使他们更好地对待病人，表现出更加合理的行为。在中国情境下，张鸣明等[17]在调查中国医生对病人参与医疗决策的态度时发现，27% 的医生认为鼓励病人参与决策的最大困难是缺乏时间，在所有的阻碍因素中所占人数比例最大。由此可见，时间压力是医生普遍面临的问题，需要给予考虑。

四、感知医患关系

良好医患关系决定了治疗的品质，是医疗服务研究中较为关注的内容。医患关系是医生和病人在医疗活动过程中产生的特定医治关系，也是一种医疗人际关系。医患关系由双方的态度共同决定，医生态度主要体现在医生对病人是否表现出足够的尊敬和友好，病人态度则由病人对就医过程的满意度和对医生的信任度两方面构成。

Kaplan 和 Greenfield 等[18]的研究表明，当医生与病人存在长期的互动关系时，医生更容易和病人分享治疗方面的决策。病人如果能够与医生建立稳定持续的治疗关系，医生可能会为病人提供额外的时间，与病人共享治疗方案，鼓励病人表达看法和建议。Shay 等[19]也得出类似结论。他们认为当医生与病人形成较为和谐的关系之后，医生会更愿意与病人进行沟通，促进病人参与有关病人自身偏好和价值相关的讨论。Beth 等[20]通过分析医生和病人共享决策行为的影响因素后发现，医生促进病人参与决策与医生对医患关系的感知是紧密相关的，医生与病人之间互相尊重、互相信任、积极地建立联系可以实现医生与病人之间的共享决策，使得医生在服务过程中促进病人参与。Entwistle 等[21]的调查也显示，病人被允许参与的程度与医患关系的融洽程度具有相关性，医生与病人的关系越融洽，病人感觉被允许参与的程度越高。此外，Kaplan 和 Gandek 等[22]从病人特征等方面定性分析了医生促进病人参与决策行为风格的影响因素，结果显示不仅病人的性别、年龄、教育水平等特征会影响医生的行为风格，而且随着医生与病人关系的持续和稳定，医生的促进行为也会相应增加。

五、感知病人沟通行为

医生促进病人参与需要通过医生与病人的沟通来完成，沟通过程中体现了医生与病人双方在社会和心理等方面的交互作用，因此病人的沟通行为对医生的信念和行为能够产生影响[23]。Van 等[24]的研究显示，全科医生是否愿意给予病人更多的建议和信息，促进其参与医疗过程，取决于其对病人沟通行为方式的感受。Ishikawa 等[25]也指出病人在沟通过程中的行为风格会对医生的信念及行为产生干扰，当医生感觉病人在沟通过程中表现得自信、活跃且更具表现力时，他们会给予病人更多的支持和更个性化的治疗方案。与一般社会交往的情境相类似，在医疗交互情境下，交互双方需要密切配合与协调交流，而且其中任何一方都会对其交互方的行为产生影响。比如，当病人能够很好地询问问题、提出建议、表达需求及担心时，通常会赢得医生更多的信息表达以及言语支持。

Gordon 等[26]认为医生促进病人参与的程度与病人的沟通状态有关。沟通状态主要分为两个方面：一个是病人的需求和偏好的有效传达；另一个是病人在谈话中所遵循的准则，即病人的说话方式等。在病人谈话准则方面，Young 等[27]研究发现，抑郁症病人在沟通过程中提出明确的医疗问题，对医生促进行为具有积极且较为显著的影响。Heather 等[28]在 Young 的研究基础上进一步分析得出，当病人明确提出“可供选择的治疗方案有哪些”、“各治疗方案可能存在的利弊”、“每种治疗方案利弊发生的可能性各有多大”3 个标准化问题时，医生更愿意提供丰富的相关信息，并且促进病人参与的行为也会有所增加。

六、感知病人疾病严重性

感知病人疾病严重性对医生行为的影响是较为复杂的。Hall 等[29]通过对比 4 组不同医患群体的问卷调查数据得出，通常情况下，病情严重的病人往往比疾病状况好的病人更为悲观，因此医生会给予病情严重的病人较为消极的回应，比如态度冷淡、对疾病信息告知有所保留等。然而有的组别研究显示，部分医生对病情严重且较痛苦的病人却表现出专业且积极的行为，他们倾向于使用鼓励性语言并强调指出病人所关心的问题；而对病情较轻的病人，他们却不会特别在意病人对自身疾病的看法。由此可知，病人病情对于医生的影响是多重的，针对不同的医生样本其影响状况可能会有所不同。Linda 等[30]对医生行为进行质性编码分析时发现，医生促进病人参与相关行为会受到病人疾病方面因素的影响，医生更愿意鼓励那些健康状况差的病人参与医疗活动，然而医生的某些抑制行为也同样会经常发生在病情较为严重的病人身上。不论是促进病人的积极参与还是抑制病人的某些不利行为，总体而言，医生对病情严重的病人会表现出更为强烈的关注。正如 Robin 等[31]通过观察法分析得出的结论，病人的病情状况会对医生的行为产生影响，医生对疾病较为严重的病人会付出更多的关心，在治疗决策中会更愿意考虑病人意见，促进病人投入自身的治疗决策过程。

总之，国外有大量文献研究了医生促进病人参与的影响因素。其中的因素有人际沟通能力、感知结果、感知时间压力、感知医患关系、感知病人沟通行为、感知病人病情等。但是对这些因素的研究都是分散在不同的研究中进行的，没有在同一研究中对这些因素的作用程度进行研究。此外，国内有关这方面的研究还非常有限。

第二节 理论模型及研究假设的构建

通过对医生促进病人参与相关文献的归纳整理，在第一节中我们得到人际沟通能力、感知结果、感知时间压力、感知医患关系、感知病人沟通行为、感知病人疾病严重性等因素可能对医生促进病人参与的行为产生影响。这些因素的影响程度可能存在差异，可能仅有部分因素起到关键性作用。但是还没有发现在同一研究中研究这些因素影响程度的文献，此外国内对医生促进病人参与影响因素的研究还非常有限。因此在本章中我们将建立有关医生促进病人参与影响因素的假设和模型，然后实证研究验证该模型，得到医生促进病人参与的影响因素和影响程度。本节我们首先构建假设和模型。

一、人际沟通能力

能力是行为的决定性因素，是个体是否能够积极进行某项活动的先决条件。人际沟通能力更是成功进行人际交往的重要保障。医生应具有良好的人际沟通能力以确保完成不同的沟通任务，通过有效传达医疗专业知识及内心情感，实现医生与病人之间的理解与互动。医生促进病人参与是医生充分告知信息和鼓励病人发表意见的行为，这些行为需要以医生的人际沟通能力为支撑。薛丽莉[32]指出个体认为自身不具有较强的沟通能力时，会降低知识表达的愿望。Wendy 等[3]也指出医生只有具备较强的人际沟通能力时，才能充分告知病人信息，保障病人的知情权，满足病人参与治疗决策等活动的期望。Jolanda 等[33]探讨医生沟通行为的影响因素时，基于调查分析得出人际沟通能力会对医生信息给予以及考虑病人信息和偏好等促进病人参与的行为产生影响。当医生人际沟通能力较弱时，会直接改变他们与病人互动的态度和行为，面对病人时会少言寡语，表现出紧张的状态，降低病人的信任感和依从度。基于上述分析，我们提出下述假设：

H1：人际沟通能力对医生促进病人参与有正影响作用。

二、感知结果

众多研究显示，病人参与能够带来病人满意度的提升以及治疗效果的改善[34]；医生促进病人参与作为积极的医生行为，同样能够带来诸多有益的医疗结果[35]。Bock 和 Kim[36]通过实证研究证明了个体对行为结果的良好感知对行为起到了激励作用，并且结果越有利，个体行为越积极。Constant 等[37]以追求个人利益的理性人的假设为前提，研究发现只有当个体的行为收益与预定的成本相当或者超出其付出的成本时，行为才会发生。同样，医生只有明确促进病人参与能够达成某种目标或满足个体的某些心理欲求时，才会愿意进行尝试。研究指出，医生对于病人结果或者自身结果的感知是影响其在实践中是否采取某种行为的重要因素[9-10]。医生行为可以通过不同形式的评价结果进行调节。医生选择促进病人参与前，会预先对结果进行评估，如果医生预测提供各种疾病信息、鼓励病人发表意见等行为会带来积极的结果时，他们则更愿意采取有效措施促进病人参与医疗活动。基于上述分析，我们提出下述假设：

H2：感知结果对医生促进病人参与有正影响作用。

三、感知时间压力

医疗服务过程中，时间是一项稀缺资源。时间压力是医生每天都会面对的压力之一，而且会直接影响他们促进病人参与的程度[12]。Stevenson[14]通过调查美国专业医生日常时间分配情况时发现，时间匮乏是医生在医疗服务活动中普遍面临的问题，尤其是对初次就诊的病人，医生需要分配更多的时间与他们接触，会感到更大的时间压力。Edwards 等[12]与医生的半结构化访谈的结果显示，时间压力是医生促进病人参与所需解决的首要挑战。医生为了避免病人长时间排队等候的现象，可能会寻求较为简洁的沟通方式，并以家长式的决策风格与病人进行治疗问题的讨论。医生促进病人参与需要医生关注病人的需求，充分考虑病人的意见，使医生和病人在较多的互动过程中逐渐产生信任感并相互理解，但在实际医疗服务过程中，医生通常短时间内无法有效地完成告知信息与获取信息的任务。基于上述分析，我们提出下述假设：

H3：感知时间压力对医生促进病人参与有负影响作用。

四、感知医患关系

医疗实质上是医生与病人之间形成的共同体，只有医生和病人共同配合，积极治疗，才能得到较好的治疗效果。病人康复的愿望主要通过医生实现，而医生诊治疾病的过程也是对医学科学的不断实践，可以提升专业知识和技能。在医患交互过程中，医生的认知、情感以及行为都会受到医患关系的影响。当医生与病人建立较为稳定的关系之后，医生更愿意与病人进行沟通，促进病人参与到与自身治疗偏好和价值等相关的讨论之中[19]。医生与病人之间互相尊重、互相信任、积极地建立联系可以实现两者的决策共享，促进病人参与自身治疗方案的讨论与选择[20]。Entwistle 等[21]的调查显示，医患关系与病人被允许参与的程度有关。当医生感受到自身与病人之间的友好互动，会更愿意提供适宜的环境帮助病人获得更多有利于治疗的信息，并在平等合作的前提下为病人提供治疗方案。医患关系和谐，医生则会以积极的态度和行为促进病人参与到和疾病相关的医疗过程，并主动询问病人的想法以更好地满足病人的需求。基于上述分析，我们提出下述假设：

H4：感知医患关系对医生促进病人参与有正影响作用。

五、感知病人沟通行为

当医生感觉病人在沟通过程中表现得十分自信、活跃、有表现力时会给予病人更多的支持和更个性化的治疗方案。此外，当医生通过病人的说话方式能够更加理解病人的需求和关注时，更愿意让病人参与到医疗活动中[27]。Richard 等[38]指出医生对病人沟通行为的感知主要分为两个方面：一是病人谈话过程中是否对自身的需求和关心有很好的把握；二是病人谈话中的准则，即病人的谈话风格等。针对这两个方面，Gordon 等[26]指出当病人能够很好地表达需求及担心时，他们通常会赢得医生更多的信息传递以及鼓励支持；Heather 等[28]的研究结论则显示，医生感知到病人明确的提问风格会对其促进病人参与带来积极的作用。基于上述分析，我们提出下述假设：

H5：感知病人沟通行为越积极，医生促进病人参与的程度越高。

六、感知病人疾病严重性

当病人的疾病较为严重时，他们会存在忧郁情绪，没有太多的精力提升自己的健康。因此，医生通常会对疾病较为严重的病人表现出更多的关注，让病人在自身治疗过程中表达看法，并更愿意考虑病人意见，促进病人参与自身的治疗过程[39]。Hall 等[29]指出当医生询问疾病较为严重且较为痛苦的病人时，他们更倾向于使用鼓励病人参与的语言，并强调指出病人所关心的问题，而对于疾病症状相对较轻的病人，则表现出差异化的行为方式。Linda 等[30]也得到了类似的结论，认为医生促进行为会受到病人方面因素的影响，医生更愿意采取积极的措施，让那些健康状况较差的病人获取充分且全面的信息，并表达自身的意见。严重的疾病状况需要更为严谨可靠的治疗信息和治疗方案，如果有所偏颇，医生就要承担更大的风险。当面对身体状态较差且情绪较为消极的病人时，医生更愿意与病人共同分析，并获得让双方满意的治疗方案和实施策略，确保治疗方案制定和实施的科学合理。基于上述分析，我们提出下述假设：

H6：感知病人疾病严重性对医生促进病人参与有正影响作用。

七、工作年限的调节作用

随着工作经验的增长，个体在能力、心理等方面都会发生不断的变化，最终通过行为方式的改变显现出来。就医生而言，长期临床工作所积累的资历和经验会对他们的日常工作有所帮助，从而有利于他们处理好与病人的互动。医生的临床经验越丰富，越愿意与病人共享信息，鼓励病人投入到自身的治疗进程中，而不是盲目地照本宣科，仅凭书本知识对病人进行诊治[40]。通常情况下，工作年限较长的医生的年龄也普遍较大。不同年龄的医生所处的社会环境不同，拥有不同的价值观，在人际交往方式上会有各自理想的选择，因此他们与服务接受者的互动意愿和互动方式也存在差异。

经验学习理论认为，随着工作时间的增加，护理人员经验会逐渐丰富，服务能力也逐渐增强[41]。这对医生也同样适用，医生随着工作时间的增加，各方面的能力也会逐渐提升，除专业技能外，人际沟通能力也会日益增强。同样，医生

临床工作时间较长，会对病人自治、病人的基本权利有更清晰的认识，能够明确促进病人参与医疗活动带来的好处，对结果有较为准确的判断力。此外，临床工作经验丰富的医生不仅对病人疾病的认知和理解程度较高，对病人状况更具敏感性，而且对自身的诊疗行为及实际医疗过程有更强的控制力，因而更愿意向病人讲解关于治疗方面的信息。由此可见，医生的人际沟通能力、对行为结果的判断、对医疗情境和对病人的敏感性都在一定程度上受到医生工作年限的影响。

工作时间的长短可以改变医生的个体能力、心理状态及具体的促进行为，同样个体能力、心理状态与具体行为之间的相互关系在不同工作年限的医生群体中也可能会出现不同的结果。基于上述分析，我们提出下述假设：

H7：工作年限调节人际沟通能力对医生促进病人参与的影响作用。

H8：工作年限调节感知结果对医生促进病人参与的影响作用。

H9：工作年限调节感知医患关系对医生促进病人参与的影响作用。

H10：工作年限调节感知时间压力对医生促进病人参与的影响作用。

H11：工作年限调节感知病人沟通行为对医生促进病人参与的影响作用。

H12：工作年限调节感知病人疾病严重性对医生促进病人参与的影响作用。

八、理论模型的构建

通过上述理论分析，我们以人际沟通能力、感知结果、感知时间压力、感知医患关系、感知病人沟通行为、感知病人疾病严重性为自变量，医生促进病人参与为因变量，并引入医生工作年限为调节变量，构建了如图 6 –1 所示的理论模型。该模型用于描述各因素对医生促进病人参与的影响机制。本章对影响因素的研究是从医生自评的角度进行的，因此本章的因变量医生促进病人参与等同于前一章中的医生感知医生促进病人参与。

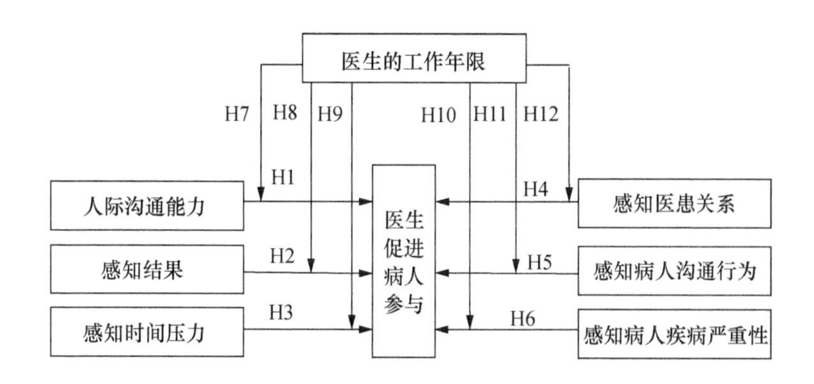

图 6 –1 影响因素理论模型

第三节　问卷设计及预测试

一、问卷设计

我们通过 3 个步骤设计有关影响因素的量表和问卷。

第 1 步，从相关文献选取所有变量的合适量表，作为问卷设计的基础。

第 2 步，通过开放式访谈修正第 1 步选取的量表。在选取了所需量表后，我们对来自 4 家不同医院的 6 名医生进行了开放式访谈，以便确定医生对促进病人参与所持的正面或负面评价，从而有针对性地修改感知结果变量的问卷题项。访谈结果表明，我国医生认为促进病人参与主要存在 4 项正面结果和 1 项负面结果。通过对开放式访谈结果的定性分析后，我们还对选取的量表进行了必要的修正和文字修改。

第 3 步，将上述英文量表翻译成中文。为了保证量表翻译的准确性，由 4 名研究生分别翻译原量表题项，对比 4 份译稿，形成问卷初稿。对于所有选取的问卷题项初稿，请 2 名医学专业的研究生进行修订，将较为专业的词汇转变成短句，使语言符合日常表达规则；还邀请医疗从业人员及专家审定译文的准确性、项目的可读性和表达的流畅性，并综合提出修改意见，我们根据意见修订了问卷；最后，将该问卷给普通的人群评定语言是否晦涩难懂，再经过反复修改，最终形成预测问卷。

以下分别介绍所有变量量表的来源以及具体的测量题项。

1. 人际沟通能力

人际沟通能力是一种从他人那里，以双方都可接受且能保持良好关系的方式得到所需信息的能力。此处的人际沟通能力是指医生通过恰当的人际交往及沟通行为实现在医疗服务中促进病人参与的能力。我们借鉴 Duffy 等[42] 的研究，用如表 6－1 所示的量表测量人际沟通能力。

表 6－1　人际沟通能力的测量题项

变量	测量项目
人际沟通能力	1. 我能够与病人建立并保持有效的治疗关系
	2. 我能够关心和尊重病人
	3. 我能够有效地倾听病人的诉说

续表

变量	测量项目
人际沟通能力	4. 我能够通过有效的提问技巧获得我需要的病人信息
	5. 我能够通过有效的解释技巧提供病人所需的信息
	6. 我能够为病人提供建议与指导
	7. 我能够依据病人的偏好及所提供的信息，在保证病人知情的情况下，作出与治疗相关的决定

2. 感知结果

感知结果是医生对促进病人参与所能带来结果的认知评估。我们结合与资深医生的讨论分析结果，借鉴并修正 Hsu 等[43]针对结果预期的测量题项，用如表 6－2 所示的题项测量感知结果。

表 6－2　感知结果的测量题项

变量	测量项目
感知结果	1. 促进病人参与，可以让我获得病人及其家属更多的认可和尊重
	2. 促进病人参与，增加了我日常的工作量
	3. 促进病人参与，可以让我得到病人的信任
	4. 促进病人参与，可以加强我与病人之间的联系
	5. 促进病人参与，会让病人更加遵从医嘱，配合治疗

3. 感知时间压力

感知时间压力是指医生由于缺乏时间而感觉无法与病人充分交流接触的压力。我们结合与资深医生的讨论分析结果，借鉴 Mark 等[16]的研究，用如表 6－3 所示的题项测量感知时间压力。

表 6－3　感知时间压力的测量题项

变量	测量项目
感知时间压力	1. 为了提供优质的医疗服务，我需要分配更多的时间与病人交流
	2. 我缺乏充足的时间与病人面对面地交流
	3. 我要诊治很多病人，因此与每个病人交流的时间不够充裕

4. 感知医患关系

感知医患关系是指医生感知自己与病人关系的密切程度。我们借鉴 Christina 等[44]的研究，用如表 6－4 所示的题项测量医生感知医患关系。

表 6－4　感知医患关系的测量题项

变量	测量项目
感知医患关系	1. 我能够帮助我的病人
	2. 我有充足的时间给我的病人
	3. 我的病人信任我
	4. 我理解我的病人
	5. 我致力于帮助我的病人
	6. 我和我的病人能在病因问题上达成一致意见
	7. 我的病人能够和我交流看法
	8. 我的病人对我的治疗感到满意
	9. 我的病人很容易就能见到我

5. 感知病人沟通行为

感知病人沟通行为是医生感知到的病人在与其沟通过程中表现出消极或积极的行为。我们借鉴 Richard 等[38]的研究，用如表 6－5 所示的题项测量医生感知病人沟通行为。

表 6－5　感知病人沟通行为的测量题项

变量	测量项目
感知病人沟通行为	1. 病人很好地说明了他/她的病史
	2. 病人充分解释了自己的疾病症状
	3. 病人理解可供选择的治疗方案
	4. 病人充分谈论了他/她所关心的问题
	5. 病人按照谈话主题与我进行相关讨论
	6. 病人没有提出任何问题（反向问题）
	7. 病人能完整地回答提问
	8. 病人充分谈论了自身担忧的问题

6. 感知病人疾病严重性

健康信念理论中的感知疾病严重性是指个体对于某种疾病是否影响生活甚至造成死亡的主观评价。此处的感知疾病严重性是指医生感知到的病人疾病的严重程度，涉及病人在身体和心理方面的双重影响。我们借鉴 Hall[29]、Linda[30]、朱静[45]等的研究，并通过与资深医生的访谈，确定用如表 6－6 所示的题项测量感知病人疾病严重性。

表 6-6　感知病人疾病严重性的测量题项

变量	测量项目
感知病人疾病的严重性	1. 病人的疾病症状严重
	2. 病人无法控制自己的身体
	3. 病人对自己的疾病感到焦虑不安
	4. 病人对自己的疾病感到沮丧
	5. 病人对自己的疾病感到恐惧

二、问卷预测试

由于量表是在国内初次使用，并且我们针对研究内容的特点，对绝大多数量表进行了部分修改，比如在感知医患关系量表中“我的病人很容易就能见到我”后附加了说明等，因此有必要进行预测试，对量表进行可靠性和有效性检验，以便优化量表，并确保正式调查的成功进行。在第五章中，我们已经阐述了预测试小样本的描述性统计结果以及对“医生感知医生促进病人参与”使用量表的预测试结果，因此本章仅对医生问卷中各影响因素的量表进行效度和信度分析。

1. 各影响因素量表的效度分析

为检验结构效度，我们对医生问卷的 6 个分量表进行了因子分析。首先，分别对 6 个分量表进行 KMO 值测度和 Bartlett 球体检验，以判断各分量表是否适宜进行因子分析。结果如表 6-7 所示，人际沟通能力、感知结果、感知时间压力、感知医患关系、感知病人沟通行为、感知病人疾病严重性的 KMO 值依次为 0.734、0.815、0.703、0.802、0.792、0.722，均大于 0.7，且各量表的 Bartlett 球体检验的 P 值均为 0.000，小于 0.01，因此可以进行因子分析。

表 6-7　分量表的 KMO 值及 Bartlett 球体检验

变量	KMO 值	Bartlett 球体检验
		近似卡方（df，Sig）
人际沟通能力	0.734	141.875（21，0.000）
感知结果	0.815	74.273（10，0.000）
感知时间压力	0.703	93.916（3，0.000）
感知医患关系	0.802	139.820（21，0.000）
感知病人沟通行为	0.792	323.743（28，0.000）
感知病人疾病严重性	0.722	81.016（6，0.000）

其次，我们采用主成分分析法、方差最大正交旋转法及特征值大于 1 的标准进行探索性因子分析。

（1）人际沟通能力。运用主成分分析法对人际沟通能力进行探索性因子分析，经过正交旋转后，得到的因子分析结果如表 6－8 所示。结果显示，各测量题项的因子载荷值均大于 0.5，说明量表有很好的结构效度，并且两因子对变异量的解释程度分别是 44.47% 和 19.18%，累计解释量为 63.65%，说明该量表的设计较为合理。

表 6－8　人际沟通能力的因子分析

	因子载荷	
	1	2
CA4. 我能够通过有效的提问技巧获得我需要的病人信息	0.851	
CA5. 我能够通过有效的解释技巧提供病人所需要的信息	0.727	
CA7. 我能够依据病人的偏好及所提供的信息，在保证病人知情的情况下，作出与治疗相关的决定	0.680	
CA6. 我能够为病人提供建议与指导	0.679	
CA3. 我能够有效地倾听病人的诉说	0.569	
CA1. 我能够与病人建立并保持有效的治疗关系		0.636
CA2. 我能够关心和尊重病人		0.600
总解释变异量	44.47%	63.65%

（2）感知结果。运用主成分分析法对感知结果进行探索性因子分析，经过正交旋转后，得到的因子分析结果如表 6－9 所示。结果显示，各测量题项的因子载荷值均大于 0.5，量表具有很好的结构效度，并且单因子对变异量的解释程度为 52.57%，说明量表的设计较为合理。

表 6－9　感知结果的因子分析

测量项目	因子载荷值
	1
PO4. 促进病人参与，可以加强我与病人之间的联系	0.792
PO1. 促进病人参与，可以让我获得病人及其家属更多的认可和尊重	0.770
PO3. 促进病人参与，可以让我得到病人的信任	0.734
PO5. 促进病人参与，会让病人更加遵从医嘱，配合治疗	0.686
PO2. 促进病人参与，增加了我日常的工作量	0.633
总变异解释量	52.57%

（3）感知时间压力。运用主成分分析法对感知时间压力进行探索性因子分析，经过正交旋转后，得到的因子分析结果如表6－10所示。结果显示，各测量题项的因子载荷值均大于0.5，量表有很好的结构效度，并且单因子对变异量的解释程度为78.43%，说明量表的设计较为合理。

表6－10　感知时间压力的因子分析

测量项目	因子载荷值
	1
TS1. 为了提供优质的医疗服务，我需要分配更多的时间与病人交流	0.922
TS2. 我缺乏充足的时间与病人面对面地交流	0.877
TS3. 我要诊治很多病人，因此与每个病人交流的时间不够充裕	0.856
总变异解释量	78.43%

（4）感知医患关系。运用主成分分析法对感知医患关系进行探索性因子分析，经过正交旋转后，删除两条因子载荷值低于0.5的题项“我有充足的时间给我的病人”以及“我和我的病人能在病因问题上达成一致意见”，得到修改后量表的因子分析结果如表6－11所示。修改后量表各测量题项的因子载荷值均大于0.5，有很好的结构效度，并且单因子对变异量的解释程度为48.18%，说明该量表的设计较为合理。

表6－11　感知医患关系的因子分析

测量项目	因子载荷值
	1
PR1. 我能够帮助我的病人	0.798
PR5. 我致力于帮助我的病人	0.784
PR7. 我的病人能够和我交流看法	0.753
PR3. 我的病人信任我	0.752
PR8. 我的病人对我的治疗感到满意	0.606
PR4. 我理解我的病人	0.570
PR9. 我的病人很容易就能见到我（联络方式通畅、等待时间短等）	0.545
总变异解释量	48.18%

（5）感知病人沟通行为。运用主成分分析法对感知病人沟通行为进行探索性因子分析，经过正交旋转后，删除两条因子载荷值低于0.5的项目“病人充分

谈论了他/她所关心的问题”及“病人充分谈论了自身担忧的问题”，得到修改后量表的因子分析结果如表6-12所示。修改后量表的各因子载荷值均大于0.5，有良好的结构效度，并且两因子对变异量的解释程度分别为48.20%和26.45%，累计解释量为74.65%，说明该量表的设计较为合理。

表6-12 感知病人沟通行为的因子分析

	因子载荷	
	1	2
PC7. 病人能完整地回答我的提问	0.810	
PC3. 病人理解可供选择的治疗方案	0.745	
PC6. 病人没有提出任何问题（反向问题）	0.708	
PC2. 病人充分解释了自己的疾病症状		0.713
PC5. 病人按照谈话主题与我进行相关讨论		0.700
PC1. 病人很好地说明了他/她的病史		0.672
总解释变异量	48.20%	74.65%

（6）感知病人疾病严重性。运用主成分分析法对感知病人疾病严重性进行探索性因子分析，经过正交旋转后，删除一条因子载荷值低于0.5的项目“病人对自己的疾病感到沮丧”，得到修改后感知病人疾病严重性量表的因子分析结果如表6-13所示。修改后量表的各因子载荷值均大于0.5，有很好的结构效度，并且单因子对变异量的解释程度为61.32%，说明量表的设计较为合理。

表6-13 感知病人疾病严重性的因子分析

测量项目	因子载荷值
	1
SI1. 病人的疾病症状严重	0.897
SI5. 病人对自己的疾病感到恐惧	0.788
SI2. 病人无法控制自己的身体	0.739
SI3. 病人对自己的疾病感到焦虑不安	0.693
总变异解释量	61.32%

2. 影响因素各量表的信度分析

通过SPSS17.0统计软件对小样本数据进行信度分析，结果如表6-14所示。

结果显示，人际沟通能力、感知结果、感知时间压力、感知医患关系、感知病人沟通行为、感知病人疾病严重性各量表的 Cronbach's α 系数分别为 0.790、0.778、0.719、0.848、0.829、0.782，均大于 0.7，通过了 Cronbach's α 信度检验，具有较高的可信度。

表 6－14　各分量表的信度分析汇总

分量表	Cronbach's α 系数
人际沟通能力	0.790
感知结果	0.778
感知时间压力	0.719
感知医患关系	0.848
感知病人沟通行为	0.829
感知病人疾病严重性	0.782

第四节　正式数据调查与分析

根据预测试结果，我们对问卷进行了反复修正，确定了正式的调查问卷。基于正式的调查问卷，我们进行了大样本问卷调查。调查时间、方式及调查样本的描述性统计已在第五章进行了详细叙述，在此不再赘述。本节主要对正式调查中各影响因素所用量表的信度和效度进行分析，然后运用正式调查数据检验本章第二节提出的模型。

一、信度和效度分析

1. 影响因素各量表的效度分析

（1）聚合效度。通过使用 SPSS17.0 统计软件对样本数据进行聚合效度分析，结果如表 6－15 所示。结果显示，人际沟通能力、感知结果、感知时间压力、感知医患关系、感知病人沟通行为、感知病人疾病严重性各变量的 CITC 值均大于 0.4；除感知病人疾病严重性量表的 Cronbach's α 值小于 0.7 但非常接近 0.7 之外，其他均大于 0.7；对于所有的变量，删除各题项后的 Cronbach's α 均没有增加。因此，各变量的聚合效度良好。

表 6-15　医生促进病人参与影响因素聚合效度评估

变量	变量 Cronbach's α 值	测量项目编号	CITC 值	项目删除后的 Cronbach's α 值	评价
人际沟通能力	0.812	CA1	0.502	0.794	合理
		CA2	0.514	0.793	合理
		CA3	0.591	0.779	合理
		CA4	0.661	0.765	合理
		CA5	0.471	0.799	合理
		CA6	0.551	0.786	合理
		CA7	0.541	0.788	合理
感知结果	0.771	PO1	0.510	0.741	合理
		PO2	0.569	0.720	合理
		PO3	0.547	0.728	合理
		PO4	0.571	0.719	合理
		PO5	0.528	0.737	合理
感知时间压力	0.759	TS1	0.585	0.682	合理
		TS2	0.636	0.621	合理
		TS3	0.648	0.722	合理
感知医患关系	0.818	PR1	0.529	0.798	合理
		PR2	0.620	0.782	合理
		PR3	0.555	0.794	合理
		PR4	0.570	0.792	合理
		PR5	0.661	0.775	合理
		PR6	0.500	0.803	合理
		PR7	0.472	0.807	合理
感知病人沟通行为	0.857	PC1	0.508	0.852	合理
		PC2	0.517	0.850	合理
		PC3	0.610	0.838	合理
		PC4	0.667	0.830	合理
		PC5	0.724	0.821	合理
		PC6	0.704	0.824	合理
感知病人疾病严重性	0.692	SI1	0.541	0.582	合理
		SI2	0.506	0.612	合理
		SI3	0.456	0.643	合理
		SI4	0.411	0.665	合理

（2）区分效度。首先，为判断是否适宜进行因子分析，我们分别对人际沟通能力、感知结果、感知时间压力、感知医患关系、感知病人沟通行为、感知病人疾病严重性6个分量表进行KMO值测度和进行Bartlett球体检验分析。分析结果如表6－16所示。结果显示，6个分量表的KMO值依次为0.800、0.741、0.683、0.849、0.808、0.735，均大于0.5；并且各量表的Bartlett球体检验的P值均为0.000，小于0.01。因此，可以进行因子分析。

表6－16　分量表的KMO值及Bartlett球体检验

变量	KMO值	Bartlett球体检验
		近似卡方（df，Sig）
人际沟通能力	0.800	694.572（21，0.000）
感知结果	0.741	252.551（6，0.000）
感知时间压力	0.683	234.655（3，0.000）
感知医患关系	0.849	625.766（10，0.000）
感知病人沟通行为	0.808	1028.058（21，0.000）
感知病人疾病严重性	0.735	201.348（6，0.000）

其次，我们采用主成分分析法、方差最大正交旋转法及特征值大于1的标准进行探索性因子分析。

1）对人际沟通能力分量表进行因子分析。分析结果如表6－17所示。结果显示，因子载荷均大于0.5，并且两个因子对方差的累计解释量为62.60%。因此，因子分析结果良好。

表6－17　人际沟通能力的因子分析

测量项目	因子载荷		方差解释量（%）	累计方差解释量（%）
	1	2		
CA4	0.842		47.16	47.16
CA3	0.735			
CA7	0.696			
CA6	0.689			
CA5	0.639			
CA1		0.659	15.44	62.60
CA2		0.642		

2）对感知结果分量表进行因子分析。分析结果如表6－18所示。结果显示，

因子载荷均大于0.5；单因子对方差的累计解释量为52.11%。因此，因子分析结果良好。

表6－18　感知结果的因子分析

测量项目	因子载荷	累计方差解释量（%）
	1	
PO4	0.748	52.11%
PO2	0.743	
PO3	0.729	
PO5	0.707	
PO1	0.681	

3）对感知时间压力分量表进行因子分析。分析结果如表6－19所示。结果显示，因子载荷均大于0.5；单因子对方差的累计解释量为67.47%。因此，因子分析结果良好。

表6－19　感知时间压力的因子分析

测量项目	因子载荷	累计方差解释量（%）
	1	
TS1	0.853	67.47%
TS2	0.819	
TS3	0.792	

4）对感知医患关系量表进行因子分析。分析结果如表6－20所示。因子载荷均大于0.5；单因子对方差的累计解释量为48.01%。因此，因子分析结果良好。

表6－20　感知医患关系的因子分析

测量项目	因子载荷	累计方差解释量（%）
	1	
PR5	0.777	48.01%
PR2	0.748	
PR4	0.706	
PR3	0.691	
PR1	0.668	
PR6	0.637	
PR7	0.608	

5）对感知病人沟通行为分量表进行因子分析。分析结果如表6－21所示。结果显示，因子载荷均大于0.5；两个因子对方差的累计解释量为70.30%。因此，因子分析结果良好。

表6－21　感知病人沟通行为的因子分析

测量项目	因子载荷		方差解释量（%）	累计方差解释量（%）
	1	2		
PC5	0.822		53.15	53.15
PC6	0.802			
PC3	0.727			
PC4		0.772	17.15	70.30
PC2		0.690		
PC1		0.684		

6）对感知病人病情严重性分量表进行因子分析。分析结果如表6－22所示。结果显示，因子载荷均大于0.5；单因子对方差的累计解释量为52.27%。因此，因子分析结果良好。

表6－22　感知病人病情严重性的因子分析

测量项目	因子载荷	累计方差解释量（%）
	1	
SI1	0.780	52.27%
SI4	0.749	
SI2	0.700	
SI3	0.656	

2. 影响因素各量表的信度分析

通过SPSS17.0统计软件对正式调查数据进行信度分析，结果如表6－23所示。结果显示，人际沟通能力、感知结果、感知时间压力、感知医患关系、感知病人沟通行为、感知病人疾病严重性各量表的Cronbach's α系数值分别为0.812、0.768、0.759、0.818、0.851、0.692，均大于0.6，说明正式测量问卷中的各个变量测量量表具有良好的一致性和稳定性，保证了调查数据的可靠性。

表 6-23 各量表的信度分析汇总

	Cronbach's α 系数
人际沟通能力	0.812
感知结果	0.768
感知时间压力	0.759
感知医患关系	0.818
感知病人沟通行为	0.851
感知病人疾病严重性	0.692

二、相关性分析

我们对第二节构建的模型中涉及的各个变量进行相关性分析，得到如表 6-24 所示的相关系数矩阵。表中 CA、PO、TS、PR、PC、SI、DF 分别代表人际沟通能力、感知结果、感知时间压力、感知医患关系、感知病人沟通行为、感知病人疾病的严重性、医生促进病人参与等变量。

由表 6-24 可知，自变量人际沟通能力、感知结果、感知时间压力、感知医患关系、感知病人沟通行为、感知病人病情严重性与因变量“医生促进病人参与”的相关系数分别为 0.455、0.423、-0.229、0.468、0.437、0.315，在 P = 0.01 水平上显著相关；其中人际沟通能力、感知结果、感知医患关系、感知病人沟通行为、感知病人疾病严重性与医生促进病人参与行为之间呈正相关关系；感知时间压力与医生促进病人参与行为之间呈负相关关系。因此，初步验证了假设 H1、H2、H3、H4、H5 和 H6。

表 6-24 各个变量的相关系数

变量	CA	PO	TS	PR	PC	SI	DF
CA	1						
PO	0.152**	1					
TS	-0.080	-0.088	1				
PR	0.323**	0.158**	-0.114*	1			
PC	0.225**	0.282**	-0.138*	0.315**	1		
SI	0.187**	0.150**	-.058	0.082	0.222**	1	
DF	0.455**	0.423**	-0.229**	0.468**	0.437**	0.315**	1

注：*0.05 水平上显著相关（双侧）；**0.01 水平上显著相关（双侧）。

三、回归分析

我们利用 SPSS17.0 进行多元回归以及层级回归分析，验证本章第二节提出的假设和模型。

1. 自变量对因变量的作用检验

表 6－25 给出了逐步回归各步骤（模型）的总体参数结果；表 6－26 给出了逐步回归各模型的标准回归系数和显著性检验结果。结果显示，逐步回归总共进行了 6 步，得到了 6 个回归模型。由表 6－25 可知，每个模型的显著性概率 P 均小于 0.05，说明每个模型的总体回归效果都是显著的；对于第 6 个模型，调整后的判断系数 R^2 为 0.493，说明该回归方程解释了总变异的 49.3%。由表 6－26 可知，对于每一个模型，各自变量的 t 值均大于 1，通过了变量的显著性检验。由表 6－26 中的变量共线性诊断结果可知，各模型中的各变量 VIF 值均在 1～1.3。当 VIF 值在 0～10 时，就不存在多重共线性问题。因此，人际沟通能力、感知结果、感知医患关系、感知病人沟通行为、感知病人疾病严重性对医生促进病人参与行为的作用不存在多重共线性问题。由表 6－26 可知，对于第 6 个模型，t 检验的 P 值除感知时间压力为 0.003 外，其他均为 0.000，通过了显著性检验。

自变量进入到模型的顺序依次为感知医患关系、感知结果、人际沟通能力、感知病人病情严重性、感知病人沟通行为、感知时间压力，其标准化回归系数分别为 0.265、0.260、0.251、0.171、0.162、－0.123。其中仅有感知时间压力的回归系数为负，其他均为正。这些说明各因素对医生促进病人参与的影响均十分显著；感知时间压力对医生促进病人参与有负向影响；其他因素对医生促进病人参与均为正向影响；验证了研究假设 H1、H2、H3、H4、H5 和 H6；自变量进入逐步回归模型顺序代表其对因变量贡献度的大小，因而对医生促进病人参与影响程度最高的因素是感知医患关系，其次是感知结果、人际沟通能力、感知病人病情严重性、感知病人沟通行为和感知时间压力。值得注意的是，在所有这些因素中，感知时间压力对医生促进病人参与行为的贡献最小，影响也最小。

表 6－25 逐步回归模型总体参数

模型	R	R^2	调整 R^2	估计误差	F	Sig
1	0.468[a]	0.219	0.217	0.42466	88.134	0.000
2	0.587[b]	0.344	0.340	0.38973	82.231	0.000
3	0.652[c]	0.425	0.420	0.36549	76.961	0.000
4	0.680[d]	0.463	0.456	0.35399	66.935	0.000
5	0.698[e]	0.488	0.479	0.34623	58.991	0.000
6	0.709[f]	0.502	0.493	0.34177	51.975	0.000

表6-26 逐步回归系数与显著性系数检验

模型		非标准化系数		标准系数	t	Sig	共线性诊断	
		B	标准误差	Beta			容差	VIF
1	常数项	2.274	0.153		14.830	0.000		
	PR	0.368	0.039	0.468	9.388	0.000	1.000	1.000
2	常数项	1.144	0.203		5.640	0.000		
	PR	0.323	0.036	0.412	8.881	0.000	0.975	1.026
	PO	0.337	0.044	0.358	7.734	0.000	0.975	1.026
3	常数项	0.676	0.203		3.331	0.001		
	PR	0.251	0.036	0.319	6.985	0.000	0.884	1.132
	PO	0.308	0.041	0.327	7.480	0.000	0.964	1.038
	CA	0.235	0.035	0.302	6.625	0.000	0.885	1.130
4	常数项	0.478	0.201		2.377	0.018		
	PR	0.210	0.036	0.267	5.867	0.000	0.831	1.203
	PO	0.262	0.041	0.279	6.404	0.000	0.910	1.099
	CA	0.217	0.035	0.279	6.266	0.000	0.874	1.145
	PC	0.156	0.033	0.212	4.648	0.000	0.834	1.198
5	常数项	0.188	0.210		0.893	0.373		
	PR	0.214	0.035	0.273	6.120	0.000	0.831	1.204
	PO	0.250	0.040	0.265	6.204	0.000	0.904	1.107
	CA	0.198	0.034	0.255	5.798	0.000	0.856	1.168
	PC	0.134	0.033	0.183	4.045	0.000	0.812	1.232
	SI	0.127	0.033	0.164	3.884	0.000	0.924	1.083
6	常数项	0.805	0.291		2.765	0.006		
	PR	0.208	0.035	0.265	6.000	0.000	0.827	1.209
	PO	0.244	0.040	0.260	6.152	0.000	0.902	1.109
	CA	0.195	0.034	0.251	5.795	0.000	0.856	1.168
	PC	0.126	0.033	0.171	3.824	0.000	0.806	1.241
	SI	0.125	0.032	0.162	3.876	0.000	0.923	1.083
	TS	-0.131	0.043	-0.123	-3.024	0.003	0.972	1.028

注：* a. 因变量：医生促进病人参与（DF）。

2. 医生工作年限的调节作用检验

我们采用层级回归分析方法验证医生工作年限的调节作用。主要分两个步骤进行。首先，将自变量和调节变量代入回归方程，以检验自变量和调节变量系数的显著性；其次，将自变量和调节变量及其乘积项代入回归方程，检验乘积项系数的显著性。

由第五章中变量差异性检验结果可知，医生工作年限对医生促进病人参与行为有影响作用。工作年限为2年及以下和3~5年的医生与工作年限为6~10年、11~20年、21年及以上的医生，他们在促进病人参与行为方面存在显著差异。因此本研究将医生的工作年限以6年为界分为两组，工作6年及以上的医生为工作时间较长者，低于6年为工作时间较短者。以6年为界划分的两组样本数量分布较为合理。

表6-27　医生临床工作时间调节作用分析结果

变量	模型1		模型2	
	β	Sig	β	Sig
CA	0.163	0.000	0.149	0.000
PO	0.204	0.000	0.191	0.000
TS	-0.063	0.006	-0.061	0.006
PR	0.246	0.000	0.203	0.000
PC	0.133	0.000	0.121	0.000
SI	0.133	0.000	0.124	0.000
WT	0.113	0.009	0.096	0.021
CA×WT			0.053	0.062
PO×WT			0.092	0.002
TS×WT			0.000	0.990
PR×WT			0.086	0.002
PC×WT			0.002	0.938
SI×WT			0.063	0.009
R^2	0.511		0.567	
调整R^2	0.500		0.548	
F	46.065	0.000	30.415	0.000

通过对6个自变量即人际沟通能力、感知结果、感知时间压力、感知医患关系、感知病人沟通行为、感知病人病情严重性，调节变量医生工作年限，以及相应乘积项分别进行层级回归分析，得到如表6-27所示的综合结果。和表6-26中的第6个模型相比，表6-27中的两个模型的R^2值都有所增加，并且F检验

结果均为显著，说明整体模型具有统计学意义。对于表 6－26 中的模型 2，工作年限的显著性水平为 0.021，小于 0.05，说明工作年限对医生促进病人参与具有显著的正效应。感知结果、感知医患关系及感知病人病情严重性与工作年限交互项的显著性水平 P 值分别为 0.002、0.002、0.009，都小于 0.05，通过了显著性检验，并且回归系数都为正，说明医生工作年限对感知结果、感知医患关系及感知病人病情严重性和医生促进病人参与之间的影响关系中具有显著的正向调节效应。但是，人际沟通能力、感知时间压力、感知病人沟通行为与医生工作年限的交互项的显著性水平 P 值分别为 0.062、0.990、0.938，均未通过显著性检验，说明医生工作年限对人际沟通能力、感知时间压力、感知病人沟通行为和医生促进病人参与之间的影响中不具有显著的调节作用。由此可知，研究假设 H8、H10、H12 得到了验证（P＝0.05），假设 H_7、H_9、H_{11} 没有得到（P＝0.05）。

四、聚类分析

为了更有针对性地提出建议，以便加强医生促进病人参与行为，我们采用 K－均值聚类方法，将影响医生促进病人参与的 6 个自变量作为筛选条件，对医生样本总体进行聚类分析。基于对聚合系数以及所得聚类群体样本量大小的综合考虑，我们确定 3 类为较合适分类数。表 6－28 给出了聚类方差分析结果。由该表可知，各类别距离的差异性概率值很小，说明各聚类群体差异较大，效果较好。聚类分析将 315 个样本聚合为 3 类，表 6－29 及图 6－2、图 6－3 给出了每一类医生群体的人口统计学特征、各影响因素的均值分布、促进病人参与行为的总体均值以及各不同医生促进行为的均值。

表 6－28　聚类结果方差分析

	方差和	均方差	F	Sig
CA	16.915	0.273	61.950	0.000
PO	4.031	0.240	16.822	0.000
TS	95.582	0.274	349.389	0.000
PR	17.322	0.254	68.251	0.000
PC	21.004	0.262	80.098	0.000
SI	2.662	0.329	8.080	0.000

以下分别讨论各类医生的特点。

如表 6－29 所示，从人口统计学特征来看，第一类医生群体在性别上多为男性，年龄偏轻多集中于 30 岁以下，工作年限较短，且多为内科医生。这与其他

表 6－29　3 类医生群体样本特征的描述性统计

个体特征	分段	类别 1	类别 2	类别 3	个体特征	分段	类别 1	类别 2	类别 3
性别	男	20	71	98	学历	专科	9	19	26
	女	4	56	66		本科	14	66	102
年龄	20～30 岁	12	20	53		硕士	1	38	29
	31～40 岁	11	35	59		博士	0	6	5
	41～50 岁	1	50	41					
	51 岁及以上	0	22	11	科室	外科	2	37	43
工作年限	2 年及以下	8	17	26		内科	9	46	70
	3～5 年	4	25	34		儿科	4	15	19
	6～10 年	9	28	60		妇科	4	15	12
	11～20 年	3	35	30		急诊科	4	11	12
	21 年及以上	0	22	14		其他	1	3	8

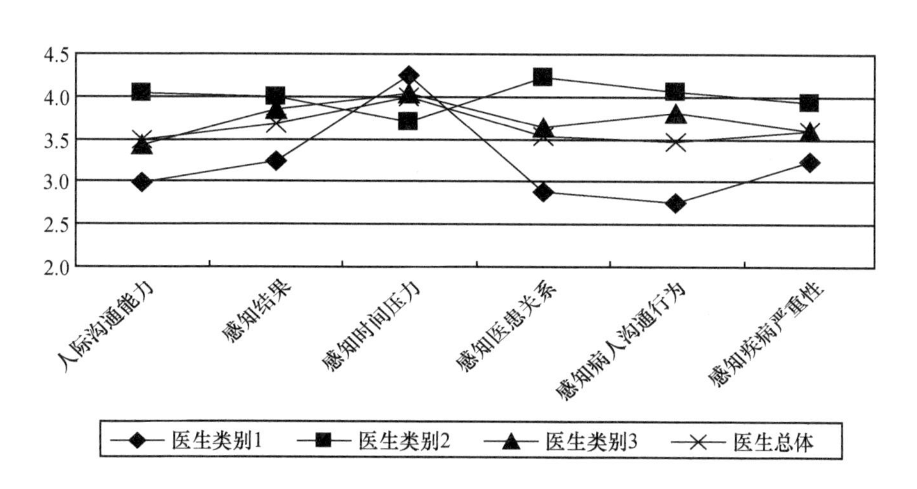

图 6－2　各影响因素的均值比较

两类医生相比存在较大差异。通过对图 6－2 中各个影响因素的均值分析可知，这类医生样本的人际沟通能力、感知结果、感知医患关系、感知病人沟通行为、感知病人疾病严重性 5 个因素的均值都要低于医生样本总体，尤其是感知医患关系和感知病人沟通行为两个因素上的差距尤为明显；而感知时间压力的均值要高于医生样本总体。如图 6－3 所示，第一类医生样本促进病人参与行为的均值要低于医生样本总体。由上述分析可知，此类医生人际沟通能力较差，对于病人参与能带来的积极结果并没有直观的认识，认为自己在日常医疗活动中不能与病人建立友好而稳定的治疗关系，对于病人在沟通中表现的行为和病人的疾病状况并非十分关注，感觉时间压力很大，在自身工作之中与病人的接触时间不够充足，且同意为病人提供更好的服务需要分配更多的时间和精力。此外，他们在促进病人参与方面表现得也并非十分积极。

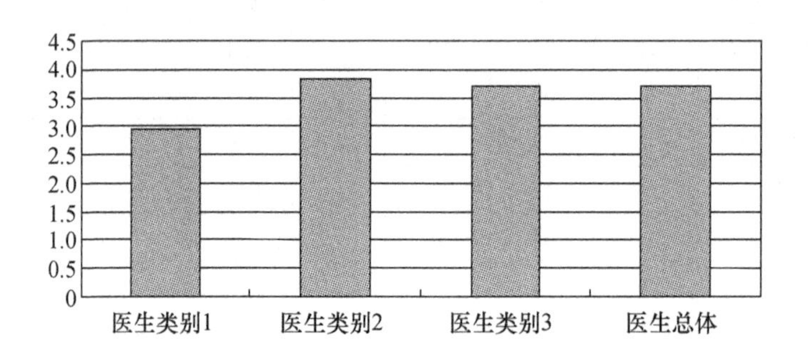

图6－3　各类医生群体促进病人参与行为总体均值比较

如表6－29所示，从人口统计学特征来看，第二类医生样本的性别和科室分布与调查的医生样本总体较为相似，年龄在40岁以上居多，而且工作年限多为6年以上，学历相对较高。通过对图6－2中各个影响因素的均值进行比较分析可知，第二类医生样本各影响因素的均值与医生样本总体均值相比处于略高或基本持平的状态，但是感知时间压力的均值要低于医生样本总体的均值。此外，如图6－3所示，第二类医生样本促进病人参与的得分均值要高于医生样本总体。由上述分析可知，此类医生对自身能力的认知、行为结果的判断、与病人之间关系以及对病人行为和状况感知等各方面都有较好的表现，但与其他群体差别较大的是这类医生感知时间压力较小。从医生的促进病人参与的行为来看，此类医生不仅在信息传递、信息共享方面做得很好，且能够充分尊重病人的意见，以病人的需求为中心，切实为病人提供服务。

如表6－29所示，从人口统计学特征来看，第三类医生样本人口统计特征分布与调查的医生样本总体分布比较相似，而且人数最多。通过对图6－2中各个不同影响因素的均值进行比较分析可知，第三类医生样本各影响因素的均值与医生样本总体差别不大，但感知时间压力的均值明显要高于医生样本总体的均值。第三类医生其促进病人参与行为的得分均值与医生样本总体基本持平。由上述分析可知，此类医生在医疗服务过程中人际沟通能力较好，对于促进行为能带来的良好结果也具有一定的认识和判断，在平时行医过程中与病人保持了较为稳定和谐的医患关系。此类医生对于病人在沟通中表现的行为和病人的疾病状况也较为敏感，说明他们基本能够关注病人的表现。此外，此类医生日常工作比较繁忙，需要接触的病人较多，常常感觉到时间紧迫。从医生促进病人参与行为来看，此类医生基本能够做到保障病人知情同意权利，对于服务过程中的感知信息及重视病人观点等具有一定的认知，但仍可以继续改善。

第五节 分析结果讨论

一、相关性及回归分析结果讨论

针对相关性分析及回归分析的结果，本节将进一步探讨自变量、因变量以及调节变量之间的关系，表 6－30 及表 6－31 简单归纳了分析结果。

表 6－30 自变量与因变量之间关系的检验结果

自变量 因变量		人际沟通能力	感知结果	感知时间压力	感知医患关系	感知病人沟通行为	感知病人疾病严重性
医生促进病人参与	相关	+	+	−	+	+	+
	回归	√	√	√	√	√	√

表 6－31 调节作用的检验结果——医生的工作年限

自变量 因变量		人际沟通能力	感知结果	感知时间压力	感知医患关系	感知病人沟通行为	感知病人疾病严重性
医生促进病人参与	回归		+ √		+ √		+ √

1. 自变量与因变量之间的关系

由表 6－30 中关于自变量与因变量之间关系的检验结果可知，人际沟通能力、感知结果、感知时间压力、感知医患关系、感知病人沟通行为、感知病人疾病严重性与医生促进病人参与具有显著的相关关系。此外，各自变量均进入了回归模型，且逐步进入的顺序为感知医患关系、感知结果、人际沟通能力、感知病人病情严重性、感知病人沟通行为、感知时间压力。其中，感知时间压力对医生促进病人参与具有负向的影响，其他 5 个因素对医生促进病人参与均为正向影响。

医患关系是影响医生促进病人参与的关键因素。医患关系好，病人能够理解和信任医生，医生也会更乐意与病人接触，进行充分的交流沟通，在沟通过程中更加关注病人偏好和意见。

感知结果是医生对促进病人参与结果的评估，也是医生态度的体现。如果医生觉得促进病人参与能够让病人和自己互惠互利，向良性的方向发展，他们会更愿意采取促进病人参与的行为。依据归因理论、动机理论可知，个体对结果的评估和价值判断是个体行为的重要驱动力，因此感知结果对医生促进病人参与的影响不可忽视。本研究验证了该观点。

人际沟通能力是保证医生各种促进行为有效实施并达到理想效果的关键，它要求医疗服务机构强化医生在日常工作中的沟通技能，做到合理沟通、有效沟通。人际沟通能力相对于医生的专业知识与技能而言，其在医患交互过程中的重要作用需要得到更多医生的认同。只有具有较强人际沟通能力的医生才能确定信息传递的准确性，并能创造轻松的氛围鼓励病人表达看法，因此他们更乐意采取相应的激励措施。

感知病人沟通行为和感知病人疾病严重性都体现了医生对病人的重视和敏感度。医生只有充分重视病人的言行、情绪、身体状况，才能够进一步关注病人的看法，理解病人的自主权利，其中病情的严重程度还涉及风险规避和责任承担的问题，也会影响医生促进病人参与的程度。

时间压力越大，医生愿意花费在单个病人身上的时间就越少，从而限制医生在医患沟通中的积极性。在6个影响因素中，感知时间压力的影响相对较弱。这与 France 等[9]的研究结论不一致。这些研究指出时间压力是阻碍医生共享决策中提及最多的影响因素。其可能的原因是这些研究只是定性研究，没有定量同时研究多个影响因素的影响程度。

2. 医生工作年限的调节作用

由表6－31调节作用的检验结果可知，医生工作年限的长短在感知结果、感知医患关系及感知病人病情严重性对医生促进病人参与的影响中具有显著的正向调节作用。

医生感知到促进病人参与结果的好坏会影响医生的行为，但对工作年限较短的医生而言，由于其资历尚浅，没有足够的经验，即使有意愿寻求病人的看法与观点，也显得力不从心；而对工作年限较长、职称较高的医生来说，日常医疗服务中遇到的阻碍因素较少，自然执行力较强。因此，感知结果对医生促进病人参与的影响作用在工作年限长的医生群体中表现得较为明显。

医疗服务的宗旨是使病人满意，医生需要严格按照要求落实职责。随着医生工作年限的增长，医生对工作职责会有更加准确地定位，对病人的认知也不断强化，从而医生对医患关系以及病人病情严重性的感知变得敏感，进而可以通过与病人的简单沟通，便可了解引起病人疾病的心理问题和社会问题。当告知及获取病人信息变得容易时，医生自然乐意通过自己的促进行为实现与病人的友好互动。由此可知，在工作年限较长的医生群体中，感知医患关系和感知病人疾病严重性对医生促进病人参与的影响更大。

二、聚类分析结果的讨论

本书以医生促进病人参与的影响因素为筛选标准，对医生样本进行聚类分析，得到 3 种不同的医生类型。各类型的医生在人口统计学特征、人际沟通能力等 6 个影响因素以及促进病人参与行为上的特点如表 6 – 32 所示。

表 6 – 32　3 种类型医生的特点总结

类型	特点
第一类	①多为男性，年龄偏轻，集中于 30 岁以下，工作年限较短，且多为内科医生 ②人际沟通能力较差，对促进病人参与的结果没有直观认识 ③与病人难以建立稳定的治疗关系，对病人状况并非十分关注 ④感觉时间压力很大 ⑤在医疗实践中，促进病人参与的行为相对较少
第二类	①年龄集中于 40 岁以上，工作年限较长，学历相对较高 ②具有较强的人际沟通能力，对促进病人参与的积极作用有明确认知 ③与病人的关系很好，关注病人的疾病状况和治疗反应 ④感知的时间压力较小 ⑤愿意积极地共享信息和寻求病人的意见，促进病人参与
第三类	①没有较为突出的特征，和总体分布相似 ②人际沟通能力较好，对于促进行为能带来的结果具有一定的判断力 ③与病人保持较为和谐的医患关系，基本关注病人的状况 ④感知到的时间压力较大 ⑤在医疗实践中，促进病人参与的程度处于平均水平，仍可以继续加强

由表 6 – 32 所示的三类医生的特点可知，第一类医生属于消极型，他们在人际沟通能力、认知水平以及对外在环境的敏感性方面均有所欠缺，促进病人参与的行为也不是十分积极，不愿意主动获取病人的观点和看法。可能由于他们对自身能力缺乏信心且对待工作不够热情，从而导致他们在与病人交流沟通过程中主动行为较少。

第二类医生属于积极高效型，他们在能力、认知和对病人的关注度等方面都表现得较为优秀，积累了足够的工作经验，并具有较强的认知能力和洞察力，能够在日常工作中与病人互助合作。此外，他们在工作中感知的时间压力也很小，其原因可能有三点。第一，所属医院级别、地区及工作性质的差异使得此类医生日常接触的病人数量不多；第二，此类医生工作效率高，与病人较短时间的沟通就能够为病人提供较为满意的服务；第三，此类医生确实对病人进行了充分的问诊和病情交流，促进病人参与医疗服务并未增加他们的时间负担。

第三类医生属于大众型，具有大多数医生的特点。他们在人际沟通能力、对结果的评判等方面都有不错的表现，但仍有上升的空间。他们在日常生活中比较负责，具备基本的职业素质和专业技能。该类医生感知的时间压力也较大，可能由于其治疗的病人较多，需要承担较高负荷的工作，也可能是他们对工作时间的分配不合理或个体抗压能力差等方面的原因。

医疗实践中，依据不同的医生类型，需要采取不同管理方式和激励手段。对第一类医生，医疗机构应着眼于提高医生的沟通技能，消除医生消极的服务心理和职业倦怠，建立有效的管理机制，保证医患之间的沟通效率。对于第二类医生，应该充分发挥他们的示范作用，并进行适当的激励，让他们始终保持积极的工作热情，同时也要防止医生过度表现的行为。对于第三类医生，应当根据实际情况减少他们的工作强度，通过培训等手段提升医生的整体素质。

第六节　研究结论

本研究通过文献回顾，构建了医生促进病人参与的影响因素模型，并对该模型进行了验证，得到如下主要结论。

（1）研究结果显示，人际沟通能力、感知结果、感知医患关系、感知病人沟通行为、感知病人疾病严重性对医生促进病人参与的行为有正向影响，感知时间压力对医生促进病人参与的行为有负向影响。对医生促进病人参与影响程度最高的因素是感知医患关系，其次是感知结果、人际沟通能力、感知病人病情严重性、感知病人沟通行为和感知时间压力。值得注意的是，在所有这些因素中，感知时间压力对医生促进病人参与行为的贡献最小、影响最小。

（2）就工作年限的调节效应而言，医生工作年限的长短在感知结果、感知医患关系及感知病人病情严重性对医生促进病人参与的影响中具有显著的正向调节作用，而在人际沟通能力、感知时间压力以及感知病人沟通行为对医生促进病

人参与的影响中不具有调节作用。

（3）以6个影响因素为分类标准对医生样本总体进行聚类分析，得到了3种不同类型的医生，并对各类医生的特点进行了概括和总结。各类型的医生不仅在沟通能力、结果感知以及对病人状况感知等方面存在不同，促进病人参与的行为表现也有差异。在医疗管理实践中，应该做到有的放矢，有针对性地采取措施改善医生促进病人参与的行为。

第七节 本章小结

本章通过总结以往有关医生促进病人参与行为影响因素的相关文献，提出了有关医生促进病人参与影响因素的假设和研究模型，并通过问卷设计、预测试、正式调查和数据分析处理对该模型在中国情境下进行了实证研究。通过实证分析得出的假设检验结果如表6－33所示。此外，本章还以上述6个影响因素作为分类标准，对调查的医生样本进行了聚类分析，得到了3种不同类型的医生。

表6－33 假设的实证检验结果

研究假设	检验结果
H1：人际沟通能力对医生促进病人参与有正影响作用	证实
H2：感知结果对医生促进病人参与有正影响作用	证实
H3：感知时间压力对医生促进病人参与有负影响作用	证实
H4：感知医患关系对医生促进病人参与有正影响作用	证实
H5：感知病人沟通行为越积极，医生促进病人参与的程度越高	证实
H6：感知病人疾病严重性对医生促进病人参与有正影响作用	证实
H7：工作年限调节人际沟通能力对医生促进病人参与的影响作用	未证实
H8：工作年限调节感知结果对医生促进病人参与的影响作用	证实
H9：工作年限调节感知时间压力对医生促进病人参与的影响作用	未证实
H10：工作年限调节感知医患关系对医生促进病人参与的影响作用	证实
H11：工作年限调节感知病人沟通行为对医生促进病人参与的影响作用	未证实
H12：工作年限调节感知病人疾病严重性对医生促进病人参与的影响作用	证实

附录 医生促进病人参与及其影响因素的调查问卷

尊敬的先生/女士：

您好！非常感谢您在百忙之中抽出时间填写此问卷。我们将对所有的问卷反馈都以保密方式保存，并承诺只进行统计分析，而不根据您提供的信息进行单独分析，因此填写这份问卷不会给您带来任何负面影响，请您根据您的真实情况放心填写。其中本研究中的医生促进病人参与是指医生坦白地与病人沟通，给予病人充分的信息，并鼓励病人在医疗决策等活动中表达自己观点与建议的行为。

此项调查旨在了解医生行医的现状及相关情况，将有助于提出改善医患关系的措施。

中南大学商学院

1. 请您根据自己的观点或通常情况下行医的实际情况，针对下述选项，在相应的选项中打“√”，选项数字的含义如下：

1：非常不同意　2：不同意　3：不能确定　4：基本同意　5：非常同意

编号及观点	您的看法
1. 我会鼓励病人，让他/她说出对于自身治疗状况的意见	1　2　3　4　5
2. 当开新药处方时，我会询问病人在新药的疗效和副作用方面存在什么疑问	1　2　3　4　5
3. 我能够为病人提供建议与指导	1　2　3　4　5
4. 我会鼓励病人提出问题	1　2　3　4　5
5. 我会鼓励病人，让他/她说出在治疗过程中所有关心的问题	1　2　3　4　5
6. 在选择治疗方案时，我重视病人的意见	1　2　3　4　5
7. 我为病人提供了能够让他/她做出恰当治疗决定所需的全部信息	1　2　3　4　5
8. 我能够与病人建立并保持良好的治疗关系	1　2　3　4　5
9. 促进病人参与，可以加强我与病人之间的联系	1　2　3　4　5
10. 我能够确保向病人解释清楚他们所需的医疗信息	1　2　3　4　5
11. 我能够依据病人的偏好及所提供的信息，在保证病人知情的情况下，做出与治疗相关的决定	1　2　3　4　5
12. 我会帮助病人，让他/她更容易在治疗方案的讨论中说出自身所关心的问题	1　2　3　4　5
13. 我能够有效地倾听病人的诉说	1　2　3　4　5
14. 我向病人解释各种治疗方案，以便病人在知情的情况下做出选择	1　2　3　4　5

编号及观点	您的看法
15. 我能够关心和尊重病人	1 2 3 4 5
16. 我能够通过合理的提问方式获得我需要的病人信息	1 2 3 4 5
17. 我致力于帮助我的病人	1 2 3 4 5
18. 促进病人参与，会让病人会更加信任我	1 2 3 4 5
19. 我的病人能够信任我	1 2 3 4 5
20. 促进病人参与，增加了我日常的工作量	1 2 3 4 5
21. 为了提供优质的医疗服务，我需要分配更多的时间与病人交流	1 2 3 4 5
22. 我的病人对我的治疗感到满意	1 2 3 4 5
23. 我理解病人想要表达的意思和要求	1 2 3 4 5
24. 我能够帮助我的病人	1 2 3 4 5
25. 促进病人参与，可以让我获得病人及其家属更多的认可和尊重	1 2 3 4 5
26. 我的病人愿意和我交流他/她内心的想法	1 2 3 4 5
27. 促进病人参与，会让病人更加遵从医嘱，配合治疗	1 2 3 4 5
28. 我缺乏充足的时间与病人面对面的交流意见	1 2 3 4 5
29. 我要诊治很多病人，因此与每个病人交流的时间不够充裕	1 2 3 4 5
30. 我的病人很容易就可以见到我（联络方式通畅、等待时间短等）	1 2 3 4 5

2. 针对下述每条与病人有关的情形描述，您是否同意在此情形下与病人坦白地沟通，给予病人充分信息，并鼓励病人表达自己的观点与建议。其中选项数字的含义如下：

1：非常不同意　2：不同意　3：不能确定　4：基本同意　5：非常同意

编号及观点	您的看法
1. 病人很难完整地回答我的提问	1 2 3 4 5
2. 病人理解可供选择的治疗方案	1 2 3 4 5
3. 病人对自己的疾病状况感到恐惧	1 2 3 4 5
4. 病人无法控制自己的身体	1 2 3 4 5
5. 病人对自己的疾病感到焦虑不安	1 2 3 4 5
6. 病人按照谈话主题与我进行相关的讨论	1 2 3 4 5
7. 病人很好地说明了他/她的病史	1 2 3 4 5
8. 病人的疾病症状严重	1 2 3 4 5
9. 病人没有提出任何问题	1 2 3 4 5
10. 病人充分解释了自身的疾病症状	1 2 3 4 5

请填写您的基本信息：

1. 请问您的性别是（　　）。

A. 男　　B. 女

2. 请问您的年龄是（　）。

A. 20～30岁　B. 31～40岁　C. 41～50岁　D. 51岁及以上

3. 请问您的学历水平是（　）。

A. 专科　B. 大学本科　C. 硕士　D. 博士

4. 请问您的工作年限是（　）。

A. 2年及以下　B. 3～5年　C. 6～10年　D. 11～20年　E. 21年及以上

5. 请问您的科室是（　）。

A. 外科　B. 内科　C. 急症科　D. 妇科　E. 儿科　F. 其他

问卷到此结束，请您检查是否有题项遗漏，感谢您的支持与合作！

参考文献

[1] Davis R. E., Dolan G., Thomas S., et al. Exploring doctor and patient views about risk communication and shared decision – making in the consultation [J]. Health Expect, 2003, 6: 198 – 207.

[2] Elwyn G., Edwards A., Kinnersley P., et al. Shared decision – making and the concept of equipoise: the competences of involving patients in healthcare choices [J]. Br J Gen Pract 2000, 50: 892 – 899.

[3] Wendy L., Cara S. L., Ronald M. E. Developing physician communication skills for Patient – Centered Care [J]. Health Affairs, 2010, 29 (7): 1310 – 1318.

[4] Monica E. P., Shannon C. W., Rita G. B., et al. Barrier and Facilitators to Shared Decision – making among African – AMericians with Diabetas [J]. J Gen Intern Med, 2009, 24 (10): 1135 – 1139.

[5] Graham I. D., Logan J., O'Connor A., et al. A qualitative study of physicians' perceptions of three decision aids [J]. Patient Educ Couns, 2003, 2055: 1 – 5.

[6] Cabana M. D., Rand C. S., Powe N. R., et al. Why don't physicians follow clinical practice guidelines? A framework for improvement [J]. JAMA, 1999, 282: 1458 – 1465.

[7] Karine Gravel, France Légaré, Ian D Graham. Barriers and facilitators to implementing shared decision – making in clinical practice: a systematic review of health professionals' perceptions [J]. Implementation Science, 2006, 1: 16.

[8] Gaston G., Ariane B., Martin E., Jeremy G. Healthcare professionals' intentions and behaviours: A systematic review of studies based on social cognitive theories [J]. Implementation Science, 2008, 3: 36.

[9] France L., Stéphane R., Karine Gr, et al. Barriers and facilitators to implementing shared decision - making in clinical practice: Update of a systematic review of health professionals' perceptions [J]. Patient Education and Counseling, 2008, 73 (3): 526 - 535.

[10] Raymond W., Tina A., Michel W. GPs' views on involvement of older patients: an European qualitative study [J]. Patient Education and Counseling, 2004, 53: 183 - 188.

[11] Charles C., Gafni A., Whelan T. Self - reported use of shared deci - sion - making among breast cancer specialists and perceived barriers and facilitators to implementing this approach [J]. Health Expect, 2004, 7: 338 - 348.

[12] Edwards A., Elwyn G. Involving patients in decision making and communicating risk: a longitudinal evaluation of doctors' attitudes and confidence during a randomized trial [J]. J Eval Clin Pract, 2004, 10: 431 - 437.

[13] Ian R., Lee B., Moira K. Is patient involvement possible when decisions involve scarce resources? A qualitative study of decision - making in primary care [J]. Social Science & Medicine, 2004, 59: 93 - 102.

[14] Stevenson F. A. General practitioners' views on shared decision - making: a qualitative analysis [J]. Patient Educ Couns, 2003, 50: 291 - 293.

[15] Wetzels R., Geest T. A., Wensing M., et al. GPs' views on involvement of older patients: an European qualitative study [J]. Patient Educ Couns, 2004, 53: 183 - 188.

[16] Mark L., Thomas R. K., Jeffrey D., et al. Managed Care, Time Pressure, and Physician Job Satisfaction: Results from the Physician Worklife Study [J]. Journal of General Internal Medicine, 2000, 15 (7): 441 - 450.

[17] 张鸣明，李静，张小利，等．中国医生对患者参与医疗决策理解的问卷调查 [J]. 中国循证医学杂志，2006，6 (11): 783 - 784.

[18] Kaplan S. H., Greenfield S., Gandek B., et al. Characteristics of physicians with participatory decision - making styles [J]. Annals of Internal Medicine, 1996, 12: 497 - 504.

[19] L. Aubree Shay, Levent Dumenci, Laura A. Siminoff, et al. Factor associated with patient reports of positive physician relational communication [J]. Patient

Education and Counseling, 2012.

[20] Beth A. L. , Janice L. H. , William D. C. Mutual influence in shared decision making: a colloaborative study of patient and physicians [J]. Health Expectations, 2009, 12: 160 – 174.

[21] Entwistle V. A. , Watt I. S. Patient involvement in treatment decision – making: The case for broader conceptual framework [J]. Patient Education and Counseling, 2006, 63: 268 – 278.

[22] Sherrie H. Kaplan, Barbara Gandek, Sheldon Greenfield, et al. Patient and Visit Characteristics Related to Physicians' Participatory Decision – Making Style: Results from the Medical Outcomes Study [J]. Medical Care , 1995, 33 (12): 1176 – 1187.

[23] Mary Catherine Beach, Patrick S, Duggan, Christine K, Cassel, et al. What does 'Respect' mean? Exploring the moral obligation of health professionals to respect patients [J]. Society of General Internal Medicine, 2007, 22: 692 – 695.

[24] Van D. , Bensing J. M. , Kerssens J. J. Gender and Communication Style in General Practice: Differences Between Women's Health Care and Regular Health Care [J]. Medical Care, 1998, 36 (1): 100 – 106.

[25] Ishikawa H. , Takayama T. , Yamazaki Y. , et al. The interaction between physician and patient communication behaviors in Japanese cancer consultations and the influence of personal and consultation characteristic [J]. Patient Education and Counseling, 2002, 46, 277 – 285.

[26] Gordon H. S. , Street R. L. , Sharf B. F. , et al. Racial differences in doctors' information – giving and patients' participation [J]. Cancer, 2006, 107 (6): 1313 – 1320.

[27] Young H. N. , Bell R. A. , Epstein R. M. , et al. Physicians' shared decision – making behaviors in depression care [J]. Arch Intern Med , 2008, 168: 1404 – 1408.

[28] Heather L. , Alexandra B. , Lyndal J. , et al. Three questions that patients can ask to improve the quality of information physicians give about treatment options: A cross – over trial [J]. Patient Education and Counseling, 2011, 84: 379 – 385.

[29] Hall J. A. , Roter D. L. , Milburn M. A. , et al. Patients' Health as a Predictor of Physician and Patient Behavior in Medical Visits: A Synthesis of Four Studies [J]. Medical Care, 1996, 34 (12): 1205 – 1218.

[30] Linda C. Z. , Ellen M. A. , Frans J. O. , et al. Determinants of physicians' pa-

tient - centred behaviour in the medical specialist encounter [J]. Social Science & Medicine, 2006, 63: 899 - 910.

[31] Robin S. G., Susan A. F., Meredith A. G., et al. Facilitating Participatory Deacision - Making: What Happens in Real - World Community Practice [J]. Medical Care, 2000, 38 (12): 1200 - 1209.

[32] 薛丽莉. 个人向组织知识转移的影响因素研究 [D]. 浙江工业大学硕士学位论文, 2008.

[33] H. Jolanda van Rijssen, Antonius J. M., Johannes R. A., et al. A theoretical framework to describe communication processes during medical disability assessment interviews [J]. Public Health, 2009, 9: 375.

[34] Burke L. E., Fair J. Promoting prevention. Skill sets and attributes of health care providers who deliver behavioural interventions [J]. J Cardiovasc Nurs, 2003, 18 (4): 256 - 266.

[35] Martin L. R., DiMatteo M. R., & Lepper H. S. Facilitation of Patient Involvement in Care: Correspondence between patient and observer reports [J]. Behavioral Medicine, 2003: 159 - 164.

[36] Bock G. W., Kim Y. G. Breaking the myths of rewards: an exploratory study of attitudes about knowledge sharing [J]. Information Resource Management Journal, 2002, 15 (2): 14 - 21.

[37] Constant D., Kiesler S., Sproul L. What's mine is ours, or is it? A study of attitudes about information sharing [J]. Information Systems Research, 1994, 5 (4): 400 - 421.

[38] Richard L. S. J., Howard G., Paul H., et al. Physicians' communication and perceptions of patients: Is it how they look, how they talk, or is it just the doctor? [J]. Social Science & Medicine, 2007, 65: 586 - 598.

[39] Siminoff L. A., Graham G. C., & Gordon N. H. Cancer communication patterns and the influence of patient characteristics: Disparities in information - giving and affective behaviors [J]. Patient Education and Counseling, 2006, 62 (3): 355 - 360.

[40] 沈慧. 病人参与的影响因素及对治疗结果的影响研究 [D]. 中南大学硕士学位论文, 2010.

[41] 吴菲, 叶茂, 代颖, 等. 不同工作年限护士核心能力现状调查与分析[J]. 中国实用护理杂志, 2010, 26 (3): 15 - 17.

[42] Daniel D., Geoffrey H., Gerald W., et al. Assessing Competence in Communi-

cation and Interpersonal Skills: The Kalamazoo II Report [J]. Academic Medicine, 2004, 79 (6): 495 – 507.

[43] Meng – Hsiang Hsu, Teresa L. Ju, Chia – Hui Yen, et al. Knowledge sharing behavior in virtual communities: The relationship between trust, self – efficacy, and outcome expectations [J]. Human – Computer Studies, 2007, 65: 153 – 169.

[44] Christina M. Patricia Van Oppen, Harm W. J. , et al. A patient – doctor relationship questionnaire (PDRQ – 9) in primary care: development and psychometric evaluation [J]. General Hospital Psychiatry , 2004, 26: 115 – 120.

[45] 朱静. 基于患者偏好的医患知识转移策略研究 [D]. 浙江大学硕士学位论文, 2007.

第七章　病人参与能力的构成与量表开发

大量文献研究了病人参与的影响因素，结果表明病人参与能力是最重要的影响因素之一；病人的低参与能力是病人参与比例不高的主要原因之一[1-2]。

虽然病人参与能力是病人参与的主要影响因素，但是从可获得文献可知，明确研究病人参与能力的文献还非常有限，对病人参与能力的研究还处于初期阶段。在质量管理领域，多篇文献[3-5]明确提出需要研究病人参与能力。例如，Hibbard[3]认为，为了使医疗交付系统更好地以“病人为中心”，质量测量必须包括参与能力。又如 Bastiaens 等[5]认为需要研究病人是否有能力参与，以及是否准备好了参与。因此，理论上非常有必要深入研究病人参与能力的构成和度量工具。

作为服务业，医疗业不但具有服务业共有的同时性和无形性等特点，还具有高不确定性和高风险性、知识和信息的不对称性等特点。病人具备一定的参与能力，有助于降低知识和信息的不对称性，从而有利于医患之间的交流。无形性使病人难以凭借五官确定医疗质量；高不确定性和高风险性更加剧了病人对医疗质量的担心。病人具备一定的参与能力，可以有助于病人判断医疗质量，降低对医疗质量的担心。同时性要求病人参与医疗过程，病人具备一定的参与能力，将有助于医疗过程的有效实施，有助于提高医疗质量并提高医疗效率。因此，无论从医疗业的特点出发，还是从病人现实需要出发，都非常有必要研究病人应该具备的参与能力的构成和度量工具。

本章将首先研究病人参与能力的构成体系，其次依据构成体系开发初始量表，最后预测试得到正式量表。为得到病人参与能力构成体系，我们将从病人参与能力的概念入手，使用文献分析和定性研究相结合的方法，构建一个有关病人参与能力构成的理论模型。

第一节 病人参与能力与相关概念

需要与病人参与能力区分的5个概念是自我效能、健康素养、知情同意能力、顾客能力和顾客参与能力。自我效能是个体对实现特定领域行为目标所需能力的信心或信念。就病人参与行为而言，自我效能是病人对实现参与行为所需能力的信念，是对能力的信念。本项目的参与能力是病人参与其医疗客观需要的能力，不是对能力的信念。参与能力是客观能力，自我效能是主观能力。因此两者存在显著区别。

2008年1月，我国卫生部发布了《中国公民健康素养——基本知识与技能(试行)》的公告。该公告从基本知识和理念、健康生活方式与行为、基本技能3方面阐述了健康素养的66项能力。其中包括健康生活方式与行为领域的34项能力。健康生活方式与行为能力不是病人参与医疗过程需要的能力，而是自我健康管理能力。因此，从病人参与角度，健康素养包含的能力过于宽泛，不适合描述病人参与所需能力。

病人参与比知情同意具有更广泛的含义，知情同意只是病人参与的组成部分之一[6]。因此，病人参与能力比知情同意能力要宽泛得多。一些文献对医护人员如何识别病人知情同意能力进行了研究，开发了 MacCAT - T[7]、ACE[8]、HCAT[9]和 SICIATRI[10]等工具，用于测量病人实际具备的知情同意能力。这些工具都是从医护人员角度出发开发设计的，旨在方便医护人员判定精神障碍病人实际具备的知情同意能力[11]。运用这些工具得到的是医护人员对病人已经具备的知情同意能力的评价，而不是我们研究的病人应该具备的参与能力。

病人参与能力属于顾客能力。Filser[12]认为顾客能力包括信息搜寻能力、与销售员的交互能力、选择和决策能力以及其他相关能力。Prahalad 和 Venkatram[13]指出顾客能力是顾客拥有的知识和技能、学习和实践意愿以及主动对话能力的函数。Bonnemaizon 和 Batat[14]提出了一个有关顾客能力的概念模型。依据该模型，顾客能力由3部分组成。一是认知能力，是顾客阅读、解释、记忆和组织供货商提供的有关信息的能力。二是顾客在购买前、消费过程中和消费之后操作有形产品的能力。三是顾客向媒体表达相关信息的能力。

上述有关顾客能力构成的研究是宽泛意义上的研究，没有针对具体的领域和环境，也没有取得一致性的研究成果[15]。为此，众多学者，例如 Giesler 和 Weis[16]认为，应该结合具体领域和环境深入研究顾客能力。

基于上述观点，众多学者研究了特定环境下的顾客能力。例如，Batat[17]研究了顾客使用广义上的新技术时需要的能力。结果表明，需要 12 类顾客能力。Macdonald 和 Uncles[15]研究了持续变化的网络营销环境下的顾客能力。结果表明，在这种环境下的顾客能力由技术能力、人际互联网能力、在线网络能力和营销能力 4 种能力构成。这两项研究都是针对新技术领域进行的研究，但是两者所涉及的环境和任务不同，从而导致顾客能力不同。由此可见，在相同领域，由于环境和任务的不同，需要的顾客能力也不同。

以上关于顾客能力的研究是针对顾客采购或消费产品的研究，没有涉及顾客参与能力。针对顾客参与能力，Muller 等[18]研究了大量定制环境下的顾客共同设计能力，即顾客参与设计能力。他们认为，顾客参与设计能力包括产品和应用能力、社交技能、设计方法使用能力和个人动机四大类能力。Lettl[19]研究了全新产品创新时的顾客参与能力，提出了一个顾客参与能力框架模型。依据该模型，顾客参与能力包括主观和交互两个维度。前者涉及顾客知识，后者涉及企业员工和顾客的交互。新产品开发过程中存在不同阶段，不同阶段包括不同活动和任务。Lettl[19]认为，在全新产品创新的不同阶段，顾客参与能力的这两个维度包含不同的能力。由上述两项研究可知，虽然顾客参与产品开发和设计同属于产品研发设计领域，但由于面临的活动和任务不同，顾客参与能力也有所不同。

总之，顾客能力可以从宽泛意义上，也可以结合具体领域和环境进行研究；越是深入研究，越需要结合具体领域和环境。在相同领域，不同环境、不同活动和任务需要的顾客能力和顾客参与能力也有所不同，从而不能将病人参与能力类同于工业和商业领域的顾客参与能力。因此，需要进一步深入研究病人参与能力的构成和度量工具。

第二节　病人参与能力的概念分析

本章和第八章的参与能力聚焦于病人参与其自身医疗这一特定健康行为，是针对病人参与提出的。此处的病人参与包括病人参与和其自身医疗服务相关的所有行为，至少具有 3 方面的主要特点。第一，和其他种类的服务相同，医疗服务的生产和消费是同时进行的，二者密不可分。第二，病人参与包含医疗服务传递过程中的一系列活动，体现了该过程中病人应承担的责任和角色。第三，病人参与不但包含病人在医疗服务传递过程中的物质因素，例如时间和金钱等，也涵盖了病人的精神因素，例如心理和情绪等。

对于病人参与能力概念，国内研究得极少，国外研究也比较少，尚未形成统一的认识。“病人参与能力”最早出现在德国的一些病人自主组织中。其前身是“专家病人”（Expert Patient）；“专家病人”最早出现在英国，主要用于描述具有自我管理能力的病人。相对于专家病人，病人参与能力是一个更加系统宽泛的概念。Welie 等[20]认为病人参与能力是病人针对医护人员提供给自身的各种医疗干预方案进行选择，并为此承担责任的能力。此外，Welie 等[20]提出了判别病人是否具有选择能力的 4 条标准。第一，病人需要有能力明白将要完成的任务类型。第二，病人需要有能力知道出色地完成这项任务意味着什么。第三，病人需要有能力知道完成这项工作本身需要的能力和素质。第四，病人需要有能力知道此项任务的负责人是否具备所需能力和素质。不难看出，Welie 等[20]的定义主要偏重病人参与医疗过程中的决策能力。

Giesler 和 Weis[16]指出，在其研究之前，还没有专门研究病人参与能力的文献。Towle 和 Godolphin[1]在研究医生参与能力的同时，通过对美国医生、病人和医学教育工作者的访谈，研究了病人参与能力的构成，认为病人参与能力包括 7 方面能力。这些能力是为自己定义喜好的医患关系的能力；寻找一个医生并与其建立、发展和维持伙伴关系的能力；用客观和系统的方式表达自己的健康问题、情感、信念和期望的能力；就医过程中在恰当的时候和医生共享并理解相关信息的沟通能力；获取信息的能力；评价信息的能力；和医生协商决策、给予反馈、解决冲突并同意医疗方案的能力。Towle 和 Godolphin[1]对病人参与能力的研究，是非常初步的研究，没有开发相应的度量工具。此外，这项研究是在美国进行的。美国的医疗体系和我国相差甚远，病人参与所处的环境也相差甚远，因此两国病人在病人参与所需能力方面可能有一定的差距。例如，Towle 和 Godolphin[1]提出的前两项能力（为自己定义喜好的医患关系的能力；寻找一个医生并与其建立、发展和维持伙伴关系的能力）具有美国医疗体系的特色。直觉而言，在我国现有医疗体系下，对绝大多数病人，这两项能力是没有必要的。

Giesler 和 Weis[16]以德国癌症患者为例，通过对病人能力的概念分析、文献总结以及和病人及专家的半结构化访谈的方法，研究了病人能力的构成并开发了相应的度量工具。他们认为，病人能力包括两大类。一是以问题为中心的能力（简称问题类能力）；二是以情绪为中心的能力（简称情绪类能力）。前者包括 5 方面能力，后者包括 3 方面能力。问题类的 5 方面能力是信息搜寻能力、自我调控能力和医生交互过程中的自信能力、争取自主决策的能力以及充分利用社会服务的能力。这些能力分别由 8、11、7、7、2 个题项测量。情绪类的 3 方面能力是管理疾病引起的苦楚的能力、明确处理因癌症造成的生命威胁的能力以及回避能力。这 3 项能力分别由 10、6、6 个题项测量。Giesler 和 Weis[16]在开发上述量表的过程中发现，问题类的5方面能力只能解释总方差的29%，情绪类的3方面能力只能解释总方差的30%，两者总共解释总方差的59%。因此，他们对参与能力的构成和度量工具的研究是初步性的，还需进一步研究。

此外，Giesler 和 Weis[16]认为，病人能力是病人能够正确应对疾病治疗过程中产生的不适，以及在此期间，根据自身需求及目标，从必要的他人或医保系统中获取有效支持的能力。该定义涵盖了病人利用他人个体、社会和医疗系统3个层面的资源的能力，定义范围宽泛。本章的病人参与仅指参与其自身医疗的行为，不涉及社会和医疗系统。因此 Giesler 和 Weis[16]的定义并不适合本章的研究。

病人参与能力研究属于能力研究范畴。心理学理论认为，能力是指能够影响人的行为并有效达到目标的个性心理特征。能力直接影响行为效率和效果。综上所述，我们将病人参与能力定义为病人参与其自身疾病诊断治疗过程中所需的本领和技巧。该定义有以下几个要点。第一，病人参与能力是各种参与行为所需能力的总和；第二，病人参与能力与服务联系在一起，是参与到自身医疗服务提供过程中的能力；第三，病人参与能力强调的是病人与医方的互动过程中的病人一方的能力。

第三节　基于文献分析的参与能力构成要素研究

"病人"在某种程度上可以被视为一种特殊的"顾客"群体。耿先锋[24]在文献分析和访谈的基础上，提出顾客参与能力包括责任、信息搜索能力、人际互动能力3个构成维度。此外，刘文波等[25]认为，医疗服务中的顾客参与是指顾客在疾病的诊断和治疗的整个过程中，在时间、金钱、情感、精力、智力、行为等方面的付出，并且指出医疗活动中的病人能力包括"工作认知、信息搜寻、信息共享、付出努力、责任行为、人际互动"6方面能力。

国外文献集中研究了病人能力和病人决策能力。Morreim[26]认为病人能力由理性能力、执行能力和反思能力3部分组成。理性能力是最基本的能力，如获取信息、进行简单的推理、作出决定的能力等。执行能力是指处理一些特殊、相对复杂事务所需的能力，比如单独做一些决定等。反思能力指对结论的再评价及自我询问的能力。Kranich[27]认为病人能力由4方面能力构成，分别为处理自身疾病和症状的能力、和医生进行沟通的能力、和其他病人（如自助团体的病人）进行合作的能力以及自主制定医疗决策的能力。

在病人决策能力方面，Pepper - Smith[28]的研究表明，病人基于自身的医疗状况进行决策时需要具备3方面能力。首先是获取、理解知识（广义上的认知内容），并且能够记住知识的能力；其次是熟练掌握运用认知内容的能力；最后是情绪自主并能够正确表达自己的能力。Appelbaum 等[29]将病人决策能力分为4方面，并分别针对4方面能力进行了测量。4方面的能力是沟通选择能力、理解相关信息的能力、对治疗结果评价的能力以及对治疗方案进行辩论质疑的能力。

由上述文献可知，第一，病人能力涉及自身因素和社会因素等方面的能力；病人能力比病人参与能力的范畴要宽。病人参与能力围绕着与“病人自身”的医疗活动，并不包括“利用医疗系统资源的能力”。第二，病人制定医疗决策所需能力隶属于病人参与能力；病人决策能力应是病人参与能力的组成部分。第三，有关病人能力和病人决策能力的构成研究可以为我们构建病人参与能力的构成提供借鉴。

总之，通过文献整理分析，我们初步认为病人参与能力包括下述4方面的能力：①收集信息的能力；②制定医疗决策的能力；③与医务人员进行交流互动的能力；④情绪调节能力。

表7-1 基于文献分析的病人参与能力构成内容归类

内容归类	具体内容描述	文献
收集信息的能力	理性能力，如获取信息的能力	Morreim E. H. [26]
	获取、理解知识的能力	Pepper - Smith[28]
	收集疾病诊断和治疗等相关信息的能力	Giesler J. M. , and Weis J. [16]
	信息搜索能力	耿先锋[24]
制定医疗决策的能力	执行能力，如单独做一些决定等	Morreim E. H. [26]
	自主制定医疗决策的能力	Kranich C. [27]
	作出决策的能力	Giesler J. M. and Weis J. [16]
与医务人员交流互动的能力	和医生进行沟通的能力	Kranich C. [27]
	表达自己的能力	Pepper - Smith[28]
	沟通选择的能力	P. S. Appelbaum[29]
	与医护人员进行交流互动的能力	Giesler J. M. and Weis J. [16]
	人际互动能力	耿先锋[24]
情绪调节能力	情绪自由	Pepper - Smith[28]
	管理情绪的能力	Giesler J. M. and Weis J. [16]
	顾客的心理、情绪等精神因素	刘文波等[25]

第四节　基于定性研究的参与能力构成要素研究

定性研究可以在自然环境中使用实地体验、开放型访谈、参与性与非参与性观察和分析、个案调查等方法进行深入细致的研究。定性研究可以在当时当地收集第一手资料，从当事人的视角理解他们行为的意义和他们对事物的看法，然后在这一基础上建立假设和理论，最后通过实证分析和相关检验等方法对研究结果进行检验。出于两方面原因，本节我们将选择定性方法研究病人参与能力的构成。首先，有关中国情境下病人参与能力的研究还非常有限。其次，本章研究的目的不是验证或修订某一个既存理论，而是着重围绕病人参与其自身医疗过程中所需能力进行深入细致的描述和分析，从当事人的角度去了解病人参与过程以及他们对自己行为的意义解释，得到病人参与能力的中国本土化理论模型。

一、数据收集和整理

我们采取定性研究常用的理论抽样方式获得样本。理论抽样要求根据研究目的选取样本，样本需要体现某些特征，样本的选取需要有助于发展并检验理论。基于理论抽样的要求，我们选取满足一定要求的病人作为样本。经事先了解，我们获知济南某教学医院的病人来自社会各个阶层，来自不同地区，具有一定的代表性。因此我们在该医院选取样本。被试者需满足 3 方面的要求。首先是 18 岁以上。其次是能够并愿意接受深入访谈（没有患严重疾病，从而保持大致相同的疾情，知情同意）。最后是内科住院患者（保持大致相同的病种）。我们采用“信息饱和”的原则确定访谈样本量。“信息饱和”指的是增加一名访谈对象或者一组对象，产生新的信息量小于 10% 或者没有增加。基于该原则，本研究总共对 15 位病人进行了深度访谈。

访谈的初期我们采用开放性方式访谈。访谈过程中并没有具体固定的问题，鼓励访谈者用自己的语言表达观点，目的是从受访者角度弄清哪些能力对于他们是比较重要的，以及他们如何理解能力、病人参与和病人参与能力。一开始病人会被问到“您认为病人参与自身疾病的诊断治疗过程中需要的能力都包括哪些方面”、“您认为作为一位病人，怎样做才能提高参与自身疾病诊断治疗过程中的能力，试举例说明”。访谈过程中没有特定的建构式问题，只运用了试探和引导的方法使他们更深入地发掘出参与过程中的看法和感受。

随着调查的深入，我们逐步转向半开放式访谈，针对之前开放式访谈得到的比较重要的有关病人参与能力构成的观点以及仍然存在的一些疑问，我们对病人进行深入访谈。我们会问一些比如“能否对这件事情做一下更加详细的描述，能否多告诉我一些类似的事情”等问题。

对每一位被试者的访谈我们都遵循下述原则：①营造轻松的访谈氛围，用眼神肯定及一系列活动增强受访者的存在感；②重复访谈对象说过的话，或给予一些必要的提示，以鼓励他们提供更多的信息；③多角度、多次观察访谈对象的生活，验证访谈内容的真实性；④当访谈对象谈及感兴趣的话题时，不要过多地打断他们的谈话；⑤视时机转换话题；⑥根据访谈对象不同的性格特点采用不同的访谈方式。

访谈对象的人口统计学特征如表 7 - 2 所示。

表 7 - 2　访谈对象的人口统计学特征

项目	分段	人数	构成比（%）
年龄	30 岁以下	3	20.0
	30 ~ 50 岁	10	66.7
	50 岁以上	2	13.3
性别	男	9	60.0
	女	6	40.0
学历	高中及以下	6	40.0
	本科或大专	7	46.7
	硕士及以上	2	13.3
月收入	3000 元及以下	4	26.7
	3001 ~ 6000 元	6	40.0
	6001 元及以上	5	33.3

二、统计分析

我们采取持续不断比较的方法进行定性研究。通过抽样获取数据，在获取数据的同时，对数据进行分析，然后再抽样，通过持续不断的获取和分析数据，直到没有新数据产生时停止抽样。通过访谈，我们共得到 107 条陈述性语句。停止抽样后，我们又对数据进行了集中分析处理。针对访谈数据，结合本文的研究目的，首先由两名研究人员将原始数据进行类别提取和主题归纳，针对陈述性语句提取出自定义的主题，再合并意义相近或冗余的主题，形成自定义主题，这部分工作要求两人独立完成。其次核对统一，即两人核对各自的结果，统一意义相近

 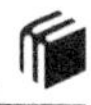

的主题名称以及范围。最后合并主题，由3位研究人员对已经归纳的主题进行讨论，并在仔细分析主题内涵的基础上，合并相似的或者重叠的，重新定义主题。

表7-3 能力特征条目统计

排序	能力特征	条目数	百分比（%）
1	能够与医生进行交流	28	26.2
2	能够对自身病情有所了解	25	23.3
3	能够忍受疾病给自己带来的疼痛等一系列损伤	20	18.7
4	能够针对自身病情，选择合适的治疗方法	16	24.3
5	能应对疾病给自己生活方式带来的改变	9	8.4
6	对疾病的治疗充满信心	4	3.7
合计		102	95.3

通过统计分析，我们得到了如表7-3所示的依条目数由多到少的顺序排列的、获得条目数最多的6条能力特征。95.3%的描述性语句都包含在这6个能力特征里面。这6条能力基本上涵盖了所有访谈对象对于病人参与能力构成的理解。

第五节 病人参与能力的构成

基于前三节有关病人参与能力的概念分析、文献分析和定性研究的成果，我们将病人参与能力划分为下述四大类：信息获取能力、自主决策能力、沟通能力、情绪管理能力。本节将对这些能力的特点和定义做进一步的阐述。

一、信息获取能力

首先我们回顾文献对一般意义上的信息获取能力的概念。

朱华琴[30]认为信息获取能力是人们通过大众传媒、人际交流和自然感应主动获得信息的能力。她还提到，网络的普及改变了信息获取的主要渠道，网络信息已成为当代信息的主体，其所占比例正在逐步扩大。因而，现代意义上的信息获取能力主要是指借助现代信息技术获取网络信息的能力。康惠玲认为信息获取能力主要包括3个方面内容，即信息发现、信息检索和信息选择能力。我国提出对于21世纪的学生应具备6方面的“信息素养能力”。其中的“信息获取能力”

指能够根据自己的学习要求，主动地、有目的地去发现信息，并能通过各种媒体，如互联网、书籍、报纸、电视等，或者自己亲自调查、参观等，收集到所需要信息的能力。

由上分析可知，有关信息获取能力需要强调两方面的特点。第一，信息获取是一个“主动”、“有目的”的过程。第二，获取信息的方式可以多种多样。本章中我们的研究对象是“病人”，并且病人参与是指病人主动参与其自身医疗的行为。在信息获取方面，我们强调“自主”的信息获取。如果病人没有自主的信息获取能力，只是被动地获取信息，尤其是仅仅被动地从医护人员那里获取信息，病人将难以实现参与。因此我们将“信息获取能力”限定为不包含与医护人员沟通获取自身疾病相关信息的能力。

综上分析，并结合病人这一特定研究对象以及第四节的访谈结果，我们将信息获取能力定义为，病人通过书籍、网络等非人际交流方式主动获取与自身疾病诊断治疗相关信息的能力。

二、自主决策能力

Coates 和 Boorer[31]认为决策就是决定或选择，是人类对未来目标选择的一种行为活动。决策是为了达到目标，借助于科学手段和方法，结合各种因素，从多种方案中选出最优方案并付诸实施的过程。Nirje[32]将自主决策定义为一个选择的过程，并使这些选择在行动中起决定作用。美国教育部[33]于 1993 年提出，自主决策应该是在了解自身能力水平的基础上，选择满足自我需求、利益和价值的过程，从而最大可能地改变自己已有的生活方式。针对病人这一特殊群体，Tversky 等[34]认为，病人决策是病人根据自身喜好以及价值观作出医疗决定或参与其他医疗活动。由该定义中可知，病人决策涉及“自身价值观、问题的不确定性、决策筛选以及可能的结果”4 方面内容。

自主决策能力是引导人们确定目标并使自己实现该目标的能力和技能。Wehmeyer 等[35]将自主决策能力定义个体在免受外界影响和干预的条件下，主动采取行动并作出选择所需要的能力和态度。

由上述有关自主决策和自主决策能力的定义可知，虽然文献对它们的表述方式不一样，但是仍然能从中发现下述共性。首先，自主决策包含自主、选择、控制等核心要素。其次，自主决策强调人的主观能动性，强调不受外力影响。自主决策过程实际上是一种个人偏好的识别，可以体现一个人是否能在了解自己的基础之上作出正确的判断和决策。

综上分析并结合第四节的访谈结果，我们将自主决策能力界定为，病人在不受外力影响与干预的条件下，在了解和评价自己的基础上，针对自身病情作出医

疗决定的能力。

三、沟通能力

管理学将人际沟通能力定义为，一个人与他人有效进行信息沟通的能力，其中的有效包括恰如其分和沟通效益两方面内容。这两方面内容是判断沟通能力的基本尺度。恰如其分是指沟通行为符合沟通情境和彼此相互关系的标准或期望。沟通效益是指沟通活动能达到预期的目标，或者满足沟通者的需要。

基于“以疾病为中心”医学模式的传统医患关系是不平等的，医患之间容易产生纠纷并激化矛盾。基于“以病人为中心”的新型医学模式强调医患关系的平等。平等的医患关系首先需要加强医患之间的沟通。医患沟通是医患双方围绕病人在疾病的诊断治疗过程中进行的信息交流；交流的信息既包含与病人直接相关的疾病诊治信息，也应包含与病人情感和情绪有关的心理方面的内容。医患沟通是临床实践中不可或缺的部分，顺畅有效的沟通能促进医生顺利进行治疗，能增加互动合作机会，从而可以提高对病人的治疗效果。美国杜克大学的一项相关研究表明，医患之间充分的沟通能够减少病人术后的不良反应。日常的人际交往中情感沟通的重要性受到越来越多的重视，但在医患沟通中往往被忽略。医患情感沟通指医务人员为了职业需要，保持与病人正当的情感交流，帮助病人恢复身心健康。医患情感沟通过程中最需要重视、尊重、宽容和鼓励。良好的医患关系可以使病人心情愉快、信心倍增，可以充分发挥病人的主观能动性。与医务人员的良好沟通可以增强病人对自身健康问题的了解与责任，从而有助于提高医疗服务的效果。从医务人员角度看，良好的医患关系可以使他们了解到完整、准确的病史资料和背景资料，能够了解病人及其家庭的隐私和深层次的感情问题，从而准确诊断、有效地处理病人的问题，并有利于减少医疗差错和纠纷，提高医疗服务质量和病人满意度。总之，医患之间的沟通包括信息沟通和情感交流两方面内容。

综上分析并结合第四节的访谈结果，我们将沟通能力定义为，在疾病诊断治疗过程中，病人与医务人员进行信息沟通和情感交流的能力。

四、情绪管理能力

情绪是个体心理活动的组成部分，是个体对外界刺激是否满足自己的生理和心理需要而引起的一种主观体验。根据情绪产生的作用可以将情绪分为积极情绪和消极情绪，或健康情绪和不良情绪。

简单地说，情绪管理是个体对自己情绪的调节和控制，是对情绪感知、控制、调节的过程。其核心必须将人本原理作为最重要的管理原理，使人性、人的情绪得到充分发展，人的价值得到充分体现。情绪管理需要从尊重人、依靠人、发展人、完善人出发，提高对情绪的自觉意识，控制情绪低潮，保持乐观心态，不断地进行自我激励、自我完善。情绪管理不是要去除或压制情绪，而是在觉察情绪后，调整情绪的表达方式。有心理学家[36]认为情绪调节是个体管理和改变自己或他人情绪的过程。在这个过程中，通过一定的策略和机制，使情绪在生理活动、主观体验、表情行为等方面发生一定的变化。情绪固然有正面有负面，但真正的关键不在于情绪本身，而是情绪的表达方式，以适当的方式在适当的情境表达适当的情绪才是最重要的。此外，对情绪管理的界定还存在下述三种观点。第一种观点认为情绪管理的出发点和落脚点应为适应社会现实。第二种观点突出情绪管理旨在服务个人的目的。第三种观点从情绪管理的某一特征或特性着手对其加以界定。

综上分析并结合第四节的访谈结果，我们针对病人这一特殊群体，将情绪管理能力定义为，病人处理疾病给自己带来的病痛、面临的风险以及其他情绪方面问题的能力。

总之，结合病人参与能力的定义，文献分析及开放性访谈结果，我们提出病人参与能力由 4 个能力要素构成。它们是信息获取能力、自主决策能力、沟通能力和情绪管理能力。

第六节　病人参与能力初始量表的构建

本节将基于前述有关病人参与能力及各构成要素的定义、文献分析和定性研究结果，给出病人参与能力各构成要素的初始量表。

一、信息获取能力初始量表

信息获取能力指病人通过书籍、网络等非人际交流方式获取与自身疾病相关信息的能力。我们基于信息获取能力的定义和定性研究结果，借鉴 Seeking Information Scale[16] 量表，提出了信息获取能力的初始量表。其中，我们删除了 Seeking Information Scale[16] 量表的第 6 项（I asked the physicians about how different treatments would work.）。删除的原因主要是该题项描述“病人和医生进行互动的能力”，与我们对信息获取能力的定义不符。经过翻译和修正后，我们提出的量表的初始题项如表 7 –4 所示。

表 7－4 信息获取能力题项

能力要素	题项内容
信息获取能力	A1. 我能收集疾病的诊断治疗等相关信息
	A2. 我能收集一些关于疾病治疗的如恶心、呕吐等副作用的相关信息
	A3. 我能从书籍、网页中获得有关疾病治疗的相关信息
	A4. 我能为在诊断过程中即将面临的压力做好准备
	A5. 我能收集一些使我免受副作用困扰的信息
	A6. 我能采取措施以便将副作用降到最低
	A7. 我能收集有关不同治疗方案优缺点的所有相关信息

二、自主决策能力初始量表

自主决策能力指病人不受外力的影响与干预，在了解和评价自己的基础上，针对自身病情作出医疗决定的能力。我们基于自主决策能力的定义和定性研究结果，借鉴 Striving for Autonomous Decisions Scale[16] 量表，提出了自主决策能力的初始量表。Striving for Autonomous Decisions Scale[16] 量表经过了不断的测试，具有较为稳定的信度和效度。其中，该量表第 6 个题项中的“natural healing or complementary medicine”等方法，在中国应用得并不广泛，为了能够更好地反映中国情境下病人的行为习惯和所需能力，经过多方讨论，我们将其改为中国病人更为熟悉的方法“针灸或偏方”。另外，该量表第 7 个题项（In making a decision I consulted another physician, i. e. I sought a second opinion.）描述了与医生进行沟通交流的行为能力，并不符合我们对自主决策能力的定义，因此我们将其从自主决策能力量表中删除。经过翻译和修正后，我们提出的量表的初始题项如表 7－5 所示。

表 7－5 自主决策能力题项

能力要素	题项内容
自主决策能力	B1. 我会花些时间找到一个更加适合我的治疗方案
	B2. 我能够作出一个适合自己的决定
	B3. 针对医生的治疗方案，我能提出质疑
	B4. 我会给医生提供一些治疗建议
	B5. 我能清楚哪种治疗方案对我最好
	B6. 我能寻找一些非常规疗法（如针灸、偏方等）

三、沟通能力初始量表

沟通能力指在疾病诊断治疗过程中，病人与医务人员进行信息沟通和情感交流的能力。基于该定义和定性研究结果，我们提出了如表 7 -6 所示的共 8 个题项的初始量表。

表 7 -6　沟通能力题项

能力要素	题项内容
沟通能力	C1. 对病情不解时我能向医务人员及时提问
	C2. 我能够向医务人员清楚地表达自己的想法
	C3. 我能向医务人员及时反馈治疗效果
	C4. 我能向医务人员询问治疗方法或流程
	C5. 我能向医务人员及时告知自己的不满
	C6. 我能向医务人员表达自己的需求与愿望
	C7. 我能够和医务人员建立并保持有效的治疗关系
	C8. 我能提醒医务人员在医疗过程中所出现的差错

四、情绪管理能力初始量表

情绪管理能力指病人处理疾病给自己带来的病痛、面临的风险以及其他情绪方面问题的能力。我们基于情绪管理能力的定义和定性研究结果，借鉴 Giesler 和 Weis[16] 的研究结果，提出了情绪管理能力的初始量表。Giesler 和 Weis[16] 提出，病人的情绪管理主要涉及 3 个方面（Managing distress、Dealing explicitly with threat 和 Avoidance）。在此基础上，他们设计了具有良好内部一致性和复测效度的量表。结合中国情境和定性研究结果，我们对 Giesler 和 Weis[16] 的量表题项进行了删减和完善，得到了如表 7 -7 所示的包括 14 个题项的情绪管理能力初始量表。

表 7 -7　自主决策能力题项

能力要素	题项内容
情绪管理能力	D1. 在感到无助时，我有能力及时调节情绪
	D2. 我有能力相信一切都会好起来
	D3. 我有能力处理好疾病带来的恐惧
	D4. 我不担心疾病会复发
	D5. 我能管理好自己，让自己能接受疾病带来的悲伤、恐惧、生气情绪

续表

能力要素	题项内容
情绪管理能力	D6. 我能告诉自己病情可能会变得更加糟糕
	D7. 我能考虑疾病会对自己未来生活的影响
	D8. 我知道如何处理日益增长的病痛
	D9. 一想到别人病情比我还差，我就觉得万幸了
	D10. 我能想到死亡的可能
	D11. 我发觉自己很难向别人表达需求或愿望
	D12. 我很难接受自己的病情
	D13. 我不愿让别人知道我的真正感受
	D14. 我能通过转移注意力来忘掉病痛

问卷共35个题项，主要包括信息获取、自主决策、沟通和情绪管理4个部分。信息获取分量表7个题项，自主决策分量表6个题项，沟通能力分量表8个题项，情绪管理分量表14个题项。我们采用李克特五点量表。其中，1表示非常不同意，2表示不同意，3表示不能确定，4表示基本同意，5表示非常同意。

问卷除了上述量表外，还包括病人的特质变量。考虑到病人参与能力可能与性别、学历、收入、工作、居住地等变量有关，经过反复讨论，我们在问卷中设计了获取这些变量信息的选择题项。其中我们将性别分为男性和女性；将年龄分为18~20岁、21~30岁、31~40岁、41~50岁、51岁及以上；将学历分为小学及以下、初中学历、高中学历、本科或大专学历、硕士及以上学历；将病人月收入分为2000元以下、2000~3000元、3001~4000元、4001元及以上4个等级；将工作类型分为农民、民工、白领、个体工商户、失业或者待业人员、退休人员、自由职业者、学生。

相对于门诊病人，住院病人不但具有更广泛的参与机会和实际参与行为，也需要更全面广泛的参与能力，从而对住院病人的调查将有利于我们获取病人参与能力的信息。因此，本章中我们的调查研究对象为住院病人。

第七节　病人参与能力量表的预测试

本节我们将基于小规模调查获得的样本数据，对第六节构建的初始量表进行信度和效度分析，以便得到正式测试量表。

一、数据获取和统计

由于经济及文化水平的差距，不同地区病人的观点可能会有所不同。在考虑问卷收集便利性且不失代表性的前提下，我们从全国选取了5个城市作为调研区域。5个城市分别为济南、长沙、赣州、上海、石河子。调研城市包含一线、二线和三线城市，分布在不同地区。我们在各城市选取一家大型医院对内科住院病人采取随机抽样方式发放问卷，共收回问卷140份。为保证问卷的有效性，我们采取下述3项原则对问卷进行筛选：①填写呈现明显规律性的予以删除，如整个问卷答案选择同一选项；②问卷中有明显缺答现象的予以删除；③由于问卷都是单选，有双选、多选选项的问卷予以删除。经过问卷筛选，得到有效问卷125份。样本的描述性统计结果如表7－8所示。

表7－8 小样本调查对象情况统计

项目	分段	人数	构成比（%）
性别	男	65	52.0
	女	60	48.0
年龄	21岁及以下	9	7.2
	20～30岁	18	14.4
	31～40岁	53	42.4
	41～50岁	35	28.0
	51岁及以上	10	8.0
学历	小学及以下	2	1.6
	初中	17	13.6
	高中	42	33.6
	本科或大专	51	40.8
	硕士及以上	13	10.4
月收入	2000元及以下	6	4.8
	2001～3000元	21	16.8
	3001～4000元	35	28.0
	4001元及以上	63	50.4
居住地	济南	40	32.0
	长沙	27	21.6
	赣州	21	16.8
	上海	27	21.6

续表

项目	分段	人数	构成比（%）
居住地	石河子	10	8.0
工作类型	农民	15	12.0
	民工	10	8.0
	白领	17	13.6
	个体工商户	19	15.2
	失业或待业人员	13	10.4
	退休人员	2	1.6
	自由职业者	30	24.0
	学生	19	15.2

由表7-7可知，本次样本的男女比例相差不大，分别为52%和48%。学历以高中及以上学历为主，占总数的84.8%。月收入集中在3000元以上。年龄主要分布在20~50岁，他们具有比较丰富的社会经验，是本章的主要研究对象，对病人参与能力有较高的体会。职业包含各种类型。总之，样本具有一定的代表性。

二、效度分析

简单而言，效度是测量结果的有效性，用于度量某项测量活动能够测量到测量者所希望了解的特性的程度。由于效度是相对于研究目的和研究内容而言的，具有多层面的特性，因此效度具有多种类型，主要包括内容效度和结构效度。

本量表的形成过程中，我们一方面借鉴国外相同领域内的权威文献，另一方面基于对概念的定义和定性访谈结果。问卷的翻译和修订过程经过了多名研究者的反复讨论，形成了统一的认识。因此，本量表具有良好的内容效度。

结构效度用于度量某项测量活动能够测量到理论上的结构或特质的程度，分为聚合效度和辨别效度。聚合效度指某一测量工具的测量分值与测量相同结构或特质的其他测量工具的分值的相关程度。辨别效度指某一测量工具的测量分值与测量不同结构的其他测量工具的相关程度。本章我们采用因素分析方法来验证结构效度。我们使用SPSS对小样本数据进行了因子分析，结果如下。

1. 信息获取能力量表的结构效度分析

信息获取能力量表的KMO样本测度和Bartlett球体检验结果如表7-9所示。由该表可知，KMO=0.817，超过0.5；Bartlett球体检验的显著性系数Sig=0.000，达到显著性水平，说明相关矩阵不是单元阵，可以做因子分析。

表7－9　信息获取能力KMO样本测度和Bartlett球体检验

KMO样本测度		0.817
Bartlett球体检验	近似卡方	134.228
	自由度	37.000
	显著性概率Sig	0.000

运用主成分分析法对信息获取能力进行探索性因素分析，经过正交旋转后得到一个因子，总解释变异量为52.83%，因子分析结果如表7－10所示。A6（我能采取措施以便将副作用降到最低）的因子载荷值小于0.5，是应该去掉的题项。剩余的其他各题项的因子载荷都大于0.5，均可保留，对变异量的解释程度较高。因此，该量表在去掉因子A6后，其余题项测量中国情境下病人的信息获取能力是合理的。

表7－10　信息获取能力量表的因子分析

	因子载荷值
A3. 我能从书籍、网页中获得有关疾病治疗的相关信息	0.796
A5. 我能收集一些使我免受副作用困扰的信息	0.773
A7. 我能收集有关不同治疗方案优缺点的所有相关信息	0.703
A2. 我能收集一些关于疾病治疗的如恶心、呕吐等副作用的相关信息	0.702
A4. 我能为在诊断过程中即将面临的压力做好准备	0.637
A1. 我能收集疾病的诊断治疗等相关信息	0.664
总解释变异量	52.83%

2. 自主决策能力量表的结构效度分析

自主决策能力量表的KMO样本测度和Bartlett球体检验结果如表7－11所示。由该表可知，KMO＝0.702，超过0.5；Bartlett球体检验的显著性系数Sig＝0.000，达到显著性水平，说明相关矩阵不是单元阵，可以做因子分析。

表7－11　自主决策能力KMO和Bartlett球体检验

KMO样本测度		0.702
Bartlett球体检验	近似卡方	250.478
	自由度	37.000
	显著性概率Sig	0.000

运用主成分分析法对自主决策能力进行探索性因素分析，经过正交旋转后得到2个因子，总解释变异量为47.02%。表7－12是因子的载荷矩阵。由该表可见，因子载荷都大于0.5，各题项均可保留，对变异量的解释程度较高，证明该量表在中国情境下测量病人的信息获取能力是合理的。

表7－12　自主决策能力量表的因子分析

	因子载荷	
	1	2
B1. 我会花些时间找到一个更加适合我的治疗方案	0.639	
B2. 我能够作出一个适合自己的决定	0.638	
B5. 我能清楚哪种治疗方案对我最好	0.567	
B4. 我会给医生提供一些治疗建议		0.713
B6. 我能寻找一些非常规疗法（如针灸、偏方等）		0.643
B3. 针对医生的治疗方案，我能提出质疑		0.630
总解释变异量	25.90%	47.02%

3. 沟通能力量表的结构效度分析

沟通能力量表的KMO样本测度和Bartlett球体检验结果如表7－13所示。由该表可知，KMO＝0.679，超过0.5；Bartlett球体检验的显著性系数Sig＝0.000，达到显著性水平，说明相关矩阵不是单元阵，可以做因子分析。

表7－13　沟通能力KMO和Bartlett球体检验

KMO样本测度		0.679
Bartlett球体检验	近似卡方	103.065
	自由度	42.000
	显著性概率Sig	0.000

运用主成分分析法对信息获取能力进行探索性因素分析，经过正交旋转后得到2个因子。2个因子的总解释变异量为42.93%。表7－14是因子的载荷矩阵。由该表可知，题项C8（我能提醒医务人员在医疗过程中所出现的差错）载荷值小于0.5，应该去掉。其余题项的因子载荷都大于0.5，均可保留，对变异量的解释程度较高。因此，去掉因子C8后，其余题项测量中国情境下病人的沟通能力是合理的。

表7－14 沟通能力量表的因子分析

	因子载荷	
	1	2
C7. 我能够和医务人员建立并保持有效的治疗关系	0.734	
C2. 我能够向医务人员清楚地表达自己的想法	0.670	
C5. 我能向医务人员及时告知自己的不满	0.654	
C4. 我能向医务人员询问治疗方法或流程	0.775	
C6. 我能向医务人员表达自己的需求与愿望		0.734
C3：我能向医务人员及时反馈治疗效果		0.514
C1. 对病情不解时我能向医务人员及时提问		0.613
总解释变异量	35.54%	42.93%

4. 情绪管理能力量表的结构效度分析

情绪管理能力量表的KMO样本测度和Bartlett球体检验结果如表7－15所示。由该表可知，KMO＝0.682，超过0.5；Bartlett球体检验的显著性系数Sig＝0.000，达到显著性水平，说明相关矩阵不是单元阵，可以做因子分析。

表7－15 KMO和Bartlett球体检验

KMO样本测度		0.682
Bartlett球体检验	近似卡方	180.918
	自由度	56.000
	显著性概率Sig	0.000

运用主成分分析法对情绪管理能力进行探索性因素分析，经过正交旋转后得到3个因子，总解释变异量为51.44%。表7－16是因子的载荷矩阵。由该表可知，因子D10（我能想到死亡的可能）和因子D14（我能通过转移注意力来忘掉病痛）载荷值小于0.5，应该去掉。其余各题项的因子载荷都大于0.5，均可保留，对变异量的解释程度较高。因此，去掉题项D10和D14后，其余题项测量中国情境下病人的情绪管理能力是合理的。

表7－16 情绪管理量表因子分析

	因子载荷值		
	1	2	3
D12. 我很难接受自己的病情	0.805		
D4. 我不担心疾病会复发	0.728		

续表

	因子载荷值		
	1	2	3
D9. 一想到别人病情比我还差，我就觉得万幸了	0.723		
D7. 我能考虑疾病会对自己未来生活的影响	0.624		
D5. 我能管理好自己，让自己能接受疾病带来的悲伤、恐惧、生气情绪		0.752	
D1. 在感到无助时，我有能力及时调节情绪		0.730	
D6. 我能告诉自己病情可能会变得更加糟糕		0.694	
D8. 我知道如何处理日益增长的病痛		0.503	
D2. 我有能力相信一切都会好起来			0.793
D13. 我不愿让别人知道我的真正感受			0.752
D11. 我发觉自己很难向别人表达需求或愿望			0.713
D3. 我有能力处理好疾病带来的恐惧			0.652
总解释变异量	20.73%	38.49%	51.44%

三、信度分析

克隆巴赫系数（Cronbach's α）是检验信度的一种方法，由李·克隆巴赫于1951年提出。它克服了部分折半法的缺点，是目前社会科学研究最常使用的信度分析方法。一般的探索性研究，Cronbach's α 系数在0.6以上，基准研究在0.8以上，通常情况下 Cronbach's α 系数在0.6以上，被认为可信度较高。如果分量表 Cronbach's α 系数在0.6以下，则应考虑重新修订量表或增删题项。

由前述因子分析结果可知，应该删除初始量表中的题项 A6、C8、D10、D14。在此基础上，我们研究通过 SPSS17.0 统计软件进行信度分析，结果如表7-17所示。由该表可知，信息获取能力和自主决策能力的 Cronbach's α 系数都大于0.7，沟通能力和情绪管理能力的 Cronbach's α 系数虽然低于0.7，但是都大于0.6。所以可以认为本调查问卷通过了 Cronbach's α 信度检验，表明本研究设计的调查问卷内部一致性比较可靠，具有较高的可信度。

表7-17　各分量表 Cronbach's α 汇总

分量表	Cronbach's α 系数
信息获取	0.733
自主决策	0.701
沟通	0.658
情绪管理	0.661

第八节　病人参与能力正式量表的形成

经过预测试，我们完成了对初始量表的修正，得到了如表7-17所示的中国病人参与能力的正式测量量表。该量表由信息获取、自主决策、沟通和情绪管理4个维度共31题项构成。其中，信息获取分量表6个题项；自主决策分量表6个题项；沟通分量表共7个题项，情绪管理分量表12个题项。为避免天花板效应的发生，表7-18中的题项在正式调查问卷中出现的位置会被打乱。

表7-18　病人参与能力正式量表题项

能力要素	编号	题项
信息获取	A1	我能收集疾病的诊断治疗等相关信息
	A2	我能收集一些关于疾病治疗的如恶心、呕吐等副作用的相关信息
	A3	我能从书籍、网页中获得有关疾病治疗的相关信息
	A4	我能为在诊断过程中即将面临的压力做好准备
	A5	我能收集一些使我免受副作用困扰的信息
	A6	我能收集有关不同治疗方案优缺点的所有相关信息
自主决策	B1	我会花些时间找到一个更加适合我的治疗方案
	B2	我能够作出一个适合自己的决定
	B3	针对医生的治疗方案，我能提出质疑
	B4	我会给医生提供一些治疗建议
	B5	我能清楚哪种治疗方案对我最好
	B6	我能寻找一些非常规疗法（如针灸、偏方等）
沟通	C1	对病情不解时我能向医务人员及时提问
	C2	我能够向医务人员清楚地表达自己的想法
	C3	我能向医务人员及时反馈治疗效果
	C4	我能向医务人员询问治疗方法或流程
	C5	我能向医务人员及时告知自己的不满
	C6	我能向医务人员表达自己的需求与愿望
	C7	我能够和医务人员建立并保持有效的治疗关系
情绪管理	D1	在感到无助时，我有能力及时调节情绪
	D2	我有能力相信一切都会好起来

续表

能力要素	编号	题项
情绪管理	D3	我有能力处理好疾病带来的恐惧
	D4	我不担心疾病会复发
	D5	我能管理好自己，让自己能接受疾病带来的悲伤、恐惧、生气等情绪
	D6	我能告诉自己病情可能会变得更加糟糕
	D7	我能考虑疾病会对自己未来生活的影响
	D8	我知道如何处理日益增长的病痛
	D9	一想到别人病情比我还差，我就觉得万幸了
	D10	我发觉自己很难向别人表达需求或愿望
	D11	我很难接受自己的病情
	D12	我不愿让别人知道我的真实感受

第八节　本章小结

本章我们将病人参与能力定义为病人参与其自身疾病诊断治疗过程中所需本领和技巧，然后使用文献分析和定性研究相结合的方法构建了病人参与能力构成的理论模型。该模型认为，病人参与能力由 4 个能力要素构成。分别是信息获取能力、自主决策能力、沟通能力和情绪管理能力。在此基础上，我们基于各能力要素的定义，结合小规模访谈结果，并借鉴相关外文文献，提出了度量各要素的初始量表。经过预测试后，我们最终确立了由信息获取、自主决策、沟通和情绪管理 4 个维度共 31 个题项构成的中国病人参与能力正式测量量表。

参考文献

[1] Towle A., and Godolphin W. Framework for teaching and learning informed shared decision making [J]. BMJ, 1999, 319: 766 - 771.

[2] Elwyn G., Edwards A., and Kinnersley P. Shared decision - making in primary care: The neglected second half of the consultation [J]. Britian Journal of General Practice, 1999, 49: 477 - 482.

[3] Hibbard J. H. Moving toward a more patient - centered health care delivery system [J]. Health Affairs, 2004, 10 (7): 133 - 135.

[4] Taylor K. Paternalism, participation and partnership: The evolution of patient centeredness in the consultation [J]. Patient Education and Counseling, 2009, 74: 150 - 155.

[5] Bastiaens H., Royen P. V., Pavlic D. R., Victor R. V., and Baker R. Older people's preferences for involvement in their own care: A qualitative study in primary health care in 11 European countries [J]. Patient Education and Counseling, 2007, 68: 33 - 42.

[6] Charles C., Gafni A., and Whelan T. Shared decision - making in the medical encounter: What does it mean? (Or it takes at least two to tango) [J]. Social Science & Medicine, 1997, 44 (5): 681 - 692.

[7] Grisso T., Appelbaum P. S., and Hill - Fotouhi C. The MacCAT - T: A clinical tool to assess patients' capacities to make treatment decisions [J]. Psychiatr Services, 1997: 48: 1415 - 1419.

[8] Sullivan M. D., and Youngner S. J. Depression, competence, and the right to refuse lifesaving medical treatment [J]. American Journal of Psychiatry, 1994, 151: 971 - 978.

[9] Jeffrey J. S., McCarthy R. J., and Folstein MF. The Hopkins Competency Assessment Test: A brief method for evaluating patients' capacity to give informed consent [J]. Hospital and Community Psychiatry, 1992, 43: 132 - 136.

[10] Tomoda A., Yasumiya R., Sumiyama T., et al. Validity and reliability of structured interview for competency / incompetency assessment testing and ranking inventory (SICIATR I) [J]. Journal of Clinical Psychology, 1997, 53: 443 - 450.

[11] 潘忠德，谢斌，卞茜，等．精神障碍者知情同意能力评估问卷的编制[J]. 上海精神医学，2005，17 (1)：29 - 32.

[12] Filser M. Le Comportement du Consommateur [M]. Paris: Precis Dalloz, 1993.

[13] Prahalad C. K., and Venkatram R. Co - opting customer competence [J]. Harvard Business Review, 2000, 78 (1): 79 - 88.

[14] Bonnemaizon A., and Batat W. How competent are consumers? The case of the energy sector in France [J]. International Journal of Consumer Studies, 2012 (Accepted and printed in net).

[15] Macdonald E. K., and Uncles M. D. Consumer savvy: Conceptualisation and measurement [J]. Journal of Marketing Management, 2007, 23 (5 - 6): 497 - 517.

[16] Giesler J. M., and Weis J. Developing a self - rating measure of patient compe-

tence in the context of oncology: A multi - center study [J]. Psycho - Oncology, 2008, 17: 1089 - 1099.

[17] Batat W. Exploring adolescent development skills through Internet usage: A study of French 11 ~ 15 years old [J]. International Journal of Consumer Studies, 2008, 32: 374 - 381.

[18] Muller M., Reichwald R., and Piller F. Customer co - design competence: model development and influence on customer satisfaction with mass customization offerings [J]. American Marketing Association, 2008, winter: 275 - 283.

[19] Lettl C. User involvement competence for radical innovation [J]. Journal of Engineering and Technology management, 2007, 24: 53 - 75.

[20] Welie J. V. M., and Welie S. P. K. Patient decision making competence: outlines of a conceptual analysis. Medical Health Care Philosophy, 2001, 4: 127 - 138.

[21] Coulter A., and Magee H. The European Patient of the Future [M]. Maidenhead: Open University Press, 2003, 286 - 290.

[22] Kaplan S. H., Greenfield S., and Ware J. Assessing the effects of physician - patients interaction on the outcomes of chronic disease. Medical Care, 2003, 27: s110 - sl27.

[23] Warerman A. D., Gallaghter T. H., Garbutt J., et al. Brief Report: Hospitalized Patients Attitude About and Participation in Error Prevention [J]. Journal of General Internal Medicare, 2006, 21 (4): 367 - 370.

[24] 耿先锋. 顾客参与测量维度、驱动因素及其对顾客满意的影响机理研究 [D]. 浙江大学博士论文, 2008.

[25] 刘文波, 王国斌, 张亮, 等. 基于顾客参与的医疗服务管理 [J]. 中国医院管理, 2009; 29 (3): 35 - 37.

[26] Morreim E. H. Three Concepts of Patient Competence [J]. Theoretical Medicine, 1983, 4, 231 - 251.

[27] Kranich C. Patientenkompetenz: Was mu ssen Patienten wissen und ko¨nnen? [J]. Bundesgesundheitsbl - Gesundheitsforsch - Gesundheitsschutz, 2004, 10: 950 - 956.

[28] Pepper - Smith R. Competency and Practical Judgment [J]. Theoretical Medicine, 1996, 17: 135 - 150.

[29] Appelbaum P. S., and Grisso T. Assessing Patients' Capacities to Consent to Treatment [J]. The New England Journal of Medicine, 1988, 319 (25): 1635 - 1638.

[30] 朱华琴. 论网络教学资源与学生信息获取能力的培养 [J]. 科技情报开发与经济, 2004, 30 - 31.

[31] Coates V. E., and Boorer J. R. Self - management of chronic illness: Implications for nursing [J]. International Journal of Nursing Studies, 1995, 32 (6): 628 - 640.

[32] Nirje B. The right to self - determination [M]. In W. Wolfensberger, (Ed.), Normalization: The principle of normalization (pp. 176 - 200). Toronto: National Institute on Mental Retardation, 1972.

[33] Field S. Self - determination instructional strategies for youth with learning disabilities [J]. Journal of Learning Disabilities, 1996, 29: 40 - 52.

[34] Tversky A., and Kahneman D. The framing of decisions and the psychology of choice [J]. Science, 1981, 211: 453 - 458.

[35] Wehmeyer M. L., and Schwartz M. Self - determination and positive adult outcomes: A follow up study of youth with mental retardation or learning disabilities [J]. Exceptional Children, 1997, 63: 245 - 255.

[36] Strongman K. T.. 情绪心理学 [M]. 王力主, 译. 北京: 中国轻工业出版社, 2006.

第八章　我国病人参与能力的现状调查研究

本章将运用第七章得到的病人参与能力量表，在全国选取5个城市进行大样本调查。基于调查数据，我们将进行信度和效度分析，以便进一步验证量表的有效性。此外，基于调查数据，我们将对中国病人参与能力进行描述性统计和差异性分析，得到我国病人参与能力的现状。

第一节　数据收集及样本描述

一、数据收集

我们采取分层抽样方式抽取样本。先选取被调查城市，然后在被调查城市选取医院，再在被选医院内选取住院病人。全国各地在文化经济方面的差异性可能会导致病人的观点态度的不同，因此有必要针对不同地域的病人进行调查。考虑到问卷收集的方便性和代表性，我们选取山东济南、上海、湖南长沙、新疆石河子、江西赣州5个城市作为被调查城市。这5个城市分处南方、北方、西部、中部和东部；有一线发达城市，也有二线、三线一般城市，具有一定的代表性。

为确保大样本调查的成功，我们采取现场方式对住院病人进行问卷发放，以便及时回收问卷。正式调查时间为2011年6~8月。回收问卷后，我们按下述3个原则筛选有效问卷。首先，填写呈现明显规律性的予以删除，如整个问卷答案选择同一选项。其次，问卷中有明显缺答现象的予以删除。最后，由于问卷选项是单选，有双选、多选选项的问卷予以删除。本次总共分发问卷400份，回收有效问卷324份，问卷的有效回收率为81%。

Hulland J[1]和Nunnally[2]认为，问卷总数量应大于200且大于或者等于问卷总题项的10倍。本研究问卷总题项31个。根据该问卷数量确定原则，有效问卷324份符合问卷数量要求。样本的分布情况见表8－1。

表8－1　有效问卷分布情况统计

城市	医院	问卷数量	百分比（%）
济南	山东大学齐鲁医院	53	16.4
	济南市第三人民医院	28	8.6
长沙	长沙市第四医院	29	8.9
	中南大学湘雅医院	47	14.5
赣州	赣州市人民医院	57	17.6
上海	上海建工医院	41	12.7
石河子	石河子大学医学院第一附属医院	43	13.3
	石河子市人民医院（农八师医院）	26	8.0

二、样本的描述性统计

根据回收的324份有效问卷，我们进行了描述性统计。结果如表8－2所示。

表8－2　样本的描述性统计结果

项目	分段	人数	构成比（%）
性别	男	181	55.9
	女	143	44.1
年龄	20岁及以下	38	11.7
	21～30岁	76	23.5
	31～40岁	93	28.7
	41～50岁	59	18.2
	51岁及以上	58	17.9
学历	小学及以下	27	8.3
	初中	73	22.5
	高中	75	23.2
	本科或大专	104	32.1
	硕士及以上	45	13.9

续表

项目	分段	人数	构成比（%）
月收入	2000 元以下	38	11.7
	2000 ~ 3000 元	76	23.5
	3001 ~ 4000 元	83	25.6
	4001 元及以上	127	39.2
居住地	济南	81	25.0
	长沙	76	23.4
	赣州	57	17.6
	上海	41	12.7
	石河子	69	21.3
工作类型	农民	27	8.3
	民工	42	13.0
	白领	78	24.1
	个体工商户	39	12.0
	失业或待业人员	23	7.1
	退休人员	18	5.5
	自由职业者	53	16.4
	学生	44	13.6

在 324 份样本中，男性 181 人，女性 143 人，男性（55.9%）稍多于女性（44.1%），男性样本数略高于女性。我国男性比例略高于女性比例，因此男性样本数高于女性具有合理性。

样本的年龄分布是 21 ~ 30 岁占 23.5%，31 ~ 40 岁占 28.7%，41 ~ 50 岁占 18.2%。样本主要集中于 20 ~ 50 岁，占了样本总数的 70% 左右，符合我国人口总体特征。

样本以本科或大专学历（32.1%）居多，将近占据了所有调查对象的 1/3，其次是高中学历，比率为 23.2%，这两个学历的人群就占了总调查人群一半以上（55.3%），基本符合我国城市人口总体特征。

样本的月收入大部分在 3000 元以上（64.8%），与样本的职业分布相匹配。样本主要是白领和自由职业者，占总样本数的 24.1% 和 16.4%。

病人参与能力量表采用五分量表，其平均值越接近 1，代表参与能力越低；越接近 5，代表参与能力越高。

第二节 信度和效度及相关性分析

基于324份有效问卷，本节我们将进行量表的信度和效度检验，并分析信息获取能力、自主决策能力、沟通能力和情绪管理能力之间的相关性。

一、收敛效度分析

收敛效度用于测量同一概念的不同问题（测量题项）之间的一致性。卢纹岱等[3]认为若纠正项目的总相关系数CITC小于0.3或者删除某题项后Cronbach's α值增加，那么此题项应予以删除。我们使用SPSS17.0对样本数据进行分析。分析结果如表8-3所示。

由表8-3可知，各个变量的CITC值均大于0.5，超过了0.3；并且各能力指标的α值均大于0.6，说明各个量表的收敛效度良好。

表8-3 病人参与能力样本数据收敛效度评估

能力要素	Cronbach's α 值	测量题项	CITC 值	项目被删除后的 Cronbach's α 值	评价
信息获取能力	0.769	A1	0.612	0.707	合理
		A2	0.701	0.706	合理
		A3	0.723	0.755	合理
		A4	0.623	0.510	合理
		A5	0.646	0.730	合理
		A6	0.733	0.721	合理
自主决策能力	0.711	B1	0.583	0.557	合理
		B2	0.601	0.576	合理
		B3	0.655	0.555	合理
		B4	0.705	0.675	合理
		B5	0.651	0.557	合理
		B6	0.719	0.659	合理
沟通能力	0.693	C1	0.578	0.671	合理
		C2	0.635	0.656	合理
		C3	0.523	0.614	合理

续表

能力要素	Cronbach's α 值	测量题项	CITC 值	项目被删除后的 Cronbach's α 值	评价
沟通能力	0.693	C4	0.648	0.684	合理
		C5	0.501	0.673	合理
		C6	0.536	0.702	合理
		C7	0.553	0.685	合理
情绪管理能力	0.738	D1	0.599	0.713	合理
		D2	0.688	0.688	合理
		D3	0.718	0.607	合理
		D4	0.641	0.605	合理
		D5	0.693	0.720	合理
		D6	0.731	0.633	合理
		D7	0.713	0.733	合理
		D8	0.571	0.696	合理
		D9	0.530	0.590	合理
		D10	0.558	0.659	合理
		D11	0.513	0.596	合理
		D12	0.541	0.629	合理

二、区分效度分析

区分效度是指在使用不同方法测量不同构念时，观察值之间应该能够加以区分。我们对区分效度的检验分为下述两步。

第一步使用 SPSS17.0，分别对量表中信息获取能力、自主决策能力、沟通能力和情绪管理能力 4 个分量表，做 Kaiser – Meyer – Olkin（KMO）和 Bartlett 球体检验。如果 KMO <0.5、Bartlett 球体检验显著性系数 P >0.05 则不适合做因子分析。检验结果如表 8 – 4 所示。由该表可知，信息获取能力、自主决策能力、沟通能力和情绪管理能力 4 个分量表的 KMO 值依次为 0.741、0.725、0.737、0.768，均大于 0.5，Bartlett 球体检验表明各个分量表的 P =0.000 <0.05，所以这些分量表都可以进行因子分析。

第二步使用 SPSS17.0 进行探索性因子分析，其中采用的方法及标准是主成分分析法、方差最大正交旋转法和特征值大于 1 的标准。

表 8-4　分量表的 KMO 值及 Bartlett 球体检验

能力要素	KMO 值	Bartlett 球体检验显著性	评价
信息获取能力	0.741	0.000	适合做因子分析
自主决策能力	0.725	0.000	适合做因子分析
沟通能力	0.737	0.000	适合做因子分析
情绪管理能力	0.768	0.000	适合做因子分析

1. 信息获取能力量表探索性因子分析

对问卷中的信息获取能力分量表进行因子分析。分析结果如表 8-5 所示。由该表可知，各个题项的因子载荷均大于 0.5，单一因子对方差的解释量为 52.969%，说明因子分析结果良好。

表 8-5　信息获取能力量表的因子分析

题项	因子载荷	方差解释量	累计方差解释量
	1		
A3	0.714	52.969%	52.969%
A2	0.815		
A7	0.809		
A4	0.737		
A1	0.658		
A5	0.758		
A6	0.751		

2. 自主决策能力量表探索性因子分析

对问卷中的自主决策能力分量表进行因子分析。分析结果如表 8-6 所示。由该表可知，各个题项的因子载荷均大于 0.5，2 个因子对方差的累计解释量为 48.006%，说明因子分析结果良好。

表 8-6　自主决策能力量表的因子分析

题项	因子载荷		方差解释量（%）	累计方差解释量（%）
	1	2		
B2	0.793		24.664	25.164
B1	0.718			
B3	0.517			

续表

题项	因子载荷		方差解释量（%）	累计方差解释量（%）
	1	2		
B4		0.675	22.842	48.006
B6		0.683		
B5		0.563		

3. 沟通能力量表探索性因子分析

对问卷中的沟通能力分量表进行因子分析，分析结果如表8－7所示。由该表可知，各个题项的因子载荷均大于0.5，单一因子对方差的解释量为54.729%，说明因子分析结果良好。

表8－7　沟通能力量表的因子分析

题项	因子载荷	方差解释量（%）	累计方差解释量（%）
	1		
C2	0.618	54.729%	54.729%
C6	0.646		
C3	0.734		
C5	0.691		
C1	0.652		
C4	0.723		
C7	0.583		

4. 情绪管理能力量表探索性因子分析

对问卷中的情绪管理分量表进行因子分析，分析结果如表8－8所示。由该表可知，各个题项的因子载荷均大于0.5，2个因子对方差的累计解释量为58.308%，说明因子分析结果良好。

三、信度分析

我们使用SPSS17.0，采用Nununally[2]的标准，进行信度分析。Nununally[2]认为，如果量表的Cronbach's α系数>0.6，则认为该量表的信度良好。分析结果如8－9所示。由该表可知，除了沟通能力分量表的Cronbach's α系数小于0.70大于0.65之外，其他各分量表的Cronbach's α系数都大于0.70，说明量表中的各个变量具有良好的稳定性和一致性。信度分析结果较为理想，数据可靠性比较高。

表 8－8　情绪管理能力量表的因子分析

题项	因子载荷		方差解释量（%）	累计方差解释量（%）
	1	2		
D5	0. 660		25. 332	25. 332
D12	0. 600			
D11	0. 574			
D7	0. 572			
D8	0. 566			
D6		0. 826	32. 976	58. 308
D3		0. 653		
D4		0. 658		
D1		0. 588		
D9		0. 603		
D2		0. 573		
D10		0. 790		

表 8－9　分量表的 Cronbach's α 值统计

分量表	Cronbach's α 值
信息获取能力	0. 764
自主决策能力	0. 738
沟通能力	0. 671
情绪管理能力	0. 703

四、相关性分析

我们基于 324 份有效问卷，运用 SPSS17. 0 对信息获取能力、自主决策能力、沟通能力和情绪管理能力进行相关性分析，分析结果见表 8－10。

由表 8－10 可知，各能力要素（信息获取能力、自主决策能力、沟通能力和情绪管理能力）之间的相关系数均小于 0. 4，说明它们之间具有低度相关。并且，各能力要素与病人参与能力之间的相关系数较高，分别为 0. 712、0. 585、0. 592 和 0. 602，均大于 0. 5，说明它们之间具有显著相关。

总之，由相关性分析结果可知，病人参与能力的各个能力要素与病人参与能力之间存在归属性，并且各个能力要素之间又具有一定的独立性。这些说明我们对病人参与能力的定义具有严谨性，各个能力要素的概念界定明确，从而说明我们建立的病人参与能力构成体系的合理性。

表 8－10　病人参与能力各要素相关系数矩阵

		信息获取能力	自主决策能力	沟通能力	情绪管理能力	参与能力
信息获取能力	Pearson Correlation	1	0.332	0.144	0.274	0.712
	Sig	—	0.000	0.000	0.000	0.000
	N	319	319	319	319	319
自主决策能力	Pearson Correlation	0.332	1	0.182	0.209	0.585
	Sig	0.000	—	0.000	0.000	0.000
	N	319	319	319	319	319
沟通能力	Pearson Correlation	0.144	0.182	1	0.197	0.592
	Sig	0.000	0.000	—	0.000	0.000
	N	319	319	319	319	319
情绪管理能力	Pearson Correlation	0.274	0.209	0.197	1	0.602
	Sig	0.000	0.000	0.000	—	0.000
	N	319	319	319	319	319
参与能力	Pearson Correlatio	0.712	0.585	0.592	0.602	1
	Sig	0.000	0.000	0.000	0.000	—
	N	319	319	319	319	319

第三节　我国病人参与能力现状

本节我们基于 324 份有效问卷，运用 SPSS17.0 进行了病人参与能力现状的分析，包括描述性统计分析和差异性分析。

一、描述性统计分析

我们从病人参与能力及各个能力要素的平均得分和标准差角度进行描述性统计分析。分析结果如表 8－11 所示。

由表 8－11 可知，324 名被试的病人参与能力平均得分为 3.416，相对于 5 点计分法的最高分 5 来说，此得分并不高，介于“不确定”和“基本同意”之间，说明我国病人的参与能力处于较低水平。

表 8－11 中国病人参与能力的总体状况统计

能力	题项数目	平均得分	标准差
信息获取能力	6	3.623	1.112
自主决策能力	6	3.425	1.255
沟通能力	7	3.299	1.433
情绪管理能力	12	3.048	1.197
参与能力	31	3.416	1.335

病人参与能力各因子得分介于 3.048 ~ 3.623。其中最高得分者为“信息获取能力”（3.623），最低得分者为“情绪管理能力”（3.048）。高于平均得分的是“信息获取能力”和“自主决策能力”。“沟通能力”和“情绪管理能力”低于平均均分。在标准差方面，“信息获取能力”（1.112）最小，“沟通能力”（1.433）最大。这些结果说明中国病人的信息获取能力相对最高，且差异性最小；沟通能力适中，但是个体间离散程度大，差异性相对最大。

二、差异性分析

为了更加深入了解中国病人参与能力和人口统计学变量（如性别、年龄、学历、居住地、月收入水平和职业类型等）之间的关系，为相关医疗机构制定政策提供理论依据。我们依据不同病人特征检验了病人参与能力的差异性。我们采用的差异性检验方法主要有独立样本 t 检验和方差分析，针对病人参与能力还会用到 LSD 多重比较分析和 Games－Howell 分析。

1. 性别差异性分析

为了检验病人参与能力依病人性别是否具有差异性，我们通过独立样本 t 检验了样本性别效用是否显著。在 324 个样本中，男性占 55.9%，女性占 44.1%。t 检验结果如表 8－12 所示。

由表 8－12 可知，就我国病人的参与能力水平而言，女性大于男性，但由于 $Sig = 0.277 > 0.05$，差异不显著。因此，中国男性病人和女性病人的参与能力没有显著性差异。但从病人参与能力的分量上看，男性的自主决策能力和情绪管理能力方面显著大于女性（$Sig = 0.016 < 0.05$；$Sig = 0.010 < 0.05$）；女性的沟通能力显著强于男性（$Sig = 0.004 < 0.05$）。

2. 年龄差异性分析

为了检验病人参与能力依病人年龄是否具有差异性，我们通过方差分析检验了病人年龄效用是否显著。分析结果如表 8－13 和表 8－14 所示。

表 8-12　性别独立样本 t 检验

变量	男		女		T 值	Sig
	M	SD	M	SD		
信息获取能力	3.33	1.23	3.42	1.12	-1.276	0.203
自主决策能力	3.53	1.07	3.39	1.16	-2.426	0.016
沟通能力	3.20	1.27	3.37	1.23	-2.882	0.004
情绪管理能力	3.11	1.20	2.97	1.30	-2.598	0.010
参与能力	3.31	1.25	3.46	1.20	-1.089	0.277

表 8-13　组统计量——按年龄

	20 岁以下		20~30 岁		31~40 岁		41~50 岁		51 岁及以上	
	M	SD	M	SD	M	SD	M	SD	M	SD
信息获取能力	3.434	0.661	3.672	0.543	3.788	0.681	3.580	0.514	3.492	0.548
自主决策能力	3.232	0.592	3.467	0.679	3.422	0.648	3.600	0.687	3.176	0.647
沟通能力	3.126	0.655	3.303	0.570	3.198	0.528	3.256	0.527	3.044	0.612
情绪管理能力	2.983	0.594	3.147	0.641	3.017	0.705	2.974	0.594	2.935	0.533
参与能力	3.287	0.628	3.432	0.652	3.491	0.751	3.545	0.646	3.156	0.678

表 8-14　方差分析表——按年龄

	变异来源	方差和	df	均方差	F	Sig
信息获取能力	组间	0.933	4	0.701	1.086	0.338
	组内	176.228	319	0.495		
自主决策能力	组间	1.118	4	0.688	3.182	0.027
	组内	171.116	319	0.511		
沟通能力	组间	0.832	4	0.754	4.032	0.009
	组内	149.297	319	0.578		
情绪管理能力	组间	1.386	4	0.771	1.835	0.146
	组内	168.933	319	0.452		
参与能力	组间	4.418	4	0.806	3.539	0.019
	组内	182.118	319	0.546		

由表 8-13 和表 8-14 结果可知，病人参与能力依年龄存在显著性差异（$P<0.05$）。就病人参与能力的分量而言，沟通能力依年龄存在显著性差异（$P<0.01$）。

其中，年龄在20~30岁的个体，其沟通能力的均值最大，而年龄在50岁以上的个体沟通能力的均值最小。自主决策能力依年龄存在显著性差异（$P<0.05$）。其中，年龄在41~50岁的个体，其自主决策能力的均值最大，而20岁以下的病人自主决策能力均值最小。信息获取能力和情绪管理能力依年龄不存在显著性差异。

由于病人参与能力依年龄有显著性差异（$P<0.05$），可以进行LSD分析。分析结果见表8-15。由该表可知，20~30岁的病人分别与31~40、41~50岁以及51岁及以上的病人的参与能力存在差异性明显（$p<0.05$）。

表8-15　LSD多重比较分析——按年龄

(I) 年龄	(J) 年龄	平均差（I-J）	标准误差	Sig	95%置信区间	
					下限	上限
20岁以下	20~30岁	-0.149244	0.120029	0.182	-0.48097	0.18248
	31~40岁	-0.102399	0.114323	0.523	-0.32018	0.27538
	41~50岁	-0.120860	0.267192	0.401	-0.83548	0.79376
	51岁及以上	0.107423	0.147106	0.588	-0.36212	0.57696
20~30岁	20岁及以下	0.149244	0.120029	0.182	0.18248	-0.48097
	31~40岁	-0.150564*	0.144684	0.016	-0.47952	0.33839
	41~50岁	-0.070979*	0.133163	0.048	-0.53158	0.22963
	51岁及以上	0.080415*	0.106228	0.042	-0.21294	0.37377
31~40岁	20岁及以下	0.102399	0.114323	0.523	0.27538	-0.32018
	21~30岁	0.150564*	0.144684	0.016	0.33839	-0.47952
	41~50岁	-0.001735	0.155100	0.400	-0.43722	0.43375
	51岁及以上	0.102564	0.125470	0.925	-0.24429	0.44942
41~50岁	20岁及以下	0.120860	0.267192	0.401	0.79376	-0.83548
	21~30岁	0.070979*	0.133163	0.048	0.22963	-0.53158
	31~40岁	0.001735	0.155100	0.400	0.43375	-0.43722
	51岁及以上	0.177740	0.265871	0.907	-0.63571	0.99119
50岁以上	20岁及以下	-0.107423	0.147106	0.588	0.57696	-0.36212
	21~30岁	-0.080415*	0.106228	0.042	0.37377	-0.21294
	31~40岁	-0.102564	0.125470	0.925	0.44942	-0.24429
	41~50岁	-0.177740	0.265871	0.907	0.99119	-0.63571

注：* P=0.05。

3. 学历差异性分析

为了检验病人参与能力依学历是否具有差异性，我们通过方差分析检验了病人学历效用是否显著。分析结果如表 8 - 16 和表 8 - 17 所示。

表 8 - 16　组统计量——按学历

	小学及以下		初中		高中		本科或大专		硕士及以上	
	M	SD	M	SD	M	SD	M	SD	M	SD
信息获取能力	3.381	0.548	3.418	0.581	3.350	0.583	3.710	0.514	3.782	0.681
自主决策能力	3.146	0.547	3.339	0.492	3.415	0.589	3.606	0.687	3.544	0.648
沟通能力	3.053	0.612	3.365	0.655	3.213	0.670	3.450	0.527	3.459	0.528
情绪管理能力	2.962	0.633	2.840	0.594	3.156	0.641	3.099	0.594	3.243	0.705
参与能力	3.284	0.588	3.375	0.628	3.289	0.552	3.482	0.646	3.711	0.751

表 8 - 17　方差分析表——按学历

	变异来源	方差和	df	均方差	F	Sig
信息获取能力	组间	1.734	4	0.816	2.173	0.043
	组内	174.228	321	0.546		
自主决策能力	组间	2.118	4	1.432	0.527	0.591
	组内	131.516	321	0.866		
沟通能力	组间	1.832	4	2.247	1.574	0.116
	组内	149.297	321	0.388		
情绪管理能力	组间	2.286	4	1.653	2.596	0.012
	组内	178.933	321	0.602		
参与能力	组间	8.318	4	2.414	2.152	0.038
	组内	172.118	321	0.598		

表 8 - 18　LSD 多重比较分析——按学历

(I) 学历	(J) 学历	平均差 (I - J)	标准误差	Sig	95%　置信区间	
					下限	上限
小学及以下	初中	-0.023171	0.035453	0.514	-0.09290	0.04656
	高中	-0.143910	0.037923	0.800	-0.21850	-0.06931
	本科或大专	-0.080641*	0.046037	0.009	-0.09119	0.08991
	硕士及以上	-0.034516	0.070350	0.624	-0.17289	0.10386

续表

(I) 学历	(J) 学历	平均差 (I-J)	标准误差	Sig	95% 置信区间	
					下限	上限
初中	小学及以下	0.023171	0.035453	0.514	0.04656	-0.09290
	高中	0.022529	0.043156	0.602	-0.06235	0.10741
	本科或大专	-0.011345*	0.068500	0.032	-0.14608	0.12339
	硕士及以上	-0.143269*	0.045207	0.027	-0.23219	-0.05434
高中	小学及以下	0.143910	0.037923	0.800	-0.06931	-0.21850
	初中	-0.022529	0.043156	0.602	0.10741	-0.06235
	本科或大专	-0.215463	0.086495	0.078	-0.49800	0.06707
	硕士及以上	-0.226553	0.081595	0.131	-0.50152	0.04842
本科或大专	小学及以下	0.080641*	0.046037	0.009	0.08991	-0.09119
	初中	0.011345*	0.068500	0.032	0.12339	-0.14608
	高中	0.215463	0.086495	0.078	0.06707	-0.49800
	硕士及以上	-0.104536	0.230683	0.883	-0.79699	0.78791
硕士及以上	小学及以下	0.034516	0.070350	0.624	0.10386	-0.17289
	初中	0.143269*	0.045207	0.027	-0.05434	-0.23219
	高中	0.226553	0.081595	0.131	0.04842	-0.50152
	本科或大专	0.104536	0.230683	0.883	0.78791	-0.79699

注：* P=0.05。

由表8-16和表8-17可知，病人参与能力依文化程度有显著性差异（$p<0.05$）。其中，学历越高，参与能力越强。就病人参与能力各分量而言，情绪管理能力依文化程度有显著性差异（$P<0.05$）。其中，学历越高，情绪管理能力越强。硕士及以上学历的样本，其情绪管理能力的均值最大；小学及以下学历的样本，均值最小。信息获取能力依文化程度有显著性差异（$P<0.05$）。其中，硕士及以上学历的样本，其信息获取能力的均值最大；小学及以下学历的样本，其信息获取能力均值最小。自主决策能力和沟通能力依文化程度没有显著性差异（$P<0.10$）。

由于病人参与能力依文化程度有显著性差异（$P<0.05$），可以进行LSD分析。分析结果见表8-18。由该表可知，本科或大专学历的样本分别与小学及以下和初中学历的样本的参与能力有显著性差异，硕士及以上学历与初中学历的样本的参与能力有显著性差异（$P<0.05$）。

4. 月收入差异性分析

为了探测病人参与能力依病人收入水平是否具有差异性，我们通过方差分析检验了病人收入水平效用是否显著，分析结果见表 8－19 和表 8－20。

由表 8－19 和表 8－20 可知，随着月收入水平的不断提高，病人参与能力均值有递增趋势；但是方差分析结果显示这种趋势在统计意义上不显著（$P > 0.05$），说明病人参与能力依收入水平没有显著差异。

就病人参与能力各分量而言，情绪管理能力依病人收入水平有显著性差异（$P < 0.05$）。其中，月收入 4000 元以上的样本，其情绪管理能力的均值最大；月收入 2000 元以下的样本，均值最小。病人参与能力其他分量依病人收入水平没有显著性差异（$P > 0.05$）。

表 8－19　组统计量——按月收入

	2000 元以下		2000～3000 元		3000～4000 元		4000 元以上	
	M	SD	M	SD	M	SD	M	SD
信息获取能力	3.358	0.621	3.350	0.498	3.451	0.672	3.710	0.580
自主决策能力	3.346	0.511	3.439	0.547	3.415	0.719	3.506	0.642
沟通能力	3.153	0.629	3.365	0.618	3.213	0.622	3.350	0.488
情绪管理能力	2.942	0.589	3.060	0.531	3.056	0.587	3.299	0.701
参与能力	3.284	0.547	3.335	0.712	3.389	0.601	3.592	0.645

表 8－20　方差分析表——按月收入

	变异来源	方差和	df	均方差	F	Sig
信息获取能力	组间	0.934	3	0.514	2.766	0.065
	组内	174.228	320	0.487		
自主决策能力	组间	0.718	3	0.627	2.193	0.092
	组内	131.516	320	0.594		
沟通能力	组间	1.032	3	0.646	2.583	0.077
	组内	149.297	320	0.478		
情绪管理能力	组间	1.986	3	0.564	3.544	0.041
	组内	178.933	320	0.553		
参与能力	组间	5.916	3	0.573	1.105	0.338
	组内	178.894	320	0.518		

因为病人参与能力依收入水平没有显著差异（P >0.05），因此不能进行 LSD 分析，转而进行 Games – Howell 分析。分析结果见表 8 – 21。分析结果进一步表明，病人参与能力依月收入水平没有显著性影响。

表 8 – 21　Games – Howell 分析——按月收入

(I) 月收入	(J) 月收入	平均差 (I – J)	标准误差	Sig	95% 置信区间	
					下限	上限
2000 元以下	2000 ~ 3000 元	–0.111760	0.121731	0.510	–0.56589	0.14237
	3000 ~ 4000 元	–0.122849	0.118300	0.419	–0.56746	0.12176
	4000 元以上	–0.216296	0.244412	0.144	–0.32459	0.59200
2000 ~ 3000 元	2000 元以下	0.111760	0.121731	0.510	0.14237	–0.56589
	3000 ~ 4000 元	–0.082529	0.043156	0.602	–0.10741	0.06235
	4000 元以上	–0.143269	0.045207	0.102	–0.23219	–0.05434
3000 ~ 4000 元	2000 元以下	0.122849	0.118300	0.419	0.12176	–0.56746
	2000 ~ 3000 元	0.082529	0.043156	0.602	0.06235	–0.10741
	4000 元以上	–0.120739	0.034369	0.301	–0.18834	–0.05313
4000 元以上	2000 元以下	0.216296	0.244412	0.144	0.59200	–0.32459
	2000 ~ 3000 元	0.143269	0.045207	0.102	–0.05434	–0.23219
	3000 ~ 4000 元	0.120739	0.034369	0.301	–0.05313	–0.18834

注：* P =0.05。

5. *居住地差异性分析*

为了探测病人参与能力依居住地是否具有差异性，我们通过方差分析检验了病人居住地效用是否显著，分析结果见表 8 – 22 和表 8 – 23。分析结果显示，病人参与能力依居住地没有显著性差异（P >0.05），并且病人参与能力各分量依居住地也没有显著性差异（P >0.05）。

表 8 – 22　组统计量——按居住地

	济南		长沙		赣州		上海		石河子	
	M	SD	M	SD	M	SD	M	SD	M	SD
信息获取能力	3.518	0.512	3.682	0.384	3.451	0.701	3.710	0.544	3.485	0.561
自主决策能力	3.146	0.681	3.339	0.626	3.715	0.662	3.406	0.617	3.544	0.464
沟通能力	3.053	0.637	3.365	0.456	3.213	0.485	3.450	0.688	3.259	0.533
情绪管理能力	2.962	0.500	2.840	0.593	3.256	0.623	3.099	0.591	3.143	0.709
参与能力	3.084	0.474	3.385	0.445	3.589	0.506	3.582	0.487	3.311	0.741

表 8－23　方差分析表——按居住地

	变异来源	方差和	df	均方差	F	Sig
信息获取能力	组间	0.833	4	0.478	2.121	0.068
	组内	166.528	321	0.564		
自主决策能力	组间	1.018	4	0.553	1.095	0.369
	组内	171.116	321	0.573		
沟通能力	组间	0.932	4	0.518	1.945	0.073
	组内	149.297	321	0.603		
情绪管理能力	组间	1.261	4	0.588	0.963	0.484
	组内	168.933	321	0.643		
参与能力	组间	4.726	4	0.421	0.843	0.638
	组内	183.377	321	0.558		

因为病人参与能力依居住地没有显著性差异（P>0.05），所以不能进行 LSD 分析，转而进行 Games－Howell 分析。分析结果见表 8－24。分析结果进一步显示，病人参与能力依居住地没有显著性差异（P>0.05）。

表 8－24　Games－Howell 分析——按居住地

（I）地区	（J）地区	平均差（I－J）	标准误差	Sig	95%　置信区间	
					下限	上限
济南	长沙	－0.033735	0.137351	0.673	－0.41312	0.34565
	赣州	－0.102564	0.125470	0.925	－0.44942	0.24429
	上海	－0.182979	0.111990	0.479	－0.49313	0.12718
	石河子	－0.032000	0.148965	0.582	－0.45211	0.38811
长沙	济南	0.033735	0.137351	0.673	0.34565	－0.41312
	赣州	－0.085434	0.252794	0.870	－0.92825	0.75738
	上海	－0.007112	0.136400	0.561	－0.44573	0.43150
	石河子	0.042577	0.154149	0.732	－0.45066	0.53582
赣州	济南	0.102564	0.125470	0.925	0.24429	－0.44942
	长沙	0.085434	0.252794	0.870	0.75738	－0.92825
	上海	0.080415	0.106228	0.842	－0.21294	0.37377
	石河子	0.150979	0.133163	0.788	－0.22963	0.53158
上海	济南	0.182979	0.111990	0.479	0.12718	－0.49313
	长沙	0.007112	0.136400	0.561	0.43150	－0.44573

续表

(I) 地区	(J) 地区	平均差 (I-J)	标准误差	Sig	95% 置信区间	
					下限	上限
上海	赣州	-0.080415	0.106228	0.842	0.37377	-0.21294
	石河子	0.070564	0.144684	0.688	-0.33839	0.47952
石河子	济南	0.032000	0.148965	0.582	0.38811	-0.45211
	长沙	-0.042577	0.154149	0.732	0.53582	-0.45066
	赣州	-0.150979	0.133163	0.788	0.53158	-0.22963
	上海	-0.070564	0.144684	0.688	0.47952	-0.33839

6. 工作类型差异性分析

为了探测病人参与能力依工作类型是否具有差异性，我们通过方差分析检验了工作类型效用是否显著，分析结果见表8-25、表8-26。分析结果显示，病人参与能力依工作类型没有显著性差异（$P>0.05$）。就病人参与能力各分量而言，信息获取能力依工作类型有显著性差异，但是显著性系数接近0.01。其中，学生样本的信息获取能力的均值最大，其次是白领。然而农民、退休人员、待业人员的参与能力均值较小。病人参与能力其他分量依工作类型没有显著性差异（$P>0.05$）。

表8-25　组统计量——按工作类型

	农民		民工		白领		个体工商户		失业或待业人员		退休人员		自由职业者		学生	
	M	SD	M	SD	M	SD	M	SD	M	SD	M	SD	M	SD	M	SD
信息获取能力	3.076	0.458	3.162	0.632	3.832	0.629	3.603	0.492	3.578	0.688	3.275	0.644	3.529	0.544	3.905	0.484
自主决策能力	3.138	0.506	3.245	0.538	3.395	0.702	3.580	0.472	3.248	0.612	3.397	0.565	3.464	0.617	3.500	0.626
沟通能力	3.217	0.702	3.046	0.730	3.186	0.525	3.467	0.563	3.195	0.582	3.287	0.527	3.044	0.688	3.413	0.456
情绪管理能力	2.946	0.473	3.045	0.689	2.978	0.483	3.184	0.527	2.806	0.595	3.244	0.567	3.121	0.591	3.286	0.593
参与能力	3.178	0.654	3.124	0.666	3.416	0.611	3.496	0.468	3.242	0.698	3.293	0.702	3.387	0.487	3.588	0.445

表 8-26　方差分析表——按工作类型

	变异来源	方差和	df	均方差	F	Sig
信息获取能力	组间	0.873	7	0.553	3.835	0.010
	组内	187.429	321	0.573		
自主决策能力	组间	1.116	7	0.518	1.934	0.063
	组内	180.267	321	0.603		
沟通能力	组间	0.792	7	0.588	0.907	0.412
	组内	179.953	321	0.643		
情绪管理能力	组间	1.383	7	0.421	1.381	0.135
	组内	184.526	321	0.558		
参与能力	组间	4.802	7	0.451	0.843	0.602
	组内	193.377	321	0.578		

因为病人参与能力依工作类型没有显著性差异（P＞0.05），所以不能进行LSD分析，转而进行Games－Howell分析。分析结果见表8－27。分析结果进一步显示，病人参与能力依工作类型没有显著性差异（P＞0.05）。

表 8-27　Games-Howell 分析——按工作类型

(I) 工作类型	(J) 工作类型	平均差 (I-J)	标准误差	Sig	95%　置信区间	
					下限	上限
农民	民工	0.035466	0.126988	1.000	-0.36930	0.44023
	白领	-0.107423	0.147106	0.998	-0.57696	0.36212
	个体工商户	-0.150000	0.138424	0.975	-0.58882	0.28882
	失业或者待业人员	-0.076407	0.157189	1.000	-0.57638	0.42356
	退休人员	-0.143452	0.169831	0.994	-0.71128	0.42437
	自由职业者	-0.264286	0.156906	0.753	-0.76862	0.24005
	学生	-0.192857	0.243525	0.996	-0.61202	0.62631
民工	农民	-0.035466	0.126988	1.000	0.44023	-0.36930
	白领	-0.057350	0.164524	0.377	-0.67882	0.36782
	个体工商户	-0.126407	0.146189	0.579	-0.47638	0.32356
	失业或者待业人员	-0.143452	0.169831	0.994	-0.71128	0.42437
	退休人员	-0.264286	0.156906	0.753	-0.76862	0.24005
	自由职业者	-0.049405	0.266660	1.000	-0.93474	0.83593
	学生	-0.114534	0.118339	0.988	-0.48712	0.25805

续表

(I) 工作类型	(J) 工作类型	平均差 (I-J)	标准误差	Sig	95% 置信区间	
					下限	上限
白领	农民	0.107423	0.147106	0.998	0.36212	-0.57696
	民工	0.057350	0.164524	0.377	0.36782	-0.67882
	个体工商户	-0.068829	0.132695	0.985	-0.43507	0.29741
	失业或者待业人员	0.080415	0.106228	0.942	-0.21294	0.37377
	退休人员	0.150979	0.133163	0.788	-0.22963	0.53158
	自由职业者	0.182979	0.111990	0.479	-0.12718	0.49313
	学生	-0.149244	0.120029	0.726	-0.48097	0.18248
个体工商户	农民	0.150000	0.138424	0.975	0.28882	-0.58882
	民工	0.126407	0.146189	0.579	0.32356	-0.47638
	白领	0.068829	0.132695	0.985	0.29741	-0.43507
	失业或者待业人员	0.177740	0.265871	0.907	-0.63571	0.99119
	退休人员	0.156880	0.089140	0.295	-0.07383	0.38759
	自由职业者	0.035379	0.084323	0.937	-0.36538	0.41018
	学生	-0.020860	0.267192	1.000	-0.83548	0.79376
失业或者待业人员	农民	0.076407	0.157189	1.000	0.42356	-0.57638
	民工	0.143452	0.169831	0.994	0.42437	-0.71128
	白领	-0.080415	0.106228	0.942	0.37377	-0.21294
	个体工商户	-0.177740	0.265871	0.907	0.99119	-0.63571
	退休人员	-0.042577	0.154149	0.875	-0.53582	0.45066
	自由职业者	-0.032000	0.148965	0.793	-0.45211	0.38811
	学生	-0.036029	0.182875	0.805	-0.64098	0.56892
退休人员	农民	0.143452	0.169831	0.994	0.42437	-0.71128
	民工	0.264286	0.156906	0.753	0.24005	-0.76862
	白领	-0.150979	0.133163	0.788	0.53158	-0.22963
	个体工商户	-0.156880	0.089140	0.295	0.38759	-0.07383
	失业或者待业人员	0.042577	0.154149	0.875	0.45066	-0.53582
	自由职业者	-0.120833	0.190847	0.999	-0.74968	0.50801
	学生	-0.071429	0.258620	1.000	-0.92984	0.78698
自由职业者	农民	0.264286	0.156906	0.753	0.24005	-0.76862
	民工	0.049405	0.266660	1.000	0.83593	-0.93474
	白领	-0.182979	0.111990	0.479	0.49313	-0.12718

续表

(I) 工作类型	(J) 工作类型	平均差 (I-J)	标准误差	Sig	95%　置信区间	
					下限	上限
自由职业者	个体工商户	-0.035379	0.084323	0.937	0.41018	-0.36538
	失业或者待业人员	0.032000	0.148965	0.793	0.38811	-0.45211
	退休人员	-0.120833	0.190847	0.999	0.50801	-0.74968
	学生	-0.031016	0.171199	0.873	-0.51562	0.57765
学生	农民	0.192857	0.243525	0.996	0.62631	-0.61202
	民工	0.114534	0.118339	0.988	0.25805	-0.48712
	白领	0.149244	0.120029	0.726	0.18248	-0.48097
	个体工商户	0.020860	0.267192	1.000	0.79376	-0.83548
	失业或者待业人员	0.036029	0.182875	0.805	0.56892	-0.64098
	退休人员	0.071429	0.258620	1.000	0.78698	-0.92984
	自由职业者	0.031016	0.171199	0.873	0.57765	-0.51562

注：* P=0.05。

第四节　分析与讨论

上述实证结果表明，对于中国病人的参与能力，虽然女性得分高于男性，但是在总体上差异并不显著。然而在自主决策和情绪管理能力方面，男性要显著高于女性；在沟通能力方面，女性则显著高于男性。其中可能的原因来自男女性别差异。张积家等[4]的研究中发现，性别角色中的男性特质和女性特质的重要区别在于他们的取向不同。男性特质是理智、意志和社会价值取向；女性特质是情感、外貌和人际关系取向。男性的理智特质可能会使他们更容易作出决定，从而男性的自主决策能力强。男性意志取向会使男性具有更强的情绪管理能力。相反，女性的情感和人际关系取向会使其具备更好的沟通能力。

本章研究发现，不同年龄阶段的病人在参与能力上有显著性差异，中年人的参与能力明显高于年轻人和老年人。年龄与病人参与能力之间呈倒“U”型关系，即随着年龄的增长，病人的参与能力有所提高，在达到一定高度后又随着年龄的增长而下降。我们通过不同年龄组参与能力平均值的比较发现，20 岁以下病人的参与能力处于较低水平（M=3.287），而后随着年龄的增长而提升，41～50 岁年龄组达到最高（M=3.545），随着年龄的进一步增长，病人的参与能力又开始逐步下降（M=3.156）。病人参与能力与年龄之间呈倒“U”型关系。

本章研究发现，在病人参与能力各分量中，沟通能力依年龄的差异十分显著。对于年龄在20~30岁的个体，其沟通能力的均值最大，而年龄在50岁以上的个体沟通能力的均值最小。在自主决策能力方面，差异也比较显著，年龄41~50岁的个体，其自主决策能力的均值最大，而20岁以下的病人能力均值最小。其中可能的原因是，年轻人会更加活泼好动一些，更愿意主动和别人进行交流互动，而年龄大一些的病人会更加稳重，不会主动跟医务人员进行沟通。另外，对于自主决策能力方面的差异性，其中可能的原因是，因为受到年龄和社会阅历的限制，年轻人缺少一定的理论知识和社会实践，这些病人自主决策能力要差。反而那些40岁以上的患者，他们的心智足够成熟，可以根据自身状况和周围环境作出决定。

Verba 和 Nie[7] 的研究发现，病人参与程度依社会阶层存在显著性差异，其中参与者通常来自较高的社会阶层。较之那些非参与者，高社会阶层者通常受过良好的教育。本章研究发现，病人参与能力依学历存在显著性差异。其中学历越高，参与能力越强。病人的文化程度与参与能力呈正相关关系。病人参与能力越强，病人参与程度越有可能高，两者之间可能呈正相关关系。因此本章有关病人参与能力依学历存在显著性差异的研究结论与 Verba 和 Nie[7] 的研究结论相一致。

本章研究发现，在病人参与能力各分量中，情绪管理能力和信息获取能力依学历存在显著性差异。其中，硕士及以上学历的病人，其情绪管理能力和信息获取能力的均值最大；小学及以下学历的病人，其情绪管理能力和信息获取能力的均值最小。其中可能的原因是，在疾病的治疗过程中可能会伴随着并发症的出现、病情的恶化、角色的转变等，这些会使病人承受一定的心理压力，会出现情绪不稳定状态。文化程度高的病人相对个人素质会高一些，懂得更多相关医疗知识会使他们能够更好地应对一些不良情绪的影响。此外，随着社会的发展，网络等一些高新技术成为人们获取信息的主要手段，学历越高，就越能够熟练运用计算机等设备。而且，他们的视野也会比学历低的病人要开阔，这些都会造成他们信息获取能力的差异。

本章研究发现，病人参与能力依收入水平没有显著性差异。但是，在病人参与能力各分量中，情绪管理能力依收入水平有显著性差异。月收入4000元以上的病人，其情绪管理能力的均值最大；月收入在2000元及以下的病人，情绪管理能力的均值最小。情绪管理能力与收入水平呈正相关关系。其中可能有两方面的原因。首先，月收入较高的病人往往有较积极的自我概念和较强的健康责任感。积极的自我概念和较强的健康责任感将有助于月收入较高的病人控制情绪，提高情绪管理能力。其次，经济收入和文化水平有一定的正相关性，对于收入高的病人，其文化程度也会相对较高，对于相关医疗知识的掌握以及较高的个人素质，可能会使他们的情绪调控能力更强一些。

第五节　本章小结

在本章中，我们基于第七章得到的病人参与能力量表，在全国选取了5个城市进行了大样本调查，获得了324份有效问卷。基于调查数据，我们运用SPSS17.0，进行了信度和效度分析，进一步验证了量表的有效性，验证结果表明第七章开发的病人参与能力量表具有一定的信效度。

基于调查数据，运用SPSS17.0，我们对病人参与能力进行了描述性统计分析和差异性分析。分析结果表明，目前我国病人的参与能力处在中等水平，而且依年龄和学历存在显著性差异，依性别、收入水平、居住地和工作类型没有显著性差异。其中，病人参与能力与年龄间呈倒"U"型关系，与学历呈正相关关系。

对病人参与能力各分量的差异性分析结果表明，对于自主决策能力和情绪管理能力，男性显著高于女性；对于沟通能力，女性显著高于男性；对于沟通能力和自主决策能力，依年龄有显著性差异，对于情绪管理能力，依学历、依月收入都有显著性差异；对于信息获取能力，依工作类型有显著性差异。

参考文献

[1] Hulland J., Chow Y. H., and Shunyin L. Use of causal models in marketing research: a review [J]. International Journal of Research in Marketing, 1996, 13 (2): 181-197.

[2] Nunnally J. C. Psychometric Theory [M]. New York: McGraw-Hill, NY, 1967.

[3] 卢纹岱，朱红兵．统计软件应用的常见误区与解决途径［J］．首都体育学院学报，2005，17（1）：22-124.

[4] 张积家，张巧明．大学生性别角色观的研究［J］．青年研究，2000，11：23-28.

[5] Lester M. W. Political Participation: How and Why Do People Get Involved in Politics [M]. Chicago, 1965.

[6] Milbrath G. Political Participation: How and Why People Get Involved In Politics? [M]. Chicago: Rand McNally, 1977.

[7] Verba S., and Nie N. H. Participation in America [M]. New York: Harper & Row, 1972.

后　记

笔者自2006年开始从事医疗质量管理领域的研究，至今经历了两个阶段。第一阶段，在中国博士后科学基金项目（一等）“基于行为分析的员工参与TQM的影响因素研究”（20070420183）的资助下，完成了“医生参与持续质量改善活动影响因素和机理及促进策略”的研究，研究成果是《员工参与全面质量管理研究》一书的核心内容之一。

第二阶段2008~2013年，历经6年时间对病人参与其自身医疗进行了系统深入的研究。不但从病人角度，研究了病人参与的作用，对治疗结果的影响，调查了病人参与意愿和实际参与程度，研究了病人参与的影响因素和机理，研究了病人参与能力的构成与量表，调查了病人参与能力的现状；而且从医生角度，调查了医生促进病人参与的现状，研究了医生促进病人参与的影响因素和机理。这些研究不但有理论研究，而且有实证研究。实证研究遍及北京、天津、上海、广州、深圳、长沙、衡阳、常德、沅江、南京、盐城、合肥、宣城、济南、赣州、包头、石河子、克拉玛依。

第二阶段的研究培养了4位科学学位硕士研究生，分别是沈慧、丁媛、黄韫慧和刘琪，硕士学位论文题目分别是“病人参与的影响因素及对治疗结果的影响研究”、“中国病人参与治疗决策现状及影响因素研究”、“医生促进病人参与的现状及影响因素研究”和“中国情境下病人参与能力的构成及现状研究”。

本书是第二阶段的主要研究成果。成果要点如下：

（1）病人参与是医院管理模式由“以医院为中心的管理”和“以医生为中心的管理”向“以病人为中心的管理”转变、由“以疾病为中心的管理”向“以服务为中心的管理”转变的关键，也是医疗模式从“家长作风式模式”向“共享模式”转变的关键。

（2）病人参与不但对治疗结果有显著正影响，而且对治疗结果有较强的解释能力。医疗机构和医生都应重视和实施病人参与。

（3）我国病人参与意愿强烈，但病人实际感知到的参与程度属于中等偏上

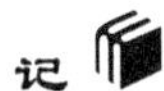

水平，有待进一步提供。

(4) 病人参与受病人就医过程中的满意度、医生对病人的尊敬、病人感知到的医生友好的正影响，受病人对医生的信任、家人朋友参与决策的负影响。医生对病人参与起到至关重要的作用。

(5) 医生感知自身促进病人参与的程度高于病人感知的程度，且病人对医生促进病人参与的期望程度也高于病人实际感知的促进程度。医生对自身的评价要高于病人对医生的评价，这不但符合心理学观点“自评结果要高于他评结果”，而且也可能是医患纠纷的源泉之一。再加之病人的期望值高于其感知程度，使病人的满意度下降，可能使医患矛盾进一步加剧。

(6) 医生促进病人参与行为受人际沟通能力、感知结果、感知医患关系、感知病人沟通行为、感知病人疾病严重性的正影响，受感知时间压力的负影响。与其他因素相比，感知时间压力的影响相对较小。因此，医生不应以感知时间压力为借口拒绝病人参与，而应提高医患沟通能力、改善沟通行为和医患关系。

(7) 病人参与能力由信息获取能力、自主决策能力、沟通能力和情绪管理能力等要素构成。目前我国病人参与能力处在中等水平，有待显著提高。病人参与能力的提高，不但能提高医疗质量，增强医患关系，还能降低医疗纠纷。

上述研究成果不但对改善医疗机构的管理工作、提高医疗质量、改善医患关系、降低医疗纠纷具有很强的理论指导作用，而且对政府有关部门制定医疗政策具有重要的参考价值。

本书的完成离不开众多人的帮助，在此表示深深的感谢！谢谢你们的支持、鼓励和帮助！